MAX NEUBURGER

DIE WIENER MEDIZINISCHE SCHULE IM VORMÄRZ

DIE WIENER MEDIZINISCHE SCHULE IM VORMÄRZ

von

Dr. MAX NEUBURGER
o. ö. Professor an der Universität in Wien

Mit 6 Bildnissen

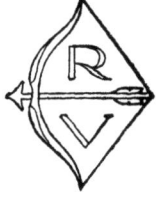

RIKOLA VERLAG
Wien   Berlin   Leipzig   München
1921

ISBN-13: 978-3-7091-5661-2   e-ISBN-13: 978-3-7091-5705-3
DOI: 10.1007/978-3-7091-5705-3

Copyright 1921 by Rikola Verlag A.-G., Wien.
Softcover reprint of the hardcover 1st edition 1921

Druck: „Elbemühl", Wien IX.

Inhaltsverzeichnis

Seite

Einleitung VII
Aus J. F. Osianders „Reiseerinnerungen":
    I. Lucas Johann Boër 1
    II. Raphael Steidele 13
    III. Johann Peter Frank 16
J. v. d'Outreponts „Erinnerungen aus den Studienzeiten". Johann Lucas Boër 22
Ein Beitrag zur Kenntnis des Wiener Kinderkrankeninstituts von Dr. Th. M. Brosius 43
Aus Ch. Juengkens „Bemerkungen auf einer Reise über Wien und München nach Italien" 47
Aus H. F. Kilians Schrift: „Die Universitäten Deutschlands in medizinisch - naturwissenschaftlicher Hinsicht betrachtet" 53
Aus G. F. L. Stromeyers „Erinnerungen eines deutschen Arztes":
    Wiener medizinische Zustände von 1826 72
    Wiener Augenärzte von 1826 73
    Wiener Chirurgen von 1826 76
    Wiener Ärzte von 1826 78
    Das Josephinum 81
    Barmherzige Brüder und Schwestern 82
Aus W. Horns „Reise durch Deutschland mit Rücksicht auf medizinische und naturwissenschaftliche Institute, Armenpflege usw." 84
Aus L. A. Frankls „Erinnerungen" 124
Instruktion für die Sanitätsbehörden zum Behufe, die Grenzen vor dem Einbruche der epidemischen Brechruhr (cholera morbus) zu sichern.
    Ärztliche Abhandlung über die Cholera morbus. . . . 134
Die Versammlung deutscher Naturforscher und Ärzte in Wien 1832.
    Einleitendes 161
    Aus „Mitteilungen über Wien in naturwissenschaftlicher und ärztlicher Beziehung" 169
    Aus dem Bericht über die Versammlung deutscher Naturforscher und Ärzte in Wien im September 1832 178
    Aus Burdachs „Rückblick auf mein Leben" 187
    Aus dem Tagebuch der Fürstin Melanie 189
    Aus Karoline Pichlers „Denkwürdigkeiten" 194

Aus K. E. Hasses „Erinnerungen aus meinem Leben" 197
Aus der anonymen Schrift: „Briefe aus Wien von einem Eingeborenen"........... 205
Aus Ant. Edl. v. Fröhlichsthals Schrift: „Merkwürdiges Fortschreiten der Heilwissenschaft zum Gedeihen der leidenden Menschheit"........ 216
Aus C. A. Wunderlichs Schrift: „Wien und Paris" 223
Aus Wildes „Austria, its literary scientific and medical institutions"............... 247
Aus E. Kratzmanns Schrift: „Die neuere Medizin in Frankreich mit vergleichenden Blicken auf Deutschland"................. 254
Skodas Antrittsrede 259
Das medizinische Wien, Korrespondenzmitteilungen von Dr. Gerster ....
    Erster Brief................. 269
    Zweiter Brief 279
Aus E. A. Quitzmanns Schrift: „Reisebriefe etc." 289
Aus Adolf Kußmauls „Jugenderinnerungen eines alten Arztes" 303

Einleitung

Die Wiener medizinische Schule hat im Laufe ihrer Geschichte zwei Epochen höchster Blüte, unbestrittenen Weltrufs zu verzeichnen. Die erste, begründet durch van Swietens weitumspannende Reformtätigkeit, geknüpft an das Wirken der Kliniker de Haën, Stoll, Peter Frank, Val. v. Hildenbrand, des langverkannten Auenbrugger, erstreckte sich von der Mitte des 18. Jahrhunderts bis über den Beginn des 19. Jahrhunderts hinaus. Die zweite Blüteepoche, wurzelnd in Rokitanskys, Skodas und ihrer Mitarbeiter schöpferischen Leistungen, gelangte um die Mitte des verflossenen Säkulums zur vollen Geltung und dauerte mehrere Jahrzehnte hindurch.

Die Zeit zwischen der ersten und zweiten, der sogenannten älteren und jüngeren Wiener Schule wird gewöhnlich geringschätzig als Ära des gänzlichen Stillstands hingestellt.

Es soll gewiß nicht geleugnet werden, daß das medizinische Wien der Biedermeierzeit und des Vormärz in seiner Struktur deutlich genug die Charakterzüge dieser Kulturphase erkennen läßt, und daß auch der medizinische Forschungs- und Unterrichtsbetrieb damals im großen ganzen unter dem Zeichen absolutistischen Druckes, ängstlicher Scheu vor jeder tiefgreifenden Veränderung, sorgsamer Fernhaltung fremder Einflüsse, selbstzufriedener Schwunglosigkeit und philiströser Behaglichkeit stand. Besaß doch insbesondere die medizinische Klinik, diese Säule der ganzen Schule, welche den Stolz der Universität, das Hauptziel der fremden Ärzte gebildet hatte, bis in die Mitte des 19. Jahrhunderts keinen Lehrer, der mit einem de Haën, Stoll, Frank oder selbst mit Val. v. Hildenbrand auch nur entfernt hätte verglichen werden können. Nicht als ob die Nachfolger dieser großen Kliniker ohne tüchtige Leistungen gewesen wären oder die überkommene Tradition außerachtgelassen hätten, aber sie waren nur getreue Verwalter, keine Mehrer im Reiche der Forschung, sie wirkten als pflichtbewußte Lehrer, aber ohne die Gabe, junge Talente zu begeistern und zu Meistern heranzuziehen. Mancher wäre vielleicht einer anderen Schule eine Zierde gewesen, den Ansprüchen, welche die Wiener Schule gemäß ihrer Geschichte erheben konnte, genügte er keineswegs.

Aber der vorwaltende Zeitgeist schloß doch so manchen Fortschritt auf einzelnen Gebieten nicht aus, und so ganz entbehrte auch diese Zeitperiode nicht der Lichtseiten, der verdienstvollen medizinischen Pfadfinder und vornehmen Repräsentanten ärztlicher Kunst.

Die Stimmen von Zeitgenossen — aus Reiseschilderungen, Tagebuchblättern, Memoiren herübertönend — vermögen diese medizinische Vergangenheit noch einmal zu beleben, sie vermögen es besser als jede noch so gewandte Geschichtsschreibung. Was einheimische und fremde Ärzte, was manche nichtmedizinische Autoren unter dem Eindruck des Augenblicks oder in späterer Rückerinnerung aufgezeichnet haben, es soll dem Staube der Vergessenheit entrissen werden, um selbst wieder Vergessenes ans Licht zu fördern. Nicht nur die medizinische Schule und ihre führenden Persönlichkeiten, sondern das ganze Leben und Treiben auf den verschiedenen Abteilungen des Allgemeinen Krankenhauses, episodische oder anekdotische, aber für die Beurteilung des Zeitcharakters doch nicht ganz bedeutungslose Fakten, das gesamte medizinische Wien mit seiner magnetischen Anziehungskraft auf fremde Studierende und Ärzte entrollt sich darin aufs neue vor unseren Blicken. Köstliche Reminiszenzen an einzelne vormärzliche ärztliche Persönlichkeiten, kulturgeschichtlich interessante Streiflichter, scharfe, temperamentvolle Urteile über die tyrannische Diktatur des allgewaltigen Leibarztes Stifft, über Nepotismus und geistige Inzucht, Dokumente aus der Zeit der ersten Choleraepidemie, Berichte über die erste Versammlung deutscher Naturforscher und Ärzte in Wien, anziehende Schilderungen, wie sie nur aus dem Selbstgeschauten, aus dem frisch Erlebten hervorquellen können, über das erste Werden und Wachsen der Fundamentalforschung unter den Händen des jungen Rokitansky und Skoda — all dies und noch manches andere bieten in kaleidoskopartigem Wechsel die folgenden Blätter.

Aber so klein du auch warst, so eng umschlossen, mein altes
trauliches Wien: es ging Großes aus Dir doch hervor!
(v. Saar, Wiener Elegien).

Aus J. F. Osianders[1] „Reiseerinnerungen".

I.

LUCAS JOHÁNN BOËR.

Als ich Boër kennen lernte, hatte er die Praxis fast ganz aufgegeben und war schon längst über die Zeit seiner früheren Wirksamkeit hinweg, ein Greis[2]), dem nur noch Bitterkeit und sarkastische Hiebe, die er reichlich austeilte, von der Energie übrig geblieben, welche ihn sonst mochte beseelt

---

[1]) Neue Zeitschrift für Geburtskunde, Bd. X, Berlin 1841. Joh. Friedr. Osiander, Sohn und Schüler des berühmten Göttinger Geburtshelfers Friedr. Benjamin Osiander (1759 bis 1822), hielt sich vom Oktober 1814 bis Juni 1815 als Begleiter des portugiesischen Gesandten am Wiener Kongresse, Grafen Lobo da Silveira, auf und verarbeitete die reiche Menge von Eindrücken, die er beim fortgesetzten Besuche der medizinischen Institute gewonnen, in dem Buche „Nachrichten von Wien über Gegenstände der Medizin, Chirurgie und Geburtshilfe" (Tübingen 1817). J. F. Osiander wurde gleichfalls Professor in Göttingen und vertrat, wie sein Vater, jene Richtung, welche auf die Kunsthilfe bei der Geburt das größte Gewicht legte und damit den schärfsten Gegensatz zur Reformtätigkeit Boërs bildete. Fast ein Menschenalter nach dem Wiener Kongreß veröffentlichte J. F. Osiander Reiseerinnerungen aus den Jahren 1814 und 1815, welche eine Fülle des Interessanten über die Persönlichkeit und das Wirken Boërs, Steideles und Peter Franks enthalten, wobei der Verfasser freilich in bezug auf Boër seiner in fachlichen Gegensätzen wurzelnden Subjektivität keine Zügel anlegt.

[2]) Boër (ursprünglich Boogers), geb. 1751, studierte in Würzburg und Wien, wurde 1784 Chirurg des Waisenhauses und erwarb sich als solcher die Gunst des Kaisers Josef II. Zur weiteren Ausbildung setzte ihn der Kaiser in den Stand, eine längere wissenschaftliche Reise durch Holland, Frankreich und England zu unternehmen. Nach seiner Rückkehr wurde er zum kaiserlichen Leibchirurgen ernannt, auch übernahm er 1789 die Leitung der Abteilung für arme

haben... Im November 1814, nicht lange nach meiner Ankunft in Wien, stattete ich dem berühmten Boër, dem Verfasser der „Naturalis medicina obstetricia[3])" und eifrigen Antagonisten F. B. Osianders[4]), meinen Besuch ab und versäumte nicht, seine Klinik im Allgemeinen Krankenhause mehrere Monate lang fast regelmäßig zu besuchen. Ich kann wohl sagen, daß ich Boër lieb gewonnen habe, wenn ich ihn gleich als einen Feind meines Namens zuerst mit Mißtrauen ansah. Er nahm mich gut auf, nannte mich stets „Herr von Osiander" und stellte mich der alten, wohlbeleibten ersten Hebamme des Hospitals, in kurzem Schafpelz, sowie den Praktikern der Klinik vor. Boër schien sich gern mit mir zu unterhalten und nahm es nicht übel, wenn ich in jugendlichem Übermut am Krankenbett und bei andern Gelegenheiten ihm Einwendungen machte.... Boër war ein schlanker, hochgewachsener, magerer alter Mann,

Wöchnerinnen im Allgemeinen Krankenhause sowie den Unterricht in praktischer Geburtshilfe (zunächst als außerordentlicher, seit 1808 als ordentlicher Professor). Zur Zeit, als Boër seine Tätigkeit begann, behauptete die instrumentale Entbindungskunst das Übergewicht; die Zange namentlich wurde in einem Umfange angewendet, daß es, wie Boër sagte, fast schien, „als habe die Natur ihr Werk der Gebärung aufgegeben und es der Zange des Geburtshelfers überlassen". Boër, der sich durch Betonung des exspektativen Standpunktes sowie durch Vereinfachung des Instrumentalapparates ein besonderes Verdienst erworben hat, erhob während seiner 33jährigen Amtsführung (bis 1822) die geburtshilfliche Schule von Wien zu der ersten von Deutschland, er wurde Begründer der modernen Geburtshilfe. Boër starb 1835.

[3]) Die „Naturalis Medicinae obstetriciae libri VII", 1812, 3 Bände, sind die Übersetzung der 2. Auflage des deutschen Werkes „Abhandlungen und Versuche geburtshilflichen Inhaltes zur Begründung einer naturgemäßen Entbindungsmethode und Behandlung der Schwangeren, der Wöchnerinnen und neugeborenen Kinder etc." (1811.) Eine 2. Auflage der „Septem libri de obstetricia naturali" erschien 1830.

[4]) Die Art, wie sich der ältere Osiander und Boër in ihren Schriften bekämpften, hatte die Grenzen zulässiger Gelehrtenpolemik weit überschritten.

hatte graues struppiges Haar und ein rotes, nicht
unangenehmes, kluges Gesicht. Wenn er frei von
hypochondrischer übler Laune war, die ihn freilich
oft zu quälen schien, konnte er jovial sein; leidenschaftlich und iraszibel-sarkastisch war er immer im
höchsten Grade [5]). Der Ton seiner Sprache war heiser
und sein Dialekt der der Wiener, obgleich Boër kein

---

[5]) Zu Boërs angeblicher, überaus begreiflicher „Morosität" steht der Umstand wohl kaum im Gegensatz, daß er, außer in den Freuden der Jagd, im Theaterbesuch Zerstreuung suchte. „Es gab eine Zeit," erzählt Hussian (Dr. L. J. Boërs Leben und Wirken, Wien 1838), „wo die Josefstädter Bühne auf der niedersten Stufe der Kunstleistung stand und dennoch Boër zu ihren täglichen Besuchern zählte." Diesen Theaterbesuch setzte er noch im hohen Alter fort. „Das schlechteste Wetter, selbst Gestöber und Glatteis hielt ihn nicht ab, dort seine Abende zuzubringen. ... Wer um die Theaterzeit einen großen alten Mann mit struppigem, silberweißem Haare, einem kurzen, kaum bis an die Knie reichenden blauen Gehrocke, die Stiefel über die Pantalons, einen Stock in der Hand, am Arme eines Mädchens über das Josefstädter Glacis und die Kaisergasse hinauf gehen sah — der durfte überzeugt sein — es sei Boër. ... In früheren Jahren, wo er noch allein auszugehen vermochte, entschlüpfte er wohl auch zuweilen der wachenden Aufmerksamkeit der Frau und Nichte, sprach er in einem Gasthausgärtchen zu, ließ sich ein Glas Bier geben, das er jedoch nicht trank, und schmauchte ein kleines winziges Pfeifchen unter Menschen, die er nicht kannte, oft eben nicht unter den zivilisiertesten und nüchternsten Bierhausfrequentanten. So saß er zuweilen mehrere Stunden als stummer Zuschauer da, sich an dem Lärmen und den Fratzen der Anwesenden ergötzend, bis ihn irgendeiner seiner früheren Schüler oder sonstiger Bekannter gewahrte, und aus Achtung, um ihn vor einem Unglück zu schützen, nach Hause geleitete." — Die vielerlei Mißhelligkeiten, von welchen seine wissenschaftliche Laufbahn begleitet wurde, der Verlust seines einzigen Kindes, eines Töchterchens, das aus seiner 1793 mit Eleonora Jacquet, Schwester der Hofschauspielerin Adamberger, geschlossenen Ehe stammte, die eigene schwere Krankheit (Leber- und Gallenleiden) und die Kränklichkeit seiner Gattin — all dies war genügender Grund zur Verbitterung und zur Neigung, sich von der Welt mehr und mehr zurückzuziehen. Seit seiner Pensionierung (1822) lebte er nur mehr sich und seinem Hause. In jüngeren Jahren dagegen war Boër für Freuden des geselligen Lebens empfänglich und bis zu seiner Verehelichung gewöhnt, öffentliche Orte, zumal das Kaffeehaus, zu besuchen.

geborener Wiener war [6]). Ein eleganter, geschmeidiger Hofmann ist er zuverlässig nie gewesen. „Wenn ich nit so a zeher Kerl wär, so wär ich schon drauf gangen", sagte mir Boër bei Gelegenheit einer Schilderung seiner vor einigen Jahren überstandenen schweren Krankheit, die mit einem Abszeß in der Seite endigte, den man ihm mit Lapis causticus zum Aufbruch gebracht habe. Mad. Boër sagte mir einst, da ich den Professor nicht zu Hause traf: ihr Mann könne nicht anders als im Liegen essen, und ich habe ihn selbst in dieser klassischen Stellung angetroffen, als ich einmal die Ehre hatte, bei ihm zu Mittag zu sein. Lange Zeit, bevor ihm ein Abszeß in der Lebergegend aufgebrochen sei, habe er immer nach Tisch Erbrechen bekommen. Zufällig sei er darauf gekommen, daß diese Zufälle im Liegen ausblieben, und so esse er jetzt stets in dieser Attitüde. Habe ich ihn recht verstanden, so ist Boër zum Chirurgen bestimmt gewesen und hat seine Lehrjahre am Julius-Hospitale in Würzburg zugebracht [7]). Ein Bruder von ihm lebte damals noch in Wien als simpler Chirurg. Nach beendigter Visite im Hospitale begleitete mich Boër in die Stadt und es schmeichelte mir, den eifrigen Widersacher der Osianderschen Schule so vertraut neben mir einherwandern zu sehen. Meines Vaters gedachte er in allen Ehren. Heute, den 21., fragte er mich, ob ich meinem Vater geschrieben und ihn von ihm gegrüßt hätte. Er habe durchaus nichts gegen ihn, und es sei oft sein Wunsch, ihn persönlich kennen zu lernen, ich möge ihm sagen, was ich hier sähe. Im Verlaufe des Gesprächs äußerte Boër, Schüler habe er nur wenige. Schon seit zehn Jahren könne eigentlich keiner mehr sagen, daß er von ihm gebildet sei, denn er gäbe eigentlich keinen Unterricht mehr. Er lasse halt alles gehen. Die Gehilfen,

---

[6]) Boër stammte aus Uffenheim im Fürstentum Ansbach.

[7]) Seine Eltern wollten ihn für den geistlichen Stand bestimmen. Entscheidend für seine Laufbahn wurde das Zusammentreffen mit dem berühmten Würzburger Professor der Chirurgie Kaspar Siebold.

welche er erzogen, hätten sich entweder undankbar oder schändlich gegen ihn benommen. Jetzt schreibe er nur noch Testimonia, daß die Hebammen und Praktikanten sechs bis acht Wochen im Hospitale der Klinik beigewohnt, weiter bekümmere er sich um nichts [8]). Auf meinen bescheidenen Vorwurf, daß über die Vorfälle der Klinik nichts aufgeschrieben wurde, gab er zu, daß das ein Fehler sei, wandte aber seine Kränklichkeit vor. Der jetzige Assistent Dr. B...y [9]) bezweifelt aber, daß jemals ein ordentliches Tagebuch ge-

---

[8]) Ähnliches wird schon 1812 in der Salzburger medizinischchirurgischen Zeitung (II, pag. 321) gesagt. Boër schränkte seinen persönlichen Unterricht an der Klinik immer mehr ein, in der Erkenntnis, daß es in der Geburtshilfe nur auf das Sehen und Beobachten ankomme, Worte und Lehrvortrag ganz überflüssig seien. Hussian sagt in seiner Biographie: „Boër besaß unter allen Professoren, die jemals mit außerordentlichem Erfolg lehrten, das vielleicht am wenigsten, was man einen ‚schönen Vortrag' nennt. Politierte Redensarten, schön geschliffene methodische Sätze und gefällige Einkleidungen waren ihm so fremd, daß jeder, der ihn das erste Mal hörte, sich notwendig die Frage aufwarf: ‚Ist das der berühmte Boër?' Er besaß selbst von der Gabe der Mitteilung äußerst wenig. So groß er daher als Beobachter der Natur, als praktischer Geburtshelfer und Vorstand des ihm anvertrauten Institutes dastand, so gehörten doch seine Vorträge zu den langweiligsten und mühsamsten... Beobachten, unterscheiden, die Natur in ihrem Wirken belauschen, die Grenzen derselben erkennen, dies war es, was Boër seine Zuhörern lehrte, sie zu lehren verstand. Theoretische Spekulation und Hypothesenkrämerei fanden an ihm ihren schlechtesten Verteidiger. Doch die Gabe, zu beobachten, trug er auch gewissenhaft und wahr auf seine Schüler über. Sehen, urteilen, handeln lehrte er sie, nicht aber räsonieren. Zu praktisch brauchbaren Geburtshelfern bildete er sie, zu Helfern im entscheidenden Augenblicke, nicht aber zu Theoretikern... Beobachtet man Boërs Leben und Charakter genau, so erübrigt kein Zweifel, daß er vom Reden sehr wenig, vom Handeln alles hielt." Als Hussian sich mit der Bitte an ihn wandte, seine Vorlesungen besuchen zu dürfen, antwortete er ihm ebenso gutmütig als trocken: „Nun ja, die Vorlesungen, die können Sie hören; das ist gut! Aber — da lernen Sie nichts! In das Gebärhaus müssen Sie gehen — in das Gebärhaus; da werd' ich mit der Hebamme reden, von der können Sie was profitieren."

[9]) Ed. Flor. Birly, nachmals Professor in Budapest.

führt sei; denn der Professor wohne in der Vorstadt, weit vom Allgemeinen Krankenhause entfernt, käme nur zu gewissen Stunden morgens und abends und könne daher die wenigsten Geburten selbst beobachten. Im Vorzimmer des Wöchnerinnensaales lag ein altes uneingebundenes Heft, in welches die jungen Praktikanten das Datum der Niederkunft nebst ihren Bemerkungen eintrugen... Der, welcher so, 24 Stunden lang, die Vorfälle eintrage, heiße: „Journalist". Dies sind gewöhnlich studierende Chirurgen, die in ihrem Leben noch wenig Geburten zu beobachten Gelegenheit hatten. Nicht selten erwähnte Boër des Kaisers Josef II. in dankbarer Verehrung; zum Beispiel einst bei Gelegenheit der großen Sterblichkeit unter den Findelkindern, die, wie der Assistent mich versicherte, schon 94 von 100 betragen habe. Das Findelhaus ist zwar gänzlich getrennt von dem Gebärhause und, so viel ich weiß, hatte Boër damals keinen Einfluß auf dasselbe, es wird aber von den beiden geburtshilflichen Abteilungen des Allgemeinen Krankenhauses hauptsächlich mit Ammen und Kindern versehen. Der Arzt des Findelhauses Dr. Scheidebauer sagte mir selbst, daß in den mittleren Zeiten 20, in schlechten aber nur zehn von 100 Kindern erhalten wurden. Boër schien die große Sterblichkeit vornehmlich den sogenannten Wasserstuben oder der Ernährung ohne Mutter- und Ammenbrust zuzuschreiben. In früheren Zeiten habe er (wahrscheinlich als Assistent am damaligen Findelhause), veranlaßt durch den Kaiser Josef, Versuche mit allen Arten der künstlichen Ernährung angestellt, wozu er immer 21 gesunde Kinder hätte auswählen dürfen. Noch am Ende des ersten Monats seien aber gewöhnlich alle nicht mehr am Leben gewesen. — Der Kaiser, welcher Boërn seiner Offenheit wegen gern habe leiden mögen, sei zuweilen auf seinen Spazierritten ins Hospital gekommen, um sich nach den Kindern zu erkundigen... Bevor der Kaiser sich der Sache angenommen habe, sei die Unreinlichkeit bei den Findelkindern ungeheuer gewesen, und man habe dieser damals die große Mortalität zugeschrieben. Bei größerer Sorgfalt und besserer Pflege habe sich dieselbe aber um nichts vermindert... Boër ist des Glaubens, daß es besser sein möchte, gar kein Findelhaus zu dulden. Wenn es dem Staate darum zu tun sei, die Findelkinder zu behalten, so müsse man sie den Müttern lassen, aber diejenigen mit Geld unterstützen, welche von allem entblößt seien. Einst habe der Kaiser zu ihm gesagt: „Aber Boogers (ipsissima verba), ihm sterben ja fast alle Kinder; in Florenz und Venedig hat man mir versichert, daß kaum zwanzig von hundert in den Findelhäusern stürben"; worauf Boër erwidert habe: „Er glaube, daß die Italiener so gesprochen, da es Se. Majestät sage; er sei aber auch gewiß, daß jene die Unwahrheit gesagt hätten." — Hier liefere das Findelhaus fast täglich eine „Butten" voll toter Kinder, um sie mit lebenden wieder füllen zu lassen[10]).

Boër schien mir selbst zu fühlen, daß seine mit so großem Beifall aufgenommene Ironie: Alles in der Medizin und Geburtshilfe der Natur zu überlassen, unhaltbar sei; denn er entschuldigte seine jetzige Untätigkeit mit seiner fortwährenden Kränklichkeit und deutete auf gewisse Mißverhältnisse mit seinen Vorgesetzten, seinen Kollegen und dem Publikum hin. Er erschien mir dann wie einer jener tüchtigen Männer, die, vom Schicksale umgetrieben und ermüdet, den Glauben an sich und die Wissenschaft, wenn nicht ganz, doch zum Teile verloren haben[11]). Seine

---

[10]) Zur Zeit, als Boër Arzt am Waisenhause war, hatte Kaiser Josef ihn gefragt, woher die große Sterblichkeit der Findelkinder komme. Boër gab physische und moralische Leiden, Not und Elend hilfloser Schwangeren, Mangel an naturgemäßer Nahrung und Pflege der Neugebornen als die Hauptursachen an.

[11]) Die hier von Osiander ausgesprochene Ansicht ist entschieden unrichtig, vielmehr entsprang der medizinische Skeptizismus, der sich praktisch in möglichst exspektativer Therapie aussprach, aus echter, unbefangener Beobachtung. Zeitgenossen hatten dafür freilich kein Verständnis. Gerade bei Boër reicht die skeptische

Schüler beklagten sich oft, daß sie so selten Gelegenheit hätten, Fälle unter Boërs Leitung behandeln zu sehen. Alles werde von der Oberhebamme und dem Assistenten abgemacht. Dieser selbst konnte sich von dem Wert des Boërschen Prinzips der Inaktivität und Exspektation so wenig überzeugen, daß er einem Freunde bei dessen Disputation eine Thesis zu geben beabsichtigte: „in arte obstetricia methodus exspectationis pessima", dem er opponieren und am Ende Recht geben wollte. In einem vertraulichen Gespräch äußerte Boër einst gegen mich, daß ein Mittelweg zwischen den Grundsätzen Osianders und den seinigen der geeignetste sein möchte. Wie weit jene Spöttereien gingen, mögen die folgenden Sätze, die ich mir damals angemerkt habe, beweisen:

Einer seiner Praktikanten sagte heute: er lese jetzt in Siebolds Frauenzimmerkrankheiten das Kapitel über das savoir faire; worauf Boër antwortete: „Er wolle ihm ein Toilettenrezept empfehlen, welches er in seiner künftigen Praxis in allen Fällen verschreiben könne, nämlich Lindenblütenwasser mit aq. florum Naphthae. So habe es der berühmteste Wiener Frauenzimmerarzt gemacht (wahrscheinlich Rechberger, bei dem Boër Assistent war[12]) und sich dabei gut gestanden. Das sei „savoir faire". Die medizinische Praxis, „die Prax", wie sie es hier nannten, sei überhaupt etwas Leichtes. Man müsse nur immer Prognosim dubiam

---

Richtung sehr weit zurück. Schon 1770, als er — ein junger Bakkalaureus — während einer Epidemie in Franken ärztlichen Dienst tat, erregte er dadurch Aufsehen, daß er neben hygienisch-diätischen Maßnahmen fast bloß indifferente Arzneien anwandte, was ihm den Verweis des Würzburger Professors der Medizin Wilhelm eintrug, der die Anfrage an ihn richtete: warum er keine Medikamente benötige, während alle übrigen Ärzte bei weit geringerem Krankenstand schon mehrere Artikel nachträglich verlangt hätten.

[12]) Rechberger, bei dem Boër noch vor seiner Promotion Assistentendienste versehen, war derjenige, welcher ihn veranlaßt hatte, sich der Geburtshilfe zu widmen. Schon Rechberger huldigte der Lehre, daß der Geburtsakt so viel wie möglich dem Walten der Natur überlassen bleiben müsse.

stellen und nicht versäumen, in schweren Fällen auf eine Konsultation anzutragen. „Hat einer a Schlagel (Apoplexie), gleich ein Concilium medicum; die Leute lobten einen dann wegen bewiesener Vorsicht und bewunderten, wenn der Kranke stürbe, die Geschicklichkeit des Arztes, der die Gefahr vorhergesehen habe. Selbst über den Aderlaß konnte sich Boër ereifern und spotten[13]): „Einmal helfe er, und neunmal sei er schädlich; die Crusta inflammatoria beweise nichts: bei vielen Entzündungen fände man keine Speckhaut in dem gelassenen Blute; hingegen bei malignen Fiebern, wobei der Aderlaß gewöhnlich schade, fände man sie." Eine schwer erkrankte Wöchnerin erholte sich schnell, ungeachtet sie keine Arznei bekommen hatte. Dieser hatte Boër gestern gebrannte Mehlsuppe erlaubt. Nun spottete er heute: „Die Mehlsuppe habe bei ihm das getan, was die gelehrten Heilkünstler durch ein Pfund Chinarinde bewirkt haben würden." Die Kinder bekommen in der Boërschen Abteilung keinen Saft und werden nicht gewiegt; das sahen die Praktikanten und Hebammen täglich; er wisse aber voraus, daß sie bei ihrer ersten Geburt nichts Eiligeres zu tun haben würden, als Rhabarbersaft holen zu lassen und die Neugeborenen von ihren Müttern zu trennen und in die Wiegen einzusperren. Einer Wöchnerin, deren rote Sputa, Oppression und Aphonie auf Lungenentzündung deutete, gab Boër „einen Schluck", wie er es nannte, aus Gummi und Sirup; daneben sechs Pulver, jedes aus ½ g Moschus, und erlaubte ihr, ungeachtet der Diarrhöe, über die sie klagte, gebratene Äpfel zu essen, die ihr zugetragen waren: „Denn man könne nicht wissen, was dem Menschen gut sei; die Äpfel machten zuweilen Diarrhöe, vielleicht könnten sie dieselbe auch stillen." Mit welcher Eile die Chirurgen bei Brustabszessen der Wöchnerinnen gleich mit dem Messer zur Hand seien, beschrieb uns Boër mit satirischer Gebärde. Auch Rech-

---

[13]) Man beachte, wie Boër auch hierin ein Vorläufer der zweiten Wiener Schule gewesen ist.

berger, sonst ein guter Frauenarzt, habe den Frauen angst und bang gemacht durch das Öffnen und Ausstopfen mit Charpie. Keiner müsse geöffnet, sondern mit Brotumschlägen zum Aufbruch gebracht werden. Das Ausstopfen sei fast immer überflüssig. Ebenso ereiferte er sich über das Öffnen der Kopfgeschwülste der Neugeborenen. „Was die Gevatterinnen und weisen Frauen sagen würden, wenn man dem Kinde mit dem Messer in die Kopfgeschwulst fahren wollte! Solche Geschwülste dürften erst geöffnet werden, wenn Eiterung entstanden sei, sonst blute sich das Kind zu Tode. Seine Patientinnen tadelte er oft wegen ihrer Maulfaulheit und äußerte heute ein sarkastisch-sinnreiches Wort, welches mir auffiel: „Keine Weibsperson sähe der andern gleich, so wenig als eine ihrer Krankheiten der andern; nur in der Bosheit kämen alle miteinander überein..."

Leider war das Verhältnis, in welchem Boër zu seinem Assistenten stand, kein verträgliches und günstiges. Oft klagte dieser über jenen, und da der Assistent des Hospitals die Autorität des Professors nicht anerkannte, sondern hinter seinem Rücken handelte, wie es mir schien, handeln durfte, so mußte daraus für die Zuschauer ein peinliches Gefühl beim Anblick dieser totalen Disharmonie entstehen. Kaum hatte Boër den Rücken gedreht, als der Assistent eigenmächtig zur Ader ließ oder sonst auf seine Weise in die Kur, die jener angeordnet hatte, eingriff. Boërs vorletzter Assistent, mit Namen Loeser, soll 16 Jahre lang diese Stelle bekleidet und als ein mit einer reichen Frau verheirateter Mann lange Zeit in der Stadt gewohnt haben, so daß also auch damals das Meiste der Oberhebamme, Mad. Blumenau, überlassen blieb. Diese, seit 25 Jahren auf ihrem Posten, ist eine alte, herrische Frau, deren Äußeres wahrlich nicht die Residenzbewohnerin vermuten ließ und welche in Sprache und Manieren sich kaum über den Horizont einer Dorfhebamme erhob. Ihr Ton, im breitesten österreichischen Dialekt, der mich anfangs befremdete, mochte aber zu ihrer Stellung und Umgebung nicht ganz unpassend sein[14]).

Folgende Szene ist buchstäblich: „Wos mochts?" Ach, Herr Professor! „No so red's." (Keine Antwort.) „Warum red's nicht?" (Pause.) „Die verdammten Weibsbilder! Sie ist gewiß wieder an Österreicherin; die sind z'faul, daß se den ... lossen, viel mehr daß se reden." Ach, Herr Professor, ich hab' den Husten. „No so hust's. Hot's an Appetit?" Nein. „Mog's an Wein?" Ja, wenn ich darf. „Geben's er ein halb Seidel Wein!"

In England, äußerte einst Boër, sei es um die Geburtshilfe am besten bestellt; da verfahre man am delikatesten. Man tue wenig; aber das sei das Beste... In allen geburtshilflichen Dingen sind die Engländer Boërs Orakel... Gegen die französischen Geburtshelfer hingegen ist er sehr eingenommen; Baudelocque nennt er „une sage femme en culottes" und Levret „ce dindon", wie ihn der König Ludwig XV. genannt habe. Über die deutschen Zeitgenossen urteilte Boër kaum weniger streng, so daß seine Galle kaum einen einzigen verschonte, wenn er überhaupt Notiz von ihm zu nehmen sich herabließ. Von F. v. B. sagte er: „Er könne den Menschen nicht leiden, der habe es ihm gemacht wie mein Vater; getan, als sei er Richter und ihn abgeschrieben."

Boër war im übrigen Deutschland, „im Reich", stets berühmter als in seiner Heimat![15]) Die Wiener können

---

[14]) Hussian (l. c.) erzählt von der Hebamme: „Sie hatte nicht weniger denn dreißigtausend Entbindungen gemacht, und zwar meist unter Boërs Direktion und Aufsicht."

[15]) Auch von ihm galt das „Nemo propheta in patria". Boër, zu dessen begeisterten Schülern und Anhängern die hervorragenden Geburtshelfer Josef d'Outrepont (Salzburg, Würzburg), Froriep (Halle), Joerg (Leipzig) u. a. zählten, zu dem Jünger aus aller Herren Länder zogen — schon 1798 mußten im Geburtshause statt zwei Zimmer vier zur Wohnung der Praktikanten bestimmt werden. — Boër, dem von deutscher und ausländischer Seite reiche Anerkennung zuteil ward (Ehrenmitgliedschaft gelehrter Gesellschaften

kaum begreifen, was wir Ausländer an ihm zu bewundern haben, dessen literarische Tätigkeit sie selbst nicht hoch anschlagen und es ihm zum Vorwurf machen, daß er sich damit begnüge, seine Beobachtungen und Abhandlungen unter einem neuen Titel ins Lateinische mühsam zu übertragen oder dasselbe Buch, ohne Verbesserungen und Zusätze, immer von neuem zu edieren [16]). Über die Zange und ihren zweckmäßigen Gebrauch könne man fast nichts aus dem Buche lernen. Viele ungerechte Vorwürfe, die ich Boërn in Wien machen hörte, übergehe ich hier und schließe meine kurze Schilderung des um die Vereinfachung der Geburtshilfe hochverdienten Mannes mit dem Urteil eines seiner damals in Wien anwesenden Verehrer, des Professors und Leibmedikus Dr. Fenger in Kopenhagen [17]): Man könne bei Boër wenigstens sehen, was die Natur vermöge!"

---

in Erlangen, Heidelberg, Petersburg, Wilna, Paris, London, Madrid), hatte in Wien fortgesetzt gegen gehässige Vorwürfe und Anfeindungen zu kämpfen, welche nach 1816 zu direkten Verfolgungen führten und schließlich den Sturz des hochverdienten Mannes erzielten.

[16]) Die „Abhandlungen und Versuche geburtshilflichen Inhalts (1791 bis 1807); das Werk erlebte mehrere Auflagen und wurde in fremde Sprachen übersetzt.

[17]) Andreas Christian Fenger besuchte durch längere Zeit Boërs Klinik.

II.
RAPHAEL STEIDELE[1]).

Den 17. November 1814 hospitierte ich bei Steidele, der von 12 bis 1 Uhr im Wiener Universitätshause Geburtshilfe las. Es waren 40 bis 50 Hebammenschülerinnen und 30 Studenten im Hörsaale. Steidele ist ein untersetzter alter Mann von mehr als 70 Jahren, ein geborener Tiroler[2]), und man merkt an seinem auffallend breiten Deutsch, daß er sich keine Mühe gibt, seinen Ursprung zu verleugnen. Perücke und Kleider trägt er ganz altertümlich. Vor sich auf dem Tische hat er ein weibliches Becken und eine Phantomspuppe von Schafleder liegen; ein großer, seidener roter Beutel, in dessen Grund innen ein rundes Kissen, außen aber vier Bänder befestigt sind, stellt den Uterus vor. Dieses Simulacrum der Gebärmutter scheint nicht unpassend, zumal im Hebammenunterricht, um daran die Umstülpung und andere Dislokationen zu zeigen. Außerdem stand noch eine große Flasche von weißem Glase mit runder Mündung, weit genug ein neugeborenes Kind aufzunehmen, vor dem Lehrer. Diese dient ihm als Phantom des Uterus gravidus, um darin die Lagen des Fötus zu demonstrieren und zu versinnlichen.

Steidele handelte vom Kinde; er unterbrach oft seinen Vortrag, indem er Fragen an die Hebammen und Stu-

---
[1]) Neue Zeitschrift für Geburtskunde, Bd. XI, Berlin 1842, Seite 372 bis 378. Steidele, der 1774 bis 1805 die chirurgische Klinik leitete, bekleidete seit 1797 die Lehrkanzel der theoretischen Geburtshilfe und fungierte bis zu seinem Rücktritt (1816) als alleiniger Prüfer. Steidele hat sich um die Geburtshilfe mancherlei Verdienst erworben (Einschränkung des Gebrauches der scharfen Instrumente, Vorschriften über die Anlegung der Geburtszange und deren Führung u. a.), er erfand eine Art von Zange und verfaßte ein beliebtes Lehrbuch der Hebammenkunst.

[2]) Steidele wurde 1737 in Innsbruck geboren.

dierenden richtete, welche diese jedoch selten ordentlich zu beantworten wußten. Freilich fängt der Kursus auch erst an. Unter anderem fragte er: „Was ist besser, wenn das Kind lang oder dick ist?" Der Student, an welchen die Frage gerichtet war, antwortete: „Lang." Er: „Freili, long kanns sein, meinetweaga vier Elen..." In der nächsten Stunde, welcher ich beiwohnte, rief Steidele einigemal: „Still, ruhig!" Er ließ die Tür verriegeln, weil einer der Zuhörer sich weggeschlichen hatte. Es war heute von der Nabelschnur die Rede, welche Steidele in seinem Tiroler Dialekt „de Noppelschnur" nannte. „Hom Se ni a Noppelschnur g'sehn, die lauter Knepf g'habt hat? Woher kommt's Pluut in d' Noppelschnur?" Daß der Druck auf diesen Teil gefährlich sei, machte er durch das Gleichnis deutlich: „Wenn ich auf an Schlauch tritt, lauft kein Wein in Keller." „Nach der Entbindung", hieß es ein andermal, „soll man einen Umschlag mit Schmolz vor die Geschlechtsteile legen; auf den Bauch ein sechsfaches gewärmtes Tuch. Sechs Stunden darnach soll alsdann die Hebamme die Wäsche wechseln, ohne mit ihren Röcken Wind zu machen, wenn sie die Wöchnerin anziehe." „Hot's Hunger, a Panadel; hot's Durst, ein überschlagenes Wasser." Wenn eine Frau den Urin und Stuhlgang nicht lassen könne, so soll die Hebamme nicht gleich an den Katheter und die Klistierspritze denken, sondern die Wöchnerin auf den Nachtstuhl sich setzen lassen, es ginge dann gewöhnlich beides zumal los. Hiezu wählte er ein Beispiel von einer römischen Fürstin, und schon öfter hörte ich ihn seine Beispiele von vornehmen Personen, die er namentlich aufführte, hernehmen, eine Eigentümlichkeit, die dem alten Manne von vielen zum Vorwurf gemacht wird und in der Tat, wie manches andere an ihm, fast komisch erscheint. „O, ich habe die Kunst durch meine Erfahrungen verfeinert! Aber sobald das Examen vorbei ist und Sie haben den Lederfleck (das Diplom, welches hier noch auf Pergament ausgefertigt wird), so vergessen S' alles, schaffen sich's Taufzeug an und laufen von Haus zu Haus." ...Einige Zeit darauf besuchte ich den Professor in seinem Hause und lernte in ihm einen achtbaren Mann näher kennen, der trotz seines hohen Alters mit großer Teilnahme und Wärme über Gegenstände seines Faches sprach. Er erzählte mir, er praktiziere schon seit mehreren Jahren nicht mehr, er habe auch seine Instrumente unter seine Schüler verteilt. Gleichwohl habe er vormals die größte geburtshilfliche Praxis in Wien gehabt. Von Boër sagt Steidele: „Mit seinem Eigensinn, alles der Natur zu überlassen, kann kein Praktikus einverstanden sein"[3]. ...Er beklagte sich über die bitteren Schmähungen seines Kollegen Boër. Auf ihn ziehe Boër immer los, verbiete den Praktikanten, sein Buch zu lesen[4], und verliere viel Zeit sowohl mit Schimpfen als mit Sprechen über Dinge, welche die Schüler nicht verständen...

---

[3] Steidele huldigte noch der operativen Richtung, aber nicht in dem Maße der französischen Schule.

[4] Sein Lehrbuch galt Jahrzehnte hindurch als „vorgeschriebenes Hilfsmittel" für den geburtshilflichen Unterricht.

III.
JOHANN PETER FRANK[1]).

Heute, den 2. Dezember 1814, machte ich dem ehrwürdigen Frank, dem kaiserlich russischen Staatsrat in Wien, meinen Besuch. Er wohnt in der Alsergasse, einige hundert Schritte aufwärts vom Allgemeinen Krankenhause[2]), mit welchem er übrigens längst außer aller Dienstverbindung ist... Frank, dem ich mich ohne weitere Empfehlungen vorstellte, nahm mich gut auf, erkundigte sich nach Göttingen und fing bald an, aus seinem Lebenslauf zu erzählen. Er saß erhöht an einem stattlichen Schreibtisch, mit Büchern umringt; ein Fremder, der ihn konsultiert hatte, und ich saßen in Lehnstühlen niedriger. Frank ist sehr groß und stark, hat einen schönen Kopf, weißes Haar und gesunde Gesichtsfarbe. Seine Gesichtszüge sind groß, ohne plump zu sein. Die Nase etwas gebogen. Im rötlich seidenen Schlafrock saß er stattlich da, den Kopf mit einer schwarzen, eckigen Mütze bedeckt... Franks Gestalt ist so imponierend, daß alle, die ihn gesehen haben, davon voll sind.

„Ich komme eben von dem kleinen Napoleon in Schönbrunn"[3]), erzählte uns Frank, „der an einem Katarrhalfieber darniederliegt. Es ist ein schöner, starker Knabe,

---

[1]) Neue Zeitschrift für Geburtskunde, Bd. XII, Berlin 1842. Der große Joh. Peter Frank war 1795 bis 1804 als Vorstand der internen Klinik und Direktor des Allgemeinen Krankenhauses tätig. Der Anfeindungen müde, die er hatte erdulden müssen, seit er sich die Feindschaft des allmächtigen kaiserlichen Leibarztes Andreas v. Stifft zugezogen hatte, verließ er seine Wirkungsstätte und wurde zunächst Direktor der Klinik in Wilna, sodann Leibarzt des Zaren in Petersburg. 1808 kehrte er aber wieder nach Wien zurück, wo er eine sehr ausgedehnte Konsiliarpraxis ausübte.

[2]) In demselben Hause, in welchem später Billroth gewohnt hat.

[3]) Der Herzog von Reichstadt, Napoleon Franz Joseph Karl, stand damals im vierten Lebensjahre.

wie man sie nicht gewöhnlich sieht, mit blondem, lockigem Haar und blauen Augen, seinem Vater nicht gerade ähnlich, bis auf die Augen, die bei diesem auch hell sind und bei dem Sohne denselben Blick haben. Der Gespiele des Kleinen, ein vier Monate älterer Knabe, liege zu gleicher Zeit tödlich am Krupp... Die Kaiserin fürchte auch für ihren Sohn... Da die Kaiserin im vorigen Sommer nach Aix en Savoye gereist sei, habe sie ihn vorher kommen lassen und ihm gesagt: „Sie sind der Arzt des Vaters gewesen, seien Sie auch der seinige." Der Knabe zeige viel Verstand, er lerne jetzt italienisch; wenn er auf dem Steckenpferde reite, gehe es immer nach St. Cloud oder Fontainebleau. Als ihm der Prinz de Ligne[4] neulich vorgestellt worden sei, habe er gefragt: „Qui est ce Mr.?" Man habe ihm gesagt: „C'est un Maréchal de l'Empereur d'Autriche." Worauf der Knabe gefragt habe: „Est-ce un de Maréchaux, qui ont trahi mon père?"... Von seinen Unterredungen mit Napoleon im Jahre 1809 erzählte uns Frank vieles mit großer Lebhaftigkeit, so daß man sah, er erinnere sich jener Szenen mit dem größten Interesse. Beim Einzuge der Franzosen in Wien (1809) befand sich Frank mit einer Dame im Garten seines Hauses in der Vorstadt. Auf einmal fährt eine Kanonenkugel, aus der Stadt abgeschossen, über sie hin. Sie gehen daher ins Haus, und Frank tritt mit jener Dame unter die Tür, um zwei französischen Dragonern zuzusehen, die da herumreiten und einen betrunkenen, an der Erde liegenden Kürassier zu bewachen schienen. Plötzlich sprengt ein Reiter auf ihn zu und fordert ihm seine Uhr ab. Frank weigert sich, beruft sich auf die Konvention und das gegebene Versprechen, alles Eigentum zu schützen; erwähnt in seiner Not auch,

---

[4]) Karl Joseph Fürst von Ligne (1735 bis 1814), aus altem belgischen Geschlecht, trat 1752 in die österreichische Armee ein, zeichnete sich im Siebenjährigen und im Bayrischen Erbfolgekriege und 1789 bei der Eroberung Belgrads aus; 1808 wurde er k. k. Feldmarschall. Durch Geist und Witz berühmt, stand er mit den hervorragendsten Zeitgenossen im Briefwechsel.

daß er zu Rußland gehöre, kein Österreicher sei usw. „Donnez votre montre, ou je vous fend la tête!" rief der Dragoner, worauf er seinen schönen Chronometer wohl habe hergeben müssen. Er habe sich daher bei Andreossy[5]) beschwert, aber nichts zurückerhalten. Einige Zeit darauf kommt ein Wagen mit Kavalleriebegleitung vor sein Haus. Frank ahnt schon nichts Gutes, als der General Rapp[6]) aussteigt und eilig zu ihm heraufkommt. „Der Kaiser verlangt, daß Sie gleich in sein Hauptquartier zu Ebersdorf, zwei Stunden von Wien, kommen sollen, wo der Marschall Lannes[7]) verwundet liegt." Frank fährt sogleich hin und hört von den Leibärzten, die ihm an der Treppe entgegenkommen, daß dem Marschall beide Knie durch eine Kanonenkugel zerschmettert sind, besonders das eine. Der Verwundete habe unverbunden eine halbe Stunde auf dem Schlachtfelde gelegen und sei amputiert. Er habe acht Pfund Blut verloren und liege jetzt im Fieber. Als ihn Frank gesehen, habe er erklärt, der Kranke sei verloren, er werde keine drei Stunden mehr leben. Die französischen Ärzte, welche noch nicht alle Hoffnung aufgegeben, hätten von ihm verlangt, daß er etwas verschreibe. Er habe sich erst geweigert, dann aber Kampfer vorgeschlagen, den jene auch verschrieben hätten. Noch vor der dritten Stunde sei der Kranke tot gewesen. Bald nachher sei Napoleon in der Nacht angesprengt gekommen, habe ihn herabrufen lassen und ihn gefragt: „Dîtes-moi, Docteur, de quoi le malade est mort?" Er habe geantwortet, daß der Marschall, von den Kriegsstrapazen schon geschwächt,

---

[5]) Französischer General und Staatsmann, 1807 bis 1809 Gesandter am Wiener Hofe.

[6]) Napoleonischer General, nach der Schlacht bei Aspern zum Grafen ernannt.

[7]) Lannes, einer der tapfersten Heerführer Napoleons, 1804 zum Marschall und Herzog von Montebello ernannt, befehligte bei Aspern das Zentrum. Als er am zweiten Schlachttag, 22. Mai, die Linien durchritt, um den Soldaten Mut zuzusprechen, riß eine Kanonenkugel ihm beide Beine weg.

acht Pfund Blut verloren und außerdem ein Nervenfieber gehabt habe. Worauf der Kaiser nichts erwidert, sondern weiter gefragt habe: „Êtes-vous Italien, Docteur?" Was er verneint und wonach dieser davongeritten sei.

Später wurde Frank zum Kaiser gerufen, der ihn über alles ausfragte. „Avez vous des enfants?" „Oui, Sire, un fils." — „Je le sais, il m'a été présenté, il y a sept ans." Frank sagte uns, er habe sich bei dieser und anderen Gelegenheiten über das Gedächtnis des Mannes im höchsten Grade verwundert. Die Fragen seien kurz, aber so ineinandergreifend gewesen, daß er den mathematischen Kopf zu erkennen geglaubt habe. — Ob er reich sei? Wo er geboren sei? Wenn ich recht gehört habe, hatte Frank noch eine Tochter[8]) von 22 Jahren. Er antwortete daher: Wenn man Kinder habe, sei man nie wohlhabend genug, er sei auf dem linken Rheinufer, bei Landau geboren. „Par consequent vous êtes mon sujet. Voulez vous entrer en mon service? Venez à Paris; vous y trouverez des gens éclairés", wobei er ihm Bertholet genannt habe. Diese Unterredung, vorzüglich das Anerbieten, in die Dienste des Kaisers zu treten und nach Paris zu kommen, welches er für einen Befehl hätte ansehen müssen, da er doch eine russische Pension beziehe und andere Rücksichten zu nehmen habe, hätten ihn so agitiert, daß er sich zu Hause gleich ins Bett habe legen müssen und einen heftigen Anfall von Podagra bekommen habe, welches ihn seit vier Jahren verschont gehabt habe. Unter anderem habe er dem Kaiser geantwortet: Er sei ein alter, abgestumpfter Mann, der nur noch wenige Jahre zu leben habe. „Quel age avez-vous?" Siebenzig Jahre. „Oh ce n'est rien; vous viverez encore vingt ans." Noch während des Podagras habe der Kaiser wieder geschickt und ihn zu sich beschieden. Er habe folgen müssen. Der Kaiser sei krank gewesen. Im Vorzimmer habe er den Leibarzt Ywan gebeten, er möge ihm zuvor etwas von der

---

[8]) Die Tochter Franks lebte in Freiburg.

Konstitution und Lebensart Napoleons sagen. Unter anderem wäre die Rede davon gewesen, ob es wahr sei, daß er sieben bis acht Tassen schwarzen Kaffee trinke?...Napoleon fand er nackt im Bade, der ihn wieder über vieles ausfragte. Er habe mit seinen entzündeten Füßen über eine Stunde stehen müssen. Frank habe unter anderem auch geäußert: Man behaupte, Se. Majestät hätte in Italien Blut gespieen. Er: Nein, niemals; man sage vieles über ihn, was nicht wahr sei; er sei mager gewesen und habe an der Brust gelitten, das sei wahr. „Jetzt sehen Sie aber, daß ich fett geworden bin." Dabei habe er ihm einen Flechtenausschlag auf dem Rücken gezeigt usw. Endlich sei Napoleon aus dem Bade gestiegen und er habe ihm in ein drittes Zimmer folgen müssen, wo sich der Kaiser vor einen kleinen Spiegel, wie ihn etwa ein Leutnant brauche, gestellt und sich rasiert habe. Einige Zeit nachher sei Corvisart angekommen[9]). Frank sei zu ihm gefahren. Corvisart habe ihn aber mit französischer Insolenz angeredet, offenbar aus Furcht, daß Frank ihm schaden möchte. „Dites-moi, voulez-vous effectivement entrer au service de la France, ou non?" Worauf ihm Frank erwidert habe: „Vous ne connaissez pas le vieu Docteur Frank; vous êtes premier Médicin de l'Empereur avec 30.000 Francs; je suis Conseiller d'état en Russie et j'ai eu à Petersbourg 42.000 roubles" usw. Er sei zufrieden und habe sich nicht beworben, in französische Dienste zu treten. „En ce cas là je le dirai à l'Empereur", habe Corvisart erwidert...[10])

---

[9]) Jean Nicolas Corvisart des Marest (1755 bis 1821), neben Barthez Leibarzt Napoleons, war 1794 bis 1807 erster Professor an der medizinischen Klinik und widmete sich insbesondere dem Studium der Herzkrankheiten; sein größtes Verdienst bestand darin, daß er die Perkussion zu einer Zeit, wo sie noch fast allgemein verkannt wurde, angewendet und nach 20jähriger Übung das Werk Auenbruggers 1808 in französischer Übersetzung mit Kommentar herausgegeben hat.

[10]) Einen ausführlichen Bericht über die Unterredungen Napoleons mit Frank hat Rohlfs in seiner Monographie über Frank (Die medizinischen Klassiker Deutschlands, II, Stuttgart 1880)

Frank praktiziert eigentlich nicht mehr, geht aber zu Konsultationen, zu denen er auch sehr häufig gerufen wird. Täglich, morgens und abends, steht sein Zimmer armen Kranken offen, denen er Rat erteilt...

...Da wir bei den Schattenseiten des flüchtigen Bildes angelangt sind, darf ich einen leisen Vorwurf nicht verschweigen, den die Widersacher vorzubringen niemals versäumten, wenn die Rede auf den berühmten Arzt kam, der noch jetzt mit Konsultationen so viel Geld verdiene. Sie beschuldigten ihn nämlich, dem Brownianismus gehuldigt zu haben. Ein sehr angesehener Wiener Arzt sagte mir darüber folgendes: Frank sei zwar von der Brownschen Reizmethode längst zurückgekommen; nichtsdestoweniger bleibe ihm der Vorwurf, durch sein Beispiel viele irregeleitet zu haben. Er selbst lasse zwar wieder zur Ader, was seine besseren Schüler Türckheim, Malfatti, Capellini nie ganz unterlassen hätten; andere aber, besonders die nicht denkenden Ärzte und Chirurgen, beharrten noch in ihrem Irrtum. Zu denjenigen, welche sich der unseligen Theorie vom Ursprung der meisten Krankheiten aus Asthenie und dem dagegen gerichteten stimulierenden Heilplan am eifrigsten entgegengestellt hätten, müsse besonders Quarin gerechnet werden...

Ich befand mich noch in Wien, als Frank unter dem Geräusch des Wiener Kongresses fast unbemerkt aus den Lebenden schied. Die Nachricht von der Landung des dämonischen Mannes aus Elba, welche damals so viele Pulse beschleunigte und das Blut in so verschiedener Richtung agierte, konnte auch auf ihn gewirkt haben[11]).

---

veröffentlicht, auf Grund von Memoiren Johann Peter und Josef Franks. „Die Chirurgie", sagte Napoleon, „blüht in Frankreich, aber die Medizin steht zurück. Wir können einen solchen Mann wie Sie gebrauchen." Der Kaiser stellte ihm glänzende Bedingungen, aber der ganze Plan scheiterte durch die eifersüchtige Intervention Corvisarts.

[11]) Die obige Angabe mit ihren Schlußfolgerungen ist gänzlich unrichtig. Frank starb am 24. April 1821.

J. v. d'Outreponts[1] „Erinnerungen aus den Studienzeiten".

JOHANN LUCAS BOËR.

Worte der Pietät, Worte der Wahrheit, Worte des Dankes.

Ich habe mir auch ähnliche Notizen über Boër in den Jahren 1798 und 1799 gemacht; ich habe Boërs Klinik und Vorlesungen ein ganzes Jahr besucht und war täglich mit ihm... Boër war im Jahre 1799 und 1800 noch ein starker, großer, schöner Mann; seine äußere Erscheinung war in seinen Mannesjahren sehr empfehlend; sein Auge lebendig, scharf und geistreich, sein Lächeln sehr anmutsvoll; er besaß sehr vielen Witz, eine genaue Kenntnis und richtige Beurteilung seiner Zeit in politischer wie in wissenschaftlicher Beziehung. Seinen witzigen Äußerungen untermischte er

---

[1] Neue Zeitschrift für Geburtskunde, Bd. XII, Berlin 1842. Joseph d'Outrepont, seit 1804 Professor der Geburtshilfe in Salzburg, seit 1816 Nachfolger E. v. Siebolds in Würzburg, weilte 1798 und 1799 in Wien. Sein Verhältnis zu Boër war ein besonders inniges und dauerndes. Für das pietätvolle Empfinden des treuen Jüngers war die Darstellung, welche Osiander von Boërs Persönlichkeit und Wirken gegeben hatte, in mehrfacher Hinsicht anstößig. Er veröffentlichte daher zur Rehabilitation des unvergeßlichen Meisters nachfolgende Schilderung auf Grund von Notizen, die er den Angaben des Göttinger Professors entgegenstellt. Bei der kritischen Beurteilung darf freilich nicht ganz aus den Augen gelassen werden, daß d'Outrepont von edelster Begeisterung für seinen Lehrer erfüllt war und die Persönlichkeit Boërs in den besten Mannesjahren vor sich hatte; daraus erklärt sich, daß ihm manche Schattenseite entging, die dem mit ungünstigen Vorurteilen an seine Aufgabe herantretenden Osiander auffiel und der besonderen Hervorhebung wert schien.

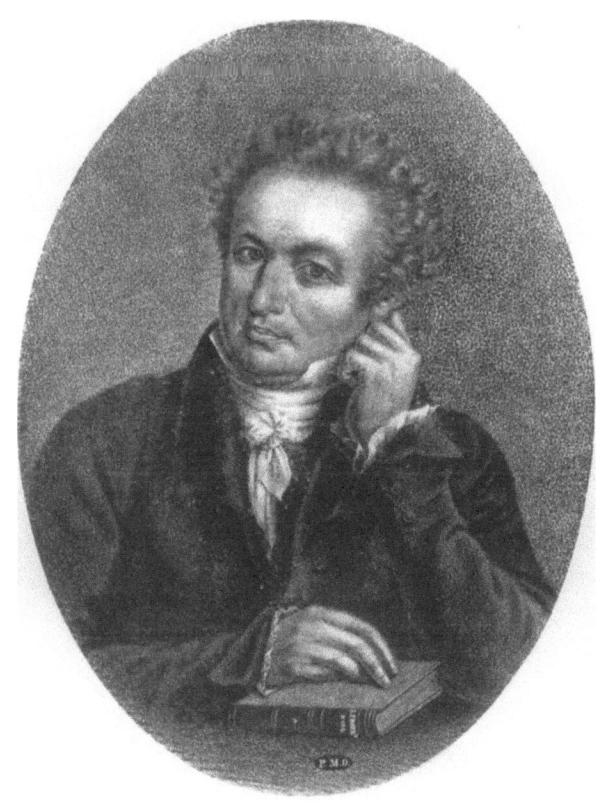

Lucas Johann Boër

allerdings manchmal Sarkasmen, allein sie betrafen immer nur allgemeine und keine individuellen Verhältnisse; er war für niemanden verletzend; allerdings beurteilte er manche seiner Zeitgenossen unter den Schriftstellern über Geburtshilfe mit Schärfe, selten mit Ironie und niemals in der Klinik, niemals in den Vorlesungen. Er war dazu freilich durch eine unfreundliche und öfters boshafte Beurteilung seiner Leistungen angetrieben. Boer war nicht stolz, sondern immer freundlich, namentlich mit seinen Zuhörern; er suchte den Umgang mit den höheren Ständen nicht, hatte die reinsten Sitten, auch keine Leidenschaft, lebte sehr einfach, war stets in beschränkten Vermögensverhältnissen, hatte eine vortreffliche Gattin aus einer braven und verdienten Schauspielerfamilie[2]), die seine sittliche Bildung ganz zu würdigen und ihn auch demgemäß zu behandeln wußte; er konnte auch im höheren Alter den Verlust eines einzigen Kindes nicht verschmerzen; er war sehr gesund, liebte die Bewegung im Freien, daher die Jagd, versäumte aber nie deshalb die Vorlesungen, man vermißte ihn ebensowenig je in der Klinik.

Er hatte eine schwache Besoldung[3]); der Praxis hatte er fast ganz entsagt, und nur die Vorlesungen trugen ihm etwas ein, doch im Verhältnis zu anderen, namentlich norddeutschen Universitäten wenig. Er hatte das bekannte Unglück mit der Erzherzogin Elisabeth erlebt[4]); er wohnte

---

[2]) Boërs Gattin war die Tochter des Hofschauspielers Carl Jacquet.

[3]) Boër hatte als außerordentlicher Professor 600 fl. Gehalt, als er 1808 ordentlicher Professor wurde, bekam er 1000 fl., blieb aber, da Steidele auch dann allein als Prüfer fungierte, von allen Emolumenten ausgeschlossen. 1816 suchte er um Gehaltserhöhung an. Im darauffolgenden Jahre, als er neben der bisherigen auch die Lehrkanzel der theoretischen Geburtshilfe übernahm, wurde ihm ein Gehalt von 2000 fl. zugebilligt. Sein Einkommen zwang ihn zur größten Sparsamkeit.

[4]) Hussian (h.c.) erzählt über das traurige Ereignis, welches für Boërs ganzes Leben verhängnisvoll werden sollte, nach dessen eigener

sehr entfernt vom Mittelpunkt der Stadt, wurde von anderen
Geburtshelfern und Ärzten, die keine Notiz von seinen
Ideen und Handlungsweisen nahmen, nicht genug gewürdigt
und wollte auch des Gewinnes wegen weder die Klinik noch
die Vorlesungen versäumen, wie er überhaupt sehr uneigennützig war; er äußerte oft, er verlange nicht mehr Einkünfte als zu einem bequemen und einfachen bürgerlichen
Leben. Osiander erzählt, im Jahre 1814 hätte er der Praxis
ganz entsagt. Die eben erwähnten Verhältnisse erklären

Mitteilung folgendes: Die Erzherzogin Elisabeth, erste Gemahlin
weiland Sr. Majestät Kaiser Franz I., damals noch Erzherzogs,
fühlte sich schwanger, und Boёr erhielt nach dem eigenen Wunsche
Josephs den ehrenvollen Auftrag, selbe zu entbinden... Als Boёr
im Jahre 1789 die Erzherzogin zum erstenmal ärztlich besuchte,
war diese bereits über die ganze untere Körperhälfte ödematös angeschwollen, fiebernd, die Respiration kurz und beschwerlich; aus
der Vagina sonderte sich eine gelbliche, zeitweise etwas übelriechende
schleimige Flüssigkeit ab, die auch korrodierte und brennenden
Schmerz verursachte. Übrigens war der Unterleib unverhältnismäßig groß, die Bewegung des Kindes äußerst schmerzhaft,
so zwar, daß sie zuweilen Ohnmachten veranlaßte; die Absonderung
des Harns und Stuhles äußerst sparsam. Unter der vergeblichen Anwendung verschiedener Mittel rückte die Zeit der Entbindung heran.
Am 16. Februar 1790 fühlten Ihre kaiserliche Hoheit die ersten
Wehen, die aber nur in Zwischenräumen von 2 bis 3 Stunden wiederkehrten, dessenungeachtet aber bei noch gänzlich unvorbereitetem
Muttermunde schon nachmittags 2 Uhr den Abgang des Fruchtwassers
herbeiführten. Von dieser Zeit nahmen die Wehen zu, daß am Morgen
des 17. der Muttermund beinahe erweitert war, und der Kopf des
Kindes in der normalsten Hinterhauptslage sich präsentierte. Da
sich, die etwas beschwerte Respiration abgerechnet, durchaus keine
Indikation zu irgendeiner Kunsthilfe vorfand und die Atmungsbeschwerden nicht bedeutender als seit mehreren Monaten während
der Schwangerschaft waren, so überließ Boёr auch den weiteren
Fortgang des Geburtsgeschäftes der Wirksamkeit der Natur, und
die immer schwachen und kurzen Wehen brachten bis zum Abende
den Kopf in den untern Abschnitt der Beckenhöhe. Allein, nun wurden
die Kontraktionen seltener und schwächer, zu ihrer Verstärkung
gereichte Mittel, worunter vorzüglich das Laud. liq. Sydenh., blieben
erfolglos, und Ohnmachten traten ein. Diese Verhältnisse bestimmten
Boёr, im Einverständnisse und in Gegenwart des zur Konsultation
beigezogenen Lebmacher, um 11 Uhr die Entbindung mit der
Zange zu vollenden. Die Entwicklung des lebensfrischen Mädchens

wohl hinreichend seine Motive dazu, doch verhält es sich in dieser Beziehung mit ihm wie mit manchen bedeutenden Männern und Neuerern im Staatsleben, in der Kunst und in Wissenschaft, die sich frühzeitig zurückziehen, um in ihren alten Tagen der Muße mehr zu pflegen... Boër hatte keine Ahnung von irgend einem Neide gegen andere Praktiker, doch sah er es gern, daß seine Schüler Praxis ausübten. Herr Loeser war damals sein Assistent, und Boër schickte ihn zu allen geburtshilflichen Fällen aufs Land

war das Werk weniger Minuten; ebenso mußte Boër, da unmittelbar danach die Kontraktilität der Gebärmutter sehr geschwächt und ziemlich viel Blut im Abflusse war, die Plazenta künstlich zutage schaffen. Boër versicherte mich mehrmalen, nicht die mindeste Lösung derselben von ihrer Verbindung mit der Gebärmutter nötig gehabt, sondern selbe vollkommen getrennt, mit einem Rande schon ziemlich tief in der Vagina angetroffen zu haben. Auch hörten die Ohnmachten und jeder weitere Blutabfluß allsogleich nach ihrer Entfernung vollkommen auf; der Uterus kontrahierte sich, zwar etwas langsamer als gewöhnlich, doch durchaus fest, und Ihre kaiserliche Hoheit erholten sich von dem Blutverluste und den überstandenen Schmerzen bald dermaßen, daß eine Wiederkehr der Blutung nicht im geringsten zu besorgen war. Boër gab daher dem Wunsche der Erzherogin nach, erlaubte ihr zu schlafen, und begab sich auf ihren ausdrücklichen Befehl in die obere Etage auf sein Zimmer. Allein, wie groß war sein Schreck, als man ihn nach ungefähr einer Stunde plötzlich rief und er die Erzherzogin in den furchtbarsten Konvulsionen mit dem Tode ringend antraf. Die erste Vermutung fiel auf eine innere Blutergießung, bestätigte sich aber nicht. Der Uterus war vollkommen kontrahiert, wie Boër ihn verlassen hatte, aber dessenungeachtet blieben alle angewandten Mittel fruchtlos. In weniger als drei Viertelstunden war die Erzherzogin eine Leiche.'

Die auf des Kaisers Befehl in Gegenwart Störcks, Quarins, Brambillas, Lebmachers und Steideles vorgenommene Sektion ergab in bezug auf den Uterus fast an der ganzen inneren Fläche, besonders aber der oberen linken Gegend, wo die Plazenta adhärierte, vollkommene Putreszenz der Substanz. „Diese organische Auflösung erklärte nun den anwesenden, Boër wahrlich nicht zu entschuldigen bemühten Kollegen, den ganzen schleppenden Gang der Gebärung sowie den schnellen Tod der Erzherzogin hinlänglich und setzte Boërs Unschuld außer allen Zweifel." Als der Kaiser das Ergebnis des Leichenbefundes vernommen hatte, ließ er ihn kommen und sagte: „Boër, ich bedaure Sie wegen des Unglücks, das uns beiden widerfuhr; ich werde es nicht lange mehr tragen,

und auch in der Stadt in entferntere Quartiere und bei Nacht. Er sah es aber gern, daß Loeser die jungen Ärzte (In- und Ausländer), die seine Klinik besuchten, mitnahm; mich traf der glückliche Zufall, daß damals in Wien viele fremde und französische Emigrantenfamilien, auch viele polnische, die nur die französische Sprache verstanden, sowie einige italienische sich aufhielten und Loeser, der nur Deutsch verstand, mich wegen meiner Sprachkenntnisse immer zu diesen Familien mitnahm... Osiander erzählt, Boër habe,

---

ein desto größeres Unglück ist aber dieser Schlag für Sie, für Ihre ganze Lebenszeit, denn ich kenne mein Publikum. Ich wünschte, Ihnen dieses Geschäft nicht aufgetragen zu haben, und kann für Sie nichts anderes tun, als Ihnen Ihren bisherigen Gehalt samt den Nebenbezügen zur lebenslänglichen Pension belassen, denn man wird Sie vom Hofe entfernen, sobald ich die Augen geschlossen habe." Diese edlen Worte sprach Kaiser Josef zwei Tage vor seinem Tode. — Boër nützte die erhaltene Rechtfertigung nichts. In der ganzen Stadt, bei Hohen und Niederen, galt seine Nachlässigkeit, Unkenntnis als Ursache des Todes der Erzherzogin, in allen Zirkeln, in allen Wein- und Kaffeeschenken sprach man von Boër als dem Mörder der Erzherzogin; überall war er der Gegenstand der gemeinsten Schmähungen, ja, die Niederträchtigkeit ging so weit, ihn sogar eines politischen Nebenzweckes verdächtig zu machen. In der Zeitschrift „Neues deutsches Museum" (1790, 4. St.) wurde der unglückliche Fall auf „vielfache Vernachlässigung" zurückgeführt und von Boër gesagt, daß er ein junger, gereister und gewiß auch „geschickter Mann" sei, der aber noch außer dem Spital wenig Erfahrung gehabt hätte. „Das Kind", so erzählt der Bericht, „war schon acht Stunden eingetreten, als Störck und Lebmacher gerufen wurden; letzterer befahl sogleich, das Kind zu nehmen; es geschah mit der Zange. Um 9 Uhr entfernten sich bereits alle die Herren von der Fakultät; nur der erste Accoucheur blieb am Hofe. Doch das Zimmer, das man ihm zum Schlafen anwies, blieb durch ein Ungefähr den Wärterinnen der Erzherzogin unbekannt, so daß, als man nachher seiner bedurfte, niemand ihn aufzufinden wußte. Die Nacht hindurch hatte die Erzherzogin zwei Fräulein zu Wächterinnen, die beide auf nichts weniger als auf ihren Zustand sich verstanden. Die eine schlief, die andere hielt aus Unerfahrenheit die immer zunehmende Schwäche ihrer Gebieterin für einen natürlichen Schlaf, wischte ihr sehr gutmütig und treulich den Schweiß ab, dachte aber nicht an das entsetzlich viele Blut, das die Prinzessin im bewußtlosen Schlafe verlor. Dieser Verlust verursachte ihr gegen 4 Uhr des Morgens Konvulsionen, an welchen sie ungefähr zwei Stunden darauf starb."

freilich in seinen alten Tagen, über Undank seiner früheren Zuhörer und Assistenten geklagt. Dies war, als ich bei Boër war, noch nicht der Fall; doch hat Osiander recht, denn Boër schrieb mir, etliche Jahre vor seinem Hinscheiden, ich sei der einzige seiner Zuhörer, der ihn nicht undankbar behandelt habe. Doch glaube ich, daß Boër in diesem Urteile zu hart war, denn der selige und hochverdiente Wilhelm Schmitt war gewiß einer seiner dankbarsten Schüler, er war viel zu edel, um eines Undankes fähig zu sein [5]... Ich bin nicht mit Osiander einverstanden, daß Boer nicht viele Schüler hatte. Im Jahre 1798 und 1799 hatte er deren eine so große Anzahl in seiner Klinik und in seinen Vorträgen, wie seit Röderer [6] wohl kein Lehrer der Geburtshilfe mehr, und viele der Professoren, welche die Lehrkanzel der Geburtshilfe geziert haben und noch zieren, verdanken ihm den größten Teil ihrer Bildung. In Österreich bildeten sich

---

In einem „Berichte aus Hofkreisen" (aus dem k. u. k. Haus-, Hof- und Staatsarchiv in Wien; von J. Fischer in seiner Geschichte der Geburtshilfe in Wien, 1909 Leipzig und Wien, Seite 469 und 470 veröffentlicht) wird ebenfalls der Tod auf Unerfahrenheit und Verschulden zurückgeführt, es heißt dort am Schlusse: „le malheur est que S. M. s'est entêté à lui donner un accoucheur de 24 ans reccomandé par Meyer son valet de Chambre, qui n'a encore accouché personne et pour lequel. Elle avoit la plus grande répugnance."
Gehässige Angriffe gegen Böer richteten der pseudonyme Verfasser des Pamphletes: „Das Präsidium des Freiherrn van Swieten und Anton v. Störck (Halle und Frankfurt 1792), Simplicius Schwab, welcher Boër als Protektionskind des kaiserlichen Kammerdieners Mayr hinstellt und von ihm sagt, daß er, um sich in seiner Stellung durch den Einfluß Störcks zu erhalten, die ganze Schuld auf sich genommen habe, Colland (in Starks Archiv 1792, Bd. IV, St. 3, Seite 622), der den Vorwurf erhebt, Boër habe seinen Grundsätzen gemäß die Nachgeburt nicht gelöst und „selbe mit der Toten begraben lassen" und andere.

[5]) Wilhelm Josef Schmitt (1798 bis 1826), Professor der Geburtshilfe am Josephinum, hatte nach eigener Angabe (Med. Jahrb. d. k. k. öst. Staates, 1824, Neue Folge, Band II, Seite 471) durch zwei Jahre täglich das Gebärhaus besucht.

[6]) Joh. Georg Röderer (1726 bis 1763) aus Straßburg war der erste Vertreter der Geburtshilfe an der Göttinger Universität.

damals alle Geburtshelfer unter ihm, so auch die Böhmen, Ungarn, sehr viele Italiener sowie aus dem übrigen Deutschland[7]); der große Ruf von Frank, Beer, Johann Adam Schmidt[8]) und Prochaska zogen viele junge, lernbegierige Leute nach Wien, denn dies war damals der Glanzpunkt für die praktische Belehrung. Als man Göttingen, Halle und Jena verließ, eilte man nach Wien, und selbst jene Doktoren, die nicht hingingen, um Boër zu hören, fanden ihn da, wurden von dem geistreichen und belehrenden Mann angezogen und von ihm allein bestimmt, auch der Geburtshilfe sich zu widmen. Indessen ein Lehrer kann nicht bloß unter seine Schüler jene Männer zählen, die er durch Taten und Worte gebildet hat, sondern auch jene, welche seinen Schriften, insofern sie originellen Inhaltes sind und die Kunst und Wissenschaft befördert haben, ihre Bildung verdanken und nach ihrem Inhalt handelten. In dieser Hinsicht sind wohl die meisten italienischen Geburtshelfer, auch wohl eine große Anzahl deutscher, besonders Lehrer, seine wahren Schüler. Boër war ein vortrefflicher Lehrer in dreifacher Beziehung: 1. in seinen Gesprächen mit seinen Schülern, teils in seinem Hause, teils auf Spaziergängen, teils auf dem Wege von den Vorlesungen nach Hause (denn er liebte es sehr, daß man ihn begleitete); 2. am Geburtsbette und in der Klinik; 3. in den Privatvorlesungen.

Ehe ich über Boërs Belehrungsweise im freundlichen Umgange mit seinen Zuhörern spreche, erlaube ich mir noch, hier einige Momente zu erwähnen, aus welchen wohl hervorgehen wird, daß er zum echten Lehrer berufen war und seine Zeit in jeder Beziehung genau kannte[9]). Er sagte uns, näm-

---

[7]) Von deutschen Geburtshelfern, die bei Boër praktiziert hatten, wären noch zum Beispiel Primas, Nevermann zu nennen, von italienischen namentlich Paullo Assalini (Mailand).

[8]) Der berühmte Okulist Joh. Ad. Schmidt, seit 1796 Professor der allgemeinen Pathologie und Therapie am Josephinum, berühmter Augenarzt, ein Mann von reichster Bildung.

[9]) Die nachfolgenden Ausführungen sind von ganz besonderem

lich seinen Zuhörern, einst: Es ist alles in großer Bewegung, von der sich die Wissenschaft nicht ausschließen kann; die französische Revolution mit ihren Verzweigungen in Italien, die Reformbill in England, die Vorfälle in Schweden, die Einwirkung der Schriften von Voltaire und Rousseau, die Kantsche Philosophie mit ihren Folgen, Fichtes Lehre, die geistreichen Blicke von Schelling, die großen Fortschritte in der Physik und Chemie, namentlich die Entdeckungen von Lavoisier, die anfangenden Einwirkungen der Naturwissenschaften auf Gewerbe und Künste, Goethes und Schillers Werke, welche der Ästhetik einen neuen Weg bahnen, sowie Mozart und Haydn in der Musik — sind Umstände, welche eine Zukunft vorbereiten, die gleichsam die Welt erschüttern wird. In Beziehung auf die Medizin geschieht viel; betrachten Sie einmal den Einfluß des Brownschen Systems auf Deutschland, welcher durch die Nervenpathologie einen vorbereitenden Boden fand; sehen Sie nur zu, wie die Erregungstheorie der Humoralpathologie den letzten Stoß geben will; dies alles wird großen Kampf in unserer Wissenschaft erregen. Glauben Sie nur sicher, die Humoralpathologie ist nicht vernichtet, sie waltet noch mächtig in der Praxis in der Zeit, als sie in der Presse mehr schweigt und die Brownianer, Nervenpathologen und Erregungstheoretiker ihr Stillschweigen auferlegen. Allein, glauben Sie, wo Druck ist, ist Gegendruck. Die Humoralpathologie wird sich schon wieder rühren, namentlich sind die Deutschen zu besonnen, um sich die Einseitigkeit der Erregungstheorie lange gefallen zu lassen. Allerdings wird den jungen Leuten jetzt das Studium der praktischen Medizin sehr erleichtert, wenn alles auf Sthenie und Asthenie gebaut wird; dies kann nicht lange gut tun, es werden junge

Interesse! Sie klären uns über die ganze Denkweise Boërs auf, der weit davon entfernt war, im Spezialistentum aufzugehen, und sowohl als Geschichtsphilosoph wie als erkenntniskritischer Beurteiler der medizinischen Entwicklung hoch erhaben über den meisten seiner ärztlichen Zeitgenossen dastand.

Leute auftreten, die jetzt schon einer allgemeinen Bildung entgegengehen. Es ist eine erfreuliche Erscheinung, daß Ihr jungen Leute jetzt so viel reist und das eigene Wort der bedeutendsten Lehrer hören wollt. Ich habe eine große Freude, wenn ich Sie hier ankommen sehe, und zwar von allen Universitäten Deutschlands; ich sehe, Sie kommen, nachdem Sie die drei bedeutenden Lehrer Reil[10]), Richter[11]) und Hufeland[12]) gehört haben. Sie suchen hier den großen Praktiker Frank auf, Johann Adam Schmidt, Beer und Prochaska[13]) scheinen Sie auch mit großem Vergnügen zu hören, das freut mich; es scheint auch, daß das Heftablesen der Professoren Ihnen nicht mehr genügt; der freie elegante Vortrag von Frank gewährt Ihnen, wie ich merke, unendlichen Reiz. Mir scheint, Sie schenkten seinen Vorträgen, namentlich über die chronischen Krankheiten, mehr Beifall als seiner Klinik, wo er zu sehr befangen von dem Zeitgeiste und dem zeitlichen Übergewichte des Brownschen Systems auftritt. Die Schüler von Reil, die ich vorzüglich liebe, beurteilen, wie ich glaube, die Sache am richtigsten. Doch auch diese Einseitigkeit hat auf die jungen Leute einen bedeutenden Einfluß; ich sehe, daß Sie den speziellen Fächern mehr Aufmerksamkeit und Liebe opfern; dies wird größere Folgen haben als man ahnt. Für die Augenheilkunde geht ein neues Feld auf, wozu der genialische Johann Adam Schmidt die Bahn eröffnet hat. Schon jetzt belehrt

---

[10]) Joh. Christian Reil (1759 bis 1813), Professor in Halle, seit 1810 in Berlin, verfolgte als Hauptziel die physiologische Begründung der Heilkunde. Vgl. meine Monographie „Joh. Christian Reil" (Stuttgart 1913).

[11]) Aug. Gottl. Richter (1742 bis 1812), Professor in Göttingen, einer der ersten Vertreter wissenschaftlicher Chirurgie in Deutschland.

[12]) Christ. Wilh. Hufeland (1762 bis 1836), zuerst Arzt in Weimar, dann Professor in Jena, seit 1810 Professor in Berlin, Hauptvertreter des medizinischen Eklektizismus.

[13]) Bezüglich Frank vgl. Seite 16. Bezüglich Joh. Adam Schmidt vgl. Seite 28. Josef Beer, Professor der Augenheilkunde (1812 bis 1821) in Wien, Georg Prochaska, seit 1791 Professor der höheren Anatomie und Physiologie in Wien, nebstbei auch ein glänzender Okulist.

er Sie über das Verhältnis der Augenheilkunde zum ganzen Organismus, und die dynamische Augenheilkunde ist in ihrer Entstehung. Es werden auch anderswo, so wie hier, eigene Lehrer für diese Spezialität auftreten und die Zeit ist vorbei, wo man nur mit dem Messer, mit Salben und mit Augenwässern, allenfalls noch mit Bleimitteln die Augenkrankheiten bekämpfen will. Übrigens müssen zwei solche Männer, wie Beer und Schmidt, beisammen sein, um den großen Wert der Augenheilkunde beurkunden zu können, einer in operativer, der andere in streng ärztlicher Beziehung. Die Einseitigkeit in der praktischen Medizin schreibe ich auch dem Umstande zu, daß man anfängt, mit Eifer und Liebe die Geburtshilfe zu betreiben. Sie, junge Leute, kommen wohl auch deshalb zu mir, weil Sie bei mir immer die strenge Wahrheit finden? Das Reisen der jungen Leute hat größeren Nutzen als ehedem. Sie dürfen keinen Stillstand erwarten wohl aber eine große Bewegung in der Wissenschaft, die sich bald kund machen wird. Die großen Fortschritte in den spezialen Fächern müssen auch das Allgemeine, nämlich auch die praktische Medizin erschüttern. Sie merken ja doch wohl in den Gesprächen unter sich, die ich so gern bei unseren Abendzusammenkünften höre, daß es anders wird. Sie merken ja doch, wie Rust, von dem ich so viel erwarte, mit vielem Scharfsinn über die Behandlung der Geschwüre und die so vielfachen Salben, Pflaster und Verbände sich ausspricht, und wie schön und, wie ich glaube, wie wahr er sich erklärt, wenn er die Ursache der Geschwüre in der Konstitution findet. Er ist in dieser Zeit in betreff dieser Krankheiten das, was J. A. Schmidt für die Augenheilkunde ist[14]). — So sprach Boër oft mit uns, denn er

---

[14]) Während Beer die rein lokalpathologische Richtung verfolgte, suchte Schmidt den Zusammenhang der Augenaffektionen mit dem Gesamtorganismus zu erforschen, er betrachtete die Augenkrankheiten geradezu als „Miniaturspiegel der Körperkrankheiten". Boër stellt Rusts Bestrebungen dazu in Analogie, insoferne dieser in der Ätiologie der Geschwüre dem konstitutionellen Moment

liebte die Jugend und er munterte uns auf, überall mitzudenken, die Natur zu sehen wie sie ist und dem Worte des Lehrers nicht überall unbedingtes Vertrauen zu schenken. An einem der lehrreichsten Abende, die ich mit ihm zubrachte, war die Rede vom Nutzen des Reisens junger Ärzte; er legte darauf äußerst viel Wert und lobte die Eltern, die zu diesem Behufe ihre Söhne unterstützten. Er sagte, wir lernen dadurch vergleichen, daß wir von den Professoren verschiedene Ansichten hören und so zum Selbstdenken angeregt werden; dies Selbstdenken wird ihnen großen Nutzen schaffen, und schon bemerke ich unter Ihnen mehrere junge Leute, die eine Ausbildung erlangen werden, die nicht, wie bis jetzt, zum Behufe der Praxis und des Gelderwerbes, sondern der Wissenschaft selbst wegen studieren. Ich bemerke Ihr Befremden, wenn Sie bei Josef Frank[15]) und in der Klinik sehr akute Entzündungen ohne Aderlässe behandeln und gut verlaufen sehen. Auf den anderen Abteilungen, bei den nämlichen Krankheiten, bei möglichst gleichen Individualitäten, bei der nämlichen epidemischen Konstitution erleben Sie dasselbe Resultat durch die Behandlung mit wiederholten starken Aderlässen. Sie wankten nun in ihrem Vertrauen in die praktische Medizin, und doch hat diese widersprechende Behandlung einen guten Nutzen in Beziehung auf Ihre Bildung. **Sie lernen dadurch die Kräfte der Natur im Verlaufe der Krankheiten kennen und Sie werden ihre Winke wahrnehmen und benützen**[16]). Dies wird Sie zu einer viel einfacheren Behandlung führen, Ihre Rezepte werden einfacher sein;

---

eine wichtige Rolle zuteilte. Joh. Nep. Rust wurde 1810 wegen seiner operativen Erfolge Primarchirurg im Allgemeinen Krankenhause, sein Werk „Helkologie oder die Lehre von den Geschwüren" erschien 1811.

[15]) Jos. Frank, Sohn Joh. Peter Franks, war (1796 bis 1804) Primararzt im Allgemeinen Krankenhause.

[16]) Was Boër vorausgesehen und angekündigt hat, verwirklichte später Skoda.

ob ich es erleben werde, daß die Materia medica, so auch der Instrumentenvorrat in der Chirurgie vereinfacht werden, weiß ich nicht, aber geschehen wird und muß es. Daß es mit der Geburtshilfe schon geschehen ist, nämlich das Instrumentarium Lucinae sich auf wenige Instrumente beschränkt hat, wissen Sie ohnehin schon. Die so vielfältigen Instrumente zum geburtshilflichen Zwecke, die man Ihnen in den verschiedenen Sammlungen gezeigt hat, gehören in die Rüstkammer der Lucina, und sie fallen rein der Geschichte anheim.

Auf einem anderen Spaziergange war er über die Weise, wie wir mit Nutzen reisen sollten, sehr lehrreich; er behauptete, man solle an einer Universität oder in einem Spitale einige Zeit verweilen, statt diese Anstalten zu durchlaufen; er konnte sich gar nicht mit den jungen Professoren und Doktoren aussöhnen, die nur acht bis zehn Tage die Anstalten in Wien besuchten; er sagte, diese Läufer, die er auch manchmal Schnuffler nannte, lernen nur die Gesichter oder die Kleidung und die Krankensäle kennen, allenfalls auch, wie viele Kranke während ihrer Anwesenheit im Spitale waren, auch wie viele Instrumente in irgend einer Sammlung zu sehen sind, aber vom Einflusse der epidemischen Konstitution, der Jahreszeit, Lebensart, endemischen Momente auf die Entstehung, den Verlauf und namentlich die Behandlung lernen sie gar nichts kennen, ebensowenig den Geist des Arztes, und doch schicken diese Läufer Berichte in die Welt, über welche man nicht einig ist, ob mehr Unwissenheit oder Frechheit in denselben herrscht. Diese Leute schaden sich und der Wissenschaft ungemein; es wäre besser, sagte er, wenn diese Leute ins Theater gingen als in die Spitäler, denn dort würden sie vielleicht den Volkscharakter kennen lernen und sich doch unterhalten in der Zeit, als sie doch nur beim Besuche der Anstalten Tatsachen aufsuchen, um zu tadeln, um zu schimpfen, um ihr vorlautes Wesen zur Schau zu bringen; dies kann doch auch nicht glücklich machen und bereitet ihnen eine reuevolle Erkenntnis ihres Wahnes. Indessen äußerte er sein Bedauern, daß wir unsere Unterrichtsreisen schon in einem so zarten Alter machen; er fand die meisten von uns zu jung und lobte bei dieser Gelegenheit seinen großen Gönner Kaiser Josef, der die Ärzte in einem reiferen Alter auf solche wissenschaftliche Reisen geschickt hat. In seiner Klinik behandelte er auch diese Läufer mit Geringschätzung und äußerte, es lohne sich gar nicht der Mühe, mit diesen zu sprechen, noch weniger aber, sie zu belehren. — Bei einer anderen Gelegenheit, wo die Rede von den Weltereignissen und den gleichzeitigen Bewegungen in der Wissenschaft war, sagte er uns: Sie, jungen Leute, wünschen Fortschritte und Regsamkeit: das ist Ihrem Alter und der Zeit, wo Sie leben, angemessen; wollten Sie aber Anteil nehmen an dem neuen Leben in der Kunst und Wissenschaft, so müßten Sie manches entweder vergessen oder als nicht vorhanden ansehen. Allein für den jetzigen Standpunkt der Medizin und die Fortschritte, die mit Recht zu erwarten sind, ist Ihnen vor allem Chemie und überhaupt Naturgeschichte nötig. Stoff müssen Sie haben zur Bearbeitung; die Mathese hat Ihnen ein richtiges Urteil verschafft, doch müssen Sie sich vor einseitiger Bildung hüten, daher auch die Geschichte der Medizin studieren und nicht minder die allgemeine Weltgeschichte; denken Sie an die große Kette aller Ereignisse, dann entgehen Sie wohl der Einseitigkeit und der Beschränkung.

1. Ich fand ihn vorzüglich in seinen Gesprächen, teils auf seinen Spaziergängen, teils in seinem Hause und bei der Begleitung nach Hause, höchst instruktiv und sich mit großer Freimütigkeit und Offenheit mitteilend. Er sprach gern über Gegenstände, die gerade in der Klinik vorkamen oder worüber er in den Vorträgen gesprochen hatte; er sah es nicht ungern, daß man ihn fragte und ihm seine Zweifel mitteilte. Mit größter Ruhe hörte er seine Zuhörer an und löste nach Möglichkeit ihre Zweifel; doch geschah dies

immer nur bei einer geringen Anzahl derselben, und als wir diese Weise des Unterrichtes so fruchtbringend fanden, äußerte er, diese sei die Weise des Unterrichtes in Griechenland gewesen, wo besonders die Philosophen in den Hallen und in dem Porticus schon Zuhörer mit dem größten Nutzen belehrten. Er sprach auch, daß gewiß mehrere Doktrinen in den Wissenschaften auf diese Weise gelehrt werden könnten; er redete mißbilligend über das Ablesen der Hefte und über das Diktieren und machte uns aufmerksam, daß der freie Vortrag Franks einen besonderen Nutzen habe und die Zuhörer mehr zum Nach- und Selbstdenken aufmuntere, als das Ablesen von Heften, die oft seit 20 Jahren geschrieben sind.

2. Seine Klinik war nicht besonders belehrend, auch begreiflicherweise nicht mannigfaltig, indem immer nur einerlei Krankheiten vorkamen; in der Behandlung der Kindbettfieber lernte man gar nichts, so wie es jetzt noch der Fall ist... Boër tadelte die großen Gebärhäuser und nicht minder die großen Säle mit einer großen Anzahl Schwangeren oder Wöchnerinnen und wünschte, daß man in Wien statt einer einzigen vier bis fünf kleinere Entbindungsanstalten errichte... Mit der Behandlung der entzündeten Brüste war Boër äußerst glücklich... Er ließ nicht allein die Kinder an der gesunden Brust forttrinken, sondern auch, so lange es möglich war, an der kranken. Er bestand strenge darauf, daß alle Wöchnerinnen ihre Kinder säugten... Er schrieb diesen Maßregeln die große Seltenheit der Mastitis im Wiener Gebärhaus zu, auch die Behandlung der Brustabszesse war bei ihm sehr einfach; er verbannte alle Pflaster, Salben, Bourdonets und ließ bloß einfache, erweichende Überschläge machen und solange fortsetzen, als der entzündliche Reiz in den Brüsten dauerte. Nicht minder glücklich lernte man bei ihm die Ophthalmia neonatorum behandeln, nämlich im ersten und zweiten Stadium mit kalten Leinwandläppchen und häufigem Öffnen der Augenlider...

Ebensoviel Mitleiden hatte er mit den Kindern im Findelhause, wie mit den Kinderbettfieberkranken im Gebärhause; er schilderte die Sterblichkeit so wie Osiander in seinen Erinnerungen sie angibt... Er behauptete, daß die höchst verdorbene Luft in den mit Kindern und Ammen angefüllten Sälen die Krankheiten der Säuglinge erzeugen mußte; er prophezeite allen künftigen, einigermaßen großen Findelhäusern ein gleiches Schicksal und sagte, die Regierungen würden weiser und menschlicher handeln, wenn sie die Säuglinge auf das Land in die Privatpflege gleich schickten; geschähe es aber erst nach Verlauf von einem halben oder ganzen Jahre, so wäre es schon zu spät, denn bis dahin wären wohl die meisten Findlinge schon gestorben... Man lernte bei Boër die Exploration nicht, sondern nur teils an Schwangeren, teils an Gebärenden von dem damaligen Assistenten Loeser oder von der sehr geschickten und gewandten Hebamme Madame Blumenau; beide waren äußerst geübt. Die Zöglinge praktizierten im Gebärhause vier Monate, nämlich zwei Monate als Internisten und zwei als Externisten; die ersteren wohnten beisammen in einem großen Saale des Allgemeinen Krankenhauses, konnten bei den Geburten Tag und Nacht gegenwärtig sein und sie erlangten wegen der großen Anzahl derselben und unter der Anleitung der Madame Blumenau sehr bald eine große Übung in der Untersuchung der Gebärenden, so nicht in der Untersuchung der Schwangeren; nämlich man untersuchte diese nur bei der Aufnahme, nachmittags um 4 Uhr, unter Aufsicht und Beistand der Madame Blumenau, doch kamen wenige Praktikanten dazu... Die Externisten konnten zwei Monate lang bei Tage den Geburten beiwohnen und des Nachmittags bei der Aufnahme gegenwärtig sein. Sie wurden übrigens zu keiner Geburt eigens gerufen. Boër war am Geburtsbette äußerst lehrreich, nicht allein für die Praktikanten, sondern auch für die lernenden Hebammen und hier hat er, glaube ich, für die damalige Zeit außerordentlichen Nutzen gestiftet. Er war zwar der eigentliche Hebammenlehrer nicht, sondern die Schülerinnen kamen erst ins Gebärhaus nach Erhaltung des theoretischen Unterrichtes in der Schule, um zwei Monate in der Entbindungsanstalt zu praktizieren... Am Geburtsbette prüfte und unterrichtete er die Hebammen in der Diagnose, Prognose und im Verfahren. Da gab es denn freilich helle, belehrende Blicke, namentlich für die Praktikanten, welche die Grundsätze von Boër nicht kannten... Allerdings waren in den damaligen Zeiten solche Lehren befremdend, aber auch desto verdienstvoller für das Wohl der Gebärenden und ihrer Früchte. Man muß die Männer, welche Neues lehrten, nach der Zeit, in der sie auftraten und dem damaligen Standpunkte der Künste und Wissenschaften beurteilen, und als Boër auftrat, war er wirklich als ein Reformator der Geburtshilfe anzusehen. Seine Lehren waren allerdings mehr negativ als positiv, er lehrte mehr, was man unterlassen, was man nicht tun solle, weil man damals die Rechte der Natur verkannte, ihr eine Bahn vorschreiben wollte, statt von ihr sich belehren zu lassen, und dies war Boërs großes und unvergängliches Verdienst, und noch denke ich mit Vergnügen an die Gespräche seiner Zuhörer, die von allen Universitäten zusammenströmten, namentlich von Göttingen, Halle, Jena, wo man die bedeutenden Lehrer Osiander[17]), Stark[18]), und Meckel[19]) gehört hatte und wo wir einen Vergleich mit dem früher Gehörten und Erlernten anstellten. Wir waren freilich erstaunt, so manches von dem bis jetzt Erlernten Abweichendes, sowohl in den Kliniken als in den

---

[17]) Friedr. Benjamin Osiander förderte besonders den operativen Teil der Geburtshilfe.

[18]) Joh. Christ. Stark gründete in Jena 1781 eine öffentliche Entbindungsanstalt und ein Archiv für Geburtshilfe.

[19]) Philipp Friedr. Theod. Meckel (1756 bis 1803), Professor der Anatomie und Chirurgie in Halle, auch sein Sohn Joh. Friedr. M. (1781 bis 1833), nahm diese Stelle ein.

Vorlesungen, zu hören, doch war so viel Klarheit in Boërs Worten, und die Beobachtungen beurkundeten so sichtbar die Wahrheit seiner Behauptungen, daß wir viel und vielerlei vergessen und mit tiefem Danke die neue Leuchte, die für uns aufging, bewundern mußten...

3. Seine Privatvorlesungen, die er binnen zwei Monaten beendete, bestanden nicht in einem Vortrage über die ganze Geburtshilfe, sondern es waren nur Reflexionen über den damaligen Standpunkt dieser Doktrin und Mitteilungen aus seinen reichen Erfahrungen... Boërs geistreiche Vorträge waren nicht für Anfänger, sondern für solche, die schon irgendwo Vorlesungen über theoretische Geburtshilfe gehört und auch schon etwas praktiziert hatten, berechnet; er gab sie mit vielem Fleiße und sehr gewissenhaft; sie dauerten zwei Monate, es mußten 20 Zuhörer beisammen sein und der ganze Kurs kostete für sämtliche nur 40 Dukaten...

Man machte Boër zum Vorwurfe, daß er in seinen Vorträgen wie in der Klinik in dem gewöhnlichen echten Wiener Dialekt sprach; er war zwar ein geborener Franke, hatte aber schon einen Teil seiner Jugend und sein Mannesalter in Wien zugebracht und auch dort seine ursprüngliche Bildung erhalten. Er mußte Österreich als sein Vaterland ansehen. Ist es denn ungerecht, die Sprache des Volkes, dem man angehört, zu sprechen? Schämen sich denn die edlen Schwaben ihrer kräftigen, schönen Mundart? Gewiß nicht. Man höre sie predigen, man höre ihre besten Redner in der Deputiertenkammer sprechen, keiner bemüht sich, seinen Dialekt zu verleugnen. Boër selbst äußerte sich ganz unbefangen darüber; er sagte namentlich: Uns Wiener verstehen alle Deutschen, aber nicht alle Deutsche verstehen das Plattdeutsche, die tirolerdeutsche Mundart und auch jenes Deutsch, das am Niederrhein oder in Westphalen, an der Grenze von Holland oder der Niederlande gesprochen wird; unser Dialekt ist einfach, klar, deutlich, allen Klassen verständlich. Die größten Herrschaften als auch die gelehrtesten Männer unseres Staates sprechen sie, warum soll der Lehrer sie nicht auch sprechen? Spricht man doch nur, um verstanden zu werden. Ein Beweis dieser großen Verständlichkeit ist, daß man die Wiener Volksschauspiele in allen größeren deutschen Städten, in den Residenzen, in den Häfen an der Nord- und Ostsee im Wiener Dialekt gibt und man sie gern hört, weil man sie überall versteht. Charakterisiert sich doch jedes Volk durch seine Sprache; wir haben einen eigenen Dialekt, aber auch einen eigenen Charakter, und wehe einem Volke, wehe einer Stadt, der es an eigenem Charakter gebricht. Boër fragte uns manchmal, ob wir ihn gut verständen, und wir mußten immer „Ja" sagen; manche andere bedeutende Lehrer würden ungeachtet einer sogenannten geläuterten Sprache bei ähnlichen Fragen keine solche Antwort erhalten haben. Boër sprach fremde Sprachen allerdings reiner als die deutsche und ganz ohne Dialekt, wenigstens die französische; er soll auch die englische sehr rein gesprochen haben, ob er italienisch sprach, weiß ich nicht... Bei dieser Gelegenheit kann ich nicht umhin, auch etliche Worte über die Hebamme Madame Blumenau, in deren Geschicklichkeit, Gewissenhaftigkeit und Zuverlässigkeit Boër ein vollkommenes Vertrauen setzte, zu sprechen[20]). Diese Person war in den Untersuchungen sehr gewandt, nicht minder in der Prognose über den Hergang der Geburt; sie hatte ein sehr richtiges, zuverlässiges Urteil und einen scharfen Blick; auch dieser Frau macht Osiander den Vorwurf, daß sie den gewöhnlichen Dialekt sprach; allein was sollte sie denn anders sprechen, um sich den Schwangeren, Gebärenden und Wöchnerinnen verständlich zu machen; sie war eine Wienerin und hatte keine Ursache, sich ihrer Vaterstadt und Sprache zu schämen; glücklich kann sich jeder Vorstand einer Gebäranstalt preisen, der neben sich eine so geschickte Hebamme

---

[20]) Vgl. Seite 11, Anmerkung 14.

hat wie Madame Blumenau es war. Wie mancher Geburtshelfer aus der Boërschen Schule verdankt ihr allein seine Gewandtheit in der Exploration! Ich mußte mich sogar oft über die Geduld wundern, mit der sie nicht allein die Schülerinnen, sondern auch manche Doktoren der Medizin, die im Gebärhause praktizierten, im Untersuchen unterrichtete und übte.

Was Boër als Schriftsteller leistete, ist allen Geburtshelfern bekannt[21]), nicht minder sein großer Einfluß auf die Kultur der Geburtskunde, auf die Vereinfachungen in der Praxis... Seine Zuhörer baten ihn oft, noch mehr Aufsätze über einzelne Gegenstände der Geburtshilfe in Druck zu geben, und als man ihn fragte, ob er denn kein Hand- oder Lehrbuch schreiben wolle, da lachte er und erwiderte, es gäbe deren jetzt schon zu viele, es wäre jetzt noch nicht Zeit, ein neues zu schreiben, es wäre eine zu große Bewegung in dieser Doktrin und man müsse daher der Zeit erst noch ihre Rechte lassen und nach etlichen Jahren würden gewiß mehrere neue Lehrbücher von neuem Inhalte, neuer Form und Umfang erscheinen, vielleicht mehr als man wünsche und als es gut sei; aber er wolle und könne sich jetzt einer solchen Arbeit nicht unterziehen, sondern überließe dies jüngeren Leuten, unter denen sich vielleicht manche seiner Zuhörer finden würden. Seine Voraussetzung hat sich bald gerechtfertigt.

Boër war ein sehr geistreicher Mann und hatte viel ästhetische Bildung; er sprach gern und gut über die damaligen Leistungen der deutschen schönen Literatur; die Xenien, Wilhelm Meister, etliche Trauerspiele von Schiller,

---

[21]) Boërs Schriften sind von dauerndem Wert, seine Grundlehren werden, wie er es selbst ausgesprochen hat, für ewig bestehen, „weil sie während einer ganzen Menschengeneration und darüber hinaus nicht aus Sagen und Schriften, sondern sämtlich aus ungezählten Ereignissen, unmittelbar von den Urgesetzen der gebärenden Natur, ohne Vorgang und Nachahmung, mit Umsicht entnommen, jahrelang ängstlich geprüft und mit Weile niedergeschrieben wurden".

Voß' Werke usw. zogen ihn vorzüglich an; indessen sprach er am liebsten von Schau- und Trauerspielen; er hat sich selbst im Lustspiele für den gemeinen Mann versucht; er sprach sehr gerne über die sogenannten Wiener Possen, mit dem Glauben, es sei ein echtes Nationaltheater, und die Charaktere des Kasperl Staberl, des intriganten Stubenmädchens, des reich gewordenen Bauers oder Handwerkers und des gutmütigen, überall helfenden und ausgleichenden Verwandten würden ebenso Stereotypen werden, wie im italienischen Ballett der Pantalon, der Harlequin, die Colombine und der Pierrot, die man über hundert Jahre in und außer Italien in stets wechselnder Gestalt überall und mit Vergnügen sieht; er äußerte, man müsse die Nationalität überall achten, dem Franzosen fehle es in dieser Hinsicht an dem, was die Italiener in ihrer Pantomime und die Österreicher in ihren Possen und komischen Opern besäßen; die französischen Vaudevilles entbehren eines bestimmten Charakters und Richtung[22]). Boër äußerte sich nur im kleinen Kreise über die Politik[23]), er dachte sehr liberal im englischen Sinne, wie er überhaupt die Engländer außerordentlich liebte; er hatte durch seinen längeren Aufenthalt in England diese Nation kennen und schätzen gelernt; ihr öffentliches und mündliches gerichtliches Verfahren, ihre Debatten in den Kammern, ihr Stolz und das Gleichgewicht in den Ge-

---

[22]) Boër war ein Mann von gründlichster humanistischer Bildung, die er dem Unterrichte der Würzburger Jesuiten und später fortgeführten eigenen Studien verdankte. In Jünglingsjahren hatte er, um sich sein Brot zu verdienen, Druckkorrekturen für die Trattnersche Offizin besorgt, darunter auch die des „Thesaurus linguarum latinae ac germanicae scholastico-litterarius" (Viennae 1777); letzterer Arbeit verdankte er insbesondere seine klassische Latinität. — In dieser Epoche verfaßte er auch literarische Arbeiten, so zum Beispiel ein Theaterstück, unter dem Titel: „Die Post, oder die Frau als Kurier", den dramatischen „Anticriticus". Über seine Vorliebe fürs Theater vgl. Seite 3. Anmerkung 5.

[23]) 1793 hatte eine unvorsichtige Äußerung in der Öffentlichkeit Boër in den Verdacht des Jakobinismus gebracht und seine Verhaftung bewirkt. Nach einigen Tagen wurde er freigelassen und die Untersuchung ergab seine völlige Unschuld.

walten waren für ihn sehr anziehende Momente. Über die französische Revolution sprach er ungünstig; die Franzosen wollten, sagte er, in einigen Jahren erhaschen, wozu die Engländer Jahrhunderte gebraucht hätten; diese lebhafte Nation wollte der Zeit nichts lassen. Doch freute es ihn, als er merkte, daß in Frankreich die Schriftsteller, und besonders die Naturforscher, durch die Revolution in größeres Ansehen kämen.

Boër liebte es nicht, daß wissenschaftlich gebildete Geburtshelfer Hebammendienste verrichteten; er hielt dies unter der Würde eines Mannes; er nannte allerdings solche „sages femmes en culotte" und lachte, als er hörte, daß man in manchen Städten sie Accoucheurs nannte; man hätte Recht, den ausländischen Ausdruck zu gebrauchen, denn den deutschen Namen der Geburtshelfer verdienten sie nicht; er sagte, sie leisten doch nicht mehr als eine gut unterrichtete Hebamme, freilich verdienten sie dabei auf eine leichte Weise sehr viel Geld.

Ein Beitrag zur Kenntnis des Wiener Kinderkrankeninstitutes, seines würdigen Vorstehers des k. k. Sanitätsrates Herrn Dr. Goelis[1]

und seines therapeutischen Verfahrens in den am häufigsten dort vorkommenden Kinderkrankheiten

von Kreisphysikus Dr. Th. M. Brosius zu Steinfurt.

Ich hatte ein volles Jahr lang, 1816 bis 1817, das Glück, nicht nur den täglichen Ordinationen im Kinderkrankeninstitut des Herrn Dr. Goelis beizuwohnen und ein halbes Jahr hindurch selbst das Ordinationsbuch zu führen, sondern auch in sein Haus eingeführt zu sein und ihn auf einer Reise nach Baden und bei verschiedenen kleinen Ausfahrten zu Kranken in der Stadt zu begleiten. Ich bereitete mir demnach bessere und dauerndere Gelegenheit, dieses berühmte Institut

---

[1] Hufelands Journal der prakt. Heilkunde, LX. Bd., Berlin 1835, III. St. März, S. 51 ff.

Leopold Anton Goelis (1764—1827) wandte sich nach seiner Promotion hauptsächlich dem Studium der Kinderkrankheiten zu und erlangte in Wien den Ruf eines ausgezeichneten Pädiaters. Er übernahm nach Mastaliers Tode (1793) dessen Privatordinationsanstalt und begründete das öffentliche Institut für kranke Kinder, dem er 32 Jahre hindurch als Direktor vorstand. 1821 wurde er Leibarzt des Herzogs von Reichstadt, welche Stelle er bis zu seinem Tode bekleidete. Er veröffentlichte Schriften über die häutige Bräune, über Verbesserung der körperlichen Erziehung in den ersten Lebensperioden, und als Hauptwerk „Praktische Abhandlung über die vorzüglicheren Krankheiten des kindlichen Organismus" (2 Teile, 1815 und 1820, 2. Auflage 1818 und 1824), worin die „hitzige Gehirnhöhlenwassersucht" und der „innere chronische Wasserkopf" ausführlich dargestellt sind.

und seinen hochgeehrten Vorstand kennen zu lernen, als der jüngere Osiander, der in seinen „Nachrichten von Wien, Gegenstände der Medizin, Chirurgie und Geburtshilfe betreffend"²), ein ungenügendes Urteil, das ist nur eine Aussage, darüber laut werden läßt, während er nur in drei Ordinationsstunden, wie ich aus dem Munde des Herrn Sanitätsrates Dr. Goelis selbst weiß, sich in dem Institute sehen ließ; und ich halte es für Pflicht, hier dem Publikum eine vollständigere und ausführlichere Nachricht über das in diesem Institut gewöhnliche Verfahren, und gewiß allen Ärzten interessante praktische Notizen über die Behandlung mancher Kinderkrankheiten mitzuteilen.

Wenn wir wissen, daß das Kinderkrankeninstitut ursprünglich keine Unterrichts-, sondern nur Wohltätigkeitsanstalt ist, aus eigenem menschenfreundlichen Antrieb des das Fach über alles liebenden Vorstehers gegründet und aus eigenen Mitteln — wenigstens bis in die letzte Zeit und etwa mit einigen freiwilligen Beisteuern von Privatpersonen — unterhalten, so begreifen wir auch, daß ihm, der auf eigenem Grund und Boden schaltet, in seiner Ordinationsstube seine alleinige Diagnose, seine alleinige Überzeugung der Richtigkeit seines therapeutischen Verfahrens genügen durfte und daß die Auseinandersetzung eines wichtigen Krankheitsfalles sowie die Erlaubnis zum Auskultieren schon selbst bloß Gefälligkeit sei, die dann auch allerdings zu den Eigenschaften des Herrn Direktors gehört, der er aber, leider, nicht immer nachgeben kann. Denn bei einer solchen Menge kranker Kinder, die hier alltäglich nachmittags von 2 bis 4, ja bis 5 Uhr, Sonntags aber vormittags von 11 bis 12 Uhr — nämlich zu 40 bis 60 und mehr an der Zahl — auf den Armen ihrer Mütter oder Wärterinnen zur Behandlung gebracht

---

²) Vgl. Seite 1, Anmerkung 1, und meine Schrift „Das alte medizinische Wien in zeitgenössischen Schilderungen" (Wien 1921), Seite 241.

werden, ist es dem Herrn Dr. Goelis, der sich übrigens bei ruhigeren Gelegenheiten gern mitteilt, zu seinem eigenen Verdruß meistens nicht möglich, länger bei dem kleinen Patienten zu verweilen, als bis er, nach erhobener Diagnose, mit Namen, Wohnung, Datum der Aufnahme, mit dem Namen seiner Krankheit und mit der Nummer der Ordination durch den Assistenten in das Krankenregister eingetragen oder, wenn er schon dagewesen, wieder aufgeschlagen und bis das Rezept selbst durch einen zweiten Gehilfen im Ordinationsbuch vollständig aufgeführt ist, worauf er dann mit dem Rezept und mit den angemessenen diätetischen Vorschriften entlassen wird und ein anderer an die Reihe kommt — und das so fort, bis das Vorzimmer leer ist. Rasch hilft ihm seine bewundernswürdige Gewandtheit aus dem Gedränge über Wegs und muß ihm Zeit gewinnen für seine Privatgeschäfte. Freilich nur sparsam fallen hier die Goldkörner; wer es versäumt, sie aufzusammeln, wer es nicht versteht, beobachtend Unterricht zu nehmen, wo füglich keiner gegeben werden kann, der wird leer heimkehren und wohl gar durch eigene Schuld verkehrte Ansichten über das Institut mitnehmen und sich dann denselben gemäß darüber äußern.

Es ist wahrlich zu bedauern, daß das Institut nicht wirklich klinische Bildungsanstalt ist und daß bei der Beschränktheit des Lokales füglich nicht mehr als sechs bis acht junge Ärzte zugelassen werden können, die dann auch wirklich mit dem Direktor und zweien Assistenten nebst dem hereingetragenen Kranken das Ordinationszimmer ausfüllen, so daß dem Herrn Dr. Goelis nur wenig Raum zur freien Bewegung übrig bleibt, womit allein er sich dann auch bei Anmeldung eines neuen Zuhörers entschuldigen und diesen bis zum Abgang eines anderen oft zurückweisen muß. Außer dem Ordinationszimmer ist nur noch ein größeres Vorzimmer da, worin die Mütter mit den Kleinen auf Bänken sitzen oder in der Reihe, wie sie angekommen, gegen das

Ordinationszimmer zu gedrängt stehen. — Wie viele treffliche Kinderärzte mehr könnten hier gebildet werden, bei der ungeheuren Menge von hier erscheinenden Krankheitsformen, wovon auch die seltenste in einem Jahr sich wohl öfters darbietet und bei der unsere höchste Bewunderung erregenden tiefen Einsicht und Gewandtheit des Vorstehers in dem schweren und immer noch nur mangelhaft bebauten Felde der Kinderkrankheiten!

Aus Ch. Juengkens[1] „Bemerkungen auf einer Reise über Wien und München nach Italien".

Den klinischen Unterricht in der augenärztlichen Praxis erteilt Beer[2]) täglich zweimal öffentlich: des Morgens in dem

---

[1]) Journal der Chirurgie und Augenheilkunde, herausgegeben von C. F. Graefe und Ph. v. Walther, I, 3 St., Seite 513 ff., Berlin 1820. Joh. Christian Juengken, ein Schüler Himlys (1793 bis 1875), der nachmals Jahrzehnte hindurch als Berliner Professor der berühmteste Augenarzt Norddeutschlands war, machte 1818 eine wissenschaftliche Reise, auf welcher Wien eine Hauptstation bildete.

[2]) Georg Joseph Beer (1763 bis 1821), der seit 1812 als außerordentlicher Professor fungiert hatte, wurde 1818 zum ordentlichen Professor ernannt; die bis dahin bestandene Betrauung des Professors der höheren Anatomie und Physiologie mit dem Lehramt der Augenheilkunde wurde gleichzeitig außer Kraft gesetzt. In der Errichtung einer ordentlichen Professur der Augenheilkunde ist die Wiener Universität allen übrigen deutschen vorangeschritten. Der augenärztliche Unterricht wurde folgendermaßen geregelt: 1. Über die Augenheilkunde ist in jedem halben Jahre ein vollständig theoretischer und praktischer Kurs zu geben, so daß in jedem Schuljahre zwei ganze Kurse stattfinden. 2. Für die Schüler der Medizin des 5. Studienjahres ist ein Semestralkurs aus der Augenheilkunde ein Zwangsstudium. 3. Die Schüler der kleineren Chirurgie sind nicht verbunden, diesen Zweig sich eigen zu machen, jedoch ist es ihnen erlaubt, die Vorlesungen und Ordinationen freiwillig zu besuchen. 4. Den Vorlesungen ist täglich eine Stunde durch fünf Tage der Woche zu widmen. 5. Diejenigen, welche sich den strengen Prüfungen aus der Augenheilkunde unterziehen und das Diplom eines Augenarztes erhalten wollen, müssen sich ausweisen, zwei Semestralkursen als ordentliche Schüler beigewohnt und eine Operation des grauen Stars unter der Aufsicht des Professors mit Erfolg gemacht zu haben. 6. Die Schüler der kleinen Chirurgie können zu diesen zwei Kursen aus der Augenheilkunde erst dann zugelassen werden, wenn sie das chirurgische Studium vorschriftsmäßig ganz vollendet haben. 7. Die Vorlesungen werden über diesen Zweig der Heilkunde in der Landessprache gehalten. 8. Für die Augenheilkunde muß an jeder Universität ein klinisches Institut, wie ein solches für die Medizin und Chirurgie besteht, in dem Krankenhause hergestellt

dazu im Allgemeinen Krankenhause eingerichteten Lokale; privatim des Nachmittags in seinem Hause an den ihn täglich besuchenden armen Augenkranken der Stadt, deren Arzt er ist[3]); zu beiden Orten wird Fremden der Zutritt erlaubt. Die Augenklinik im Allgemeinen Krankenhause dankt den Bemühungen des Herrn Professors Beer ihre gegenwärtige Einrichtung; sie ist in dem hintersten Hofe jener großen Anstalt gelegen und besteht aus drei geräumigen Sälen, von denen der größere zum Hör- und Operationssaale, die beiden anderen zur Aufnahme der Kranken bestimmt sind.

In jenem ersten, dem Operations- und Hörsaale, welcher mit den Bildnissen von Barth[4]) und Lefebure[5]) geziert ist, befinden sich die Sammlungen dieser Art; sie bestehen: 1. In einer zwar kleinen, aber gewählten Büchersammlung,

werden, in welches während des ganzen Schuljahres Augenkranke aufgenommen werden, und in dessen Nähe auch die Vorlesungen zu halten sind. Beer war unstreitig der berühmteste Augenarzt seiner Zeit, zu seinen Schülern zählten die besten Augenärzte der folgenden Generation, wie v. Walther, C. F. Graefe, Textor, J. N. Fischer, Langenbeck, Chelius, Ammon, Weller, Ritterich, Dzondi, Benedikt, Flarer, Fabini, Friedrich Jäger, W. Mackenzie, F. Frick.

[3]) Beer errichtete 1786 selbst ein Ambulatorium für arme Augenkranke und unterhielt dasselbe durch 20 Jahre, bis es in eine öffentliche Anstalt umgewandelt wurde, überdies benützte er zwei Zimmer seiner eigenen Wohnung zur kostenlosen Aufnahme, Behandlung und Pflege armer Augenkranker.

[4]) Josef Barth (1745 bis 1818), der sich in der Technik der Augenoperationen bei dem (von van Swieten vorübergehend nach Wien berufenen) französischen Okulisten Wentzel ausgebildet hatte, war der Gründer der Wiener Okulistenschule. Er wirkte 1786 bis 1791 als Professor der Anatomie, beziehungsweise Physiologie und lehrte auch Augenheilkunde. In einem einzigen Jahre (1787) soll er mehr als 300 Staroperationen ausgeführt haben.

[5]) Guilleaume René Lefebure, Baron de St. Ildefont (1744 bis 1809), zuerst Militär, dann Arzt, mußte 1790 aus Frankreich fliehen und praktizierte sodann in Holland, Deutschland, in Italien und in der Türkei, wirkte auch eine zeitlang in Pest. Nach einem kurzen Aufenthalt in Paris ließ er sich in München nieder und wurde 1809 Chefarzt der Hospitäler in Augsburg. Er starb durch Ansteckung am Typhus. Abenteuerlich wie sein Leben, erscheinen auch seine ins Deutsche gleich aus dem Manuskript übersetzten augenärztlichen Schriften, die von Prahlereien und Reklame für gewisse Augenmittel erfüllt sind.

besonders älterer klassischer Schriften, deren Benützung jedem die Klinik besuchenden Studierenden freisteht. 2. In einer Sammlung anatomischer und pathologischer Präparate des Auges; sie ist, wie ich glaube, noch die einzige dieser Art und erregt um so mehr die Aufmerksamkeit, als sie, obgleich erst im Entstehen, doch schon mehrere sehr interessante Sachen enthält... 3. Gehört hierher noch eine Sammlung von Augeninstrumenten, welche besonders dem geschichtlichen Studium der Instrumentalhilfe gewidmet ist; wenngleich in dieser Hinsicht noch vieles zu ergänzen übrig bleibt, so enthält die Sammlung doch auch jetzt schon einige sehr interessante Sachen, und gewiß wird der Herr Doktor Jäger[6]), Beers Schwiegersohn, der dem geschichtlichen Studium der Instrumentalkenntnis seine besondere Aufmerksamkeit gewidmet hat und uns hoffentlich recht bald die Resultate seines Forschens öffentlich mitteilen wird, das Mangelnde zu ergänzen suchen...

... Aus dem Hörsaale tritt man in die beiden aneinanderhängenden geräumigen Krankensäle der Klinik, von denen jeder 9 Betten enthält, aber füglich das Doppelte derselben fassen könnte. Vier Fenster auf jeder Seite des Saales, welche ungefähr 6 Fuß hoch vom Fußboden liegen, lassen das Licht von oben hineinfallen und gewähren eine sehr angenehme und vollkommene Beleuchtung. Zur Modifikation des einfallenden Lichtes dienen Fensterladen und Rouleaux von grüner Leinwand. Da aber die Beschattung, der nicht operierten Kranken wegen, welche sich gemeinschaftlich mit den Operierten hier aufhalten, für diese letzteren nicht recht hinreichend geschehen kann, so werden ihre Betten mit grünen Vorhängen umstellt, um ihnen das Licht noch mehr zu modifizieren. Zur Reinigung der Luft in diesem Saale dienen einige dicht über dem Fußboden an den Seitenwänden angebrachte Ventilatoren, die ihrem Zwecke indeß nicht vollkommen zu

---

[6]) Friedr. Jäger, der seit 1808 Beers Assistent war, vermählte sich 1815 mit dessen Tochter Therese.

entsprechen scheinen. Sonst herrscht in diesen Sälen große Reinlichkeit.

Der klinische Unterricht begann mit den neu angekommenen und den ambulatorischen Kranken; das Krankenexamen, selbst der weniger wichtigen und häufiger vorkommenden Krankheitsformen, war sorgfältig, genau und streng, und die Diagnose scharf und sicher; in der Therapie blieb Beer den in seinem Handbuche ausgesprochenen Grundsätzen treu. Hierauf wurden die Hospitalkranken besorgt, und von Beer selbst die bei ihnen nötigen topischen Heilmittel angewandt...

... Meinen Wünschen sehr entsprechend, traf es sich, daß gerade während meines Aufenthaltes in Wien mehrere Augenoperationen in dieser Klinik vorkamen, von denen Beer selbst einige Operationen der Cataracta durch Extraktion derselben verrichtete[7]). Obgleich seine Hand zitterte, so führte er doch das Messer sicher und zart; aber er verrichtete den Hornhautschnitt so langsam, daß fast immer der humor aqueus vor der Vollendung desselben ausfloß und die Iris sich gegen die Spitze und die Schneide des Messers legte. Dies begegnete selbst bei solchen Individuen, welche die Augen ganz ruhig hielten. Durch ein sanftes Streichen der Hornhaut mit der Fingerspitze an derjenigen Stelle, wo die Iris gegen das Messer gefallen war, gelang es ihm zwar oft, den Schnitt ohne Verletzung der Iris zu vollenden, in einigen Fällen konnte dies jedoch nicht vermieden werden. Von der Idee, die Linse mit der Linsenkapsel auszuziehen[8]), scheint Beer jetzt abzustehen; ich sah wenigstens nicht dies Verfahren von ihm

---

[7]) Weller (Augenkr., 4. Auflage, Seite 226) berichtet, daß es ein Vergnügen war, Beer bei schwierigen Staroperationen zuzusehen. Chelius (Augenkr., I, IX, 1843) rühmt Beers unübertreffliche Fertigkeit als Operateur, W. Sömmering schrieb (1828), Professor Beer verrichtete mit der ihm eigenen Geschicklichkeit und Leichtigkeit den Hornhautschnitt.

[8]) Dieses Verfahren hatte Beer 1799 beschrieben und anfangs häufig angewendet, später aber erheblich eingeschränkt. Zwischen ihm und Joh. Ad. Schmidt hatte sich darüber eine Polemik entwickelt, die zu gehässigen Ausfällen des letztern Anlaß gab.

ausüben. Einträufelungen von Hyosciamus- oder Belladonna-Infusen in die Augen vor der Extraktion widerriet derselbe dringend, da auf ihre Anwendung immer heftigere Erscheinungen nach der Operation erfolgen sollen, indem die Erweiterung der Pupille beim Austritte der Linse erschwert werde... Herrn Dr. Jäger sah ich an verschiedenen Individuen künstliche Pupillen durch Ausschneidung eines Stücks aus der Iris mit vieler Geschicklichkeit bilden...
Zur Heilung der Tri- und Distichiasis als Folge einer Zusammenschrumpfung des Tarsalrandes der Augenlider hat Herr Dr. Jäger ein schon in den frühesten Zeiten von den Griechen und Arabern, später von Heister und Gendron geübtes Verfahren, welches auch Schreger neuerdings mit glücklichem Erfolge ausgeführt hat, in Anwendung gebracht und die einzelnen Technizismen desselben genauer und zweckmäßiger bestimmt. Es ist dies die **Exstirpation eines Teiles der äußeren Augenlidhaut, mit den darunter liegenden Zilierwurzeln am Tarsalrande**[9])...

... Nur in der Beerschen Klinik war es den Ausländern erlaubt, Kranke zu behandeln — eigentlich durften sie dies in keiner Klinik tun, da man diese vorzüglich als praktische Bildungsanstalten für die Eingeborenen betrachtet. Daher bestehen in den chirurgischen und augenärztlichen Kliniken eigene Operationsinstitute, deren Zöglinge die im Laufe eines halben Jahres vorkommenden Operationen an Lebenden verrichten, es sei denn, daß der Direktor der Anstalt sie der Wichtigkeit des Falles wegen selbst macht.

Lehrreich und interessant sind die Kliniken von Kern und Zang; beide Männer differieren in ihren Denk- und Handlungsweisen so sehr von einander, daß sie wie die Pole eines Magnets einander gegenüberstehen. Die Kernsche Klinik ist im Allgemeinen Krankenhause, aus welchem sich

---

[9]) Exstirpation eines Teiles der Lidhaut mit den darunterliegenden Zilienwurzeln, wobei eine nach der Wölbung des Augenlids geformte Hornplatte unter das Oberlid gebracht wird.

die interessantesten Fälle in ihr konzentrieren. Die höchste Einfachheit in der Behandlung ist hier herrschendes Gesetz, und insofern diese besonders die Pflicht des Hospitalarztes ist, wird dieser viel Nachahmungswertes finden. Charpie und Plumaceaux sind ganz, Kompressen, Longuetten, Binden, insofern sie bei der Behandlung von Wunden gebrauch werden, ebenfalls aus dieser Klinik entfernt. Dafür sind kaltes und warmes Wasser mit großen Waschschwämmen oder mehrfach zusammengelegten Kompressen angewandt, in täglichem Gebrauche. Eiternde Wunden sowie Geschwüre aller Art werden mit feuchter Wärme, mit feuchter Kälte dagegen die traumatischen und frischen Wunden behandelt[10]).

... Zangs Klinik wird in dem Militär-Hospitale neben der Josephinischen Akademie vorzüglich an kranken Soldaten gehalten, und ist weniger durch Mannigfaltigkeit der vorkommenden Krankheitsfälle, als durch einen höchst geistreichen und belehrenden Vortrag interessant und lehrreich[11]). Nur schien es, daß dieser Vortrag nicht immer für angehende Militärärzte geeignet und verständlich war, die oft ohne die nötigen Vorkenntnisse in dem kurzen Zeitraum von zwei Jahren ihre Studien absolvieren müssen, um alsdann den ärztlichen Dienst in der Armee antreten zu können. Daher mochte auch wohl ein Verhältnis und ein Benehmen kommen, welches Fremden auffallend war. Mit besonderer Sorgfalt waren sämtliche Verbände angelegt, unter denen sich vorzüglich die Frakturierten, deren hier viele waren, durch große Sauberkeit auszeichneten. Die bei diesen letzteren angewandten Schwebemaschinen waren durch eine sehr einfache Vorrichtung am Bette des Kranken angebracht....

---

[10]) J. gibt auch eine sehr ausführliche Beschreibung von Kerns Heilverfahren und Nachbehandlung Amputierter.

[11]) Christoph Bonifaz Zang leitete 1806 bis 1824 die chirurgische Klinik der Josephsakademie, worauf er die Professur der theoretischen Chirurgie übernahm. Er zeichnete sich als Lehrer und Operateur aus; reiche Menschenkenntnis, scharfe Beobachtungsgabe und große ärztliche Erfahrung wurde ihm allgemein nachgerühmt.

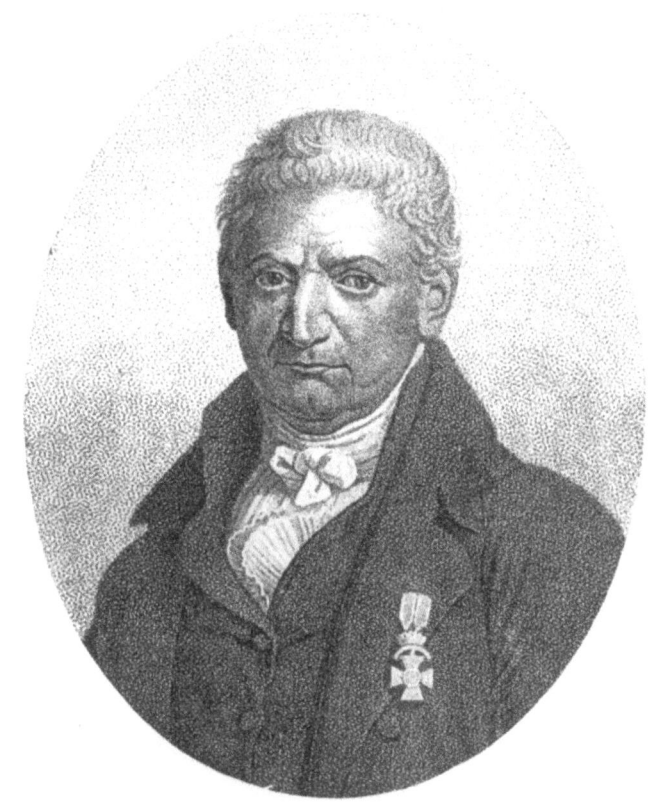

Vincenz v Kern

Aus H. F. Kilians[1]) Schrift: „Die Universitäten Deutschlands in medizinisch-naturwissenschaftlicher Hinsicht betrachtet".
(Heidelberg und Leipzig 1828.)

Wohl weiß es das ganze gebildete Europa, daß, wenn sonst von den deutschen Universitäten die Rede war, und an ihren weit umfassenden Wirkungskreis gedacht wurde, man obenan den Namen Wien erblickte, und nicht ohne den gerechtesten Stolz sah die Nation, wie in der reichgesegneten Hauptstadt Österreichs alles kräftig an ihrer erhabenen Hochschule gedieh und zu einem edlen Ziele strebte. Doch diese glänzende Periode der Wiener Schule ist dahin und man darf es offen bekennen, ohne die Beschuldigung der Übertreibung auf sich zu laden, daß kaum viel mehr als eine trübe Erinnerung, als ein Schatten jener so wohltätig auf die allgemeine Aufklärung einwirkenden Anstalt geblieben ist. Daher ist es ein gerechter Wunsch desjenigen, der in steigender Bildung seiner Nation Ruhm und Befriedigung findet, wenn er der belebenden Hand eines neuen van Swieten entgegenblickt und eine Wahrheit laut bekennt, die vielleicht nicht in der Seele eines jeden den gewünschten Anklang findet. Wir können es uns keineswegs anmaßen, unser Urteil über das ganze wissenschaftliche

---
[1]) Hermann Friedrich Kilian (1800 bis 1863), später Professor der Geburtshilfe in Bonn, trat nach Erlangung der Doktorwürde in Edinburg eine Studienreise an, die ihn (1821) nach Paris, Straßburg, München und Wien führte. Die Schrift über die Universitäten Deutschlands wurde 1826 ausgearbeitet, die auf Wien bezüglichen — sehr unliebsam aufgenommenen — Ausführungen des Verfassers stützen sich auf die während des Jahres 1821 empfangenen Eindrücke und wurden nur in manchen Einzelheiten, entsprechend der Publikationszeit, ergänzt.

Gebäude der Universität auszusprechen; wir beschränken uns nur auf die medizinische Fakultät, doch hat aber gerade diese ein so entschiedenes Übergewicht über alle übrigen, daß nur sie allein den Namen der Wiener Universität in das Ausland verbreitet. Sie zählt noch bis diesen Augenblick Männer, die sich durch hohe Wissenschaft und echtes Talent unvergängliches Verdienst erworben, doch sind sie nur einzelne Sterne am trüben Horizonte: sie allein vermögen nicht des Tages Helle auszuströmen, und an ein vereintes, mächtiges Zusammenwirken ist nicht zu denken, da das Interesse der einzelnen zu sehr geteilt und die Hand, welche das medizinische Studium zu leiten bestimmt ist, nur in banger Ängstlichkeit und mit erstorbener Kraft die schlaffen Zügel zu führen vermag. Hiezu kommt noch, daß man sich an Ort und Stelle selbst über den wahren Zustand der Dinge bitter täuscht und da das Vollendete zu erblicken meint, wo noch kaum der Anfang zum Besseren gemacht ist. Ein solcher Zustand einer Anstalt, wie es die Wiener ist, muß uns um so mehr erstaunen, je deutlicher man die Möglichkeit einsieht, hier das Vollkommenste zu besitzen, wenn man nur die Studienordnung [2]) nach einem weniger be-

---

²) Die Studieneinrichtungskommission, welche in Erkenntnis der bestehenden Mängel bald nach dem Tode des Kaisers Josef eingesetzt worden war, traf manche Veränderungen in der Organisation (Selbständigkeit der Lehrkörper, Entsendung eines Mitgliedes in den Studienkonseß, Aufhebung der Studiendirektorate), führte aber zu genauen amtlichen Instruktionen, an welche die Professoren gebunden waren; dazu gehörte auch, daß sie ihren Vorträgen vorgeschriebene Lehrbücher zugrunde zu legen hatten. 1802 wurden die Studiendirektorate wiederhergestellt. An Störcks Stelle trat 1803 Stifft, der schon kurz vorher als Vizedirektor fungiert hatte. Unter ihm brach, wie Hyrtl sagt, „das goldene Zeitalter der neuen Studienpläne, der amtlichen Verordnungen, Reorganisationen und Instruktionen" an. 1804 wurde die Studienzeit für Medizin und höhere Chirurgie von vier auf fünf Jahre verlängert, der Besuch des dreijährigen philosophischen Kurses an der Universität zur Bedingung der Zulassung aufgestellt, die Prüfungsvorschrift verschärft, den Examinatoren größere Strenge zur Pflicht gemacht, ferner wurden öffentliche Semestralprüfungen eingeführt und die Lehrer ver-

schränkten Gesichtskreise entwerfen und den lehrenden Körper selbst so schaffen wollte, daß alle Glieder, mit gleicher Lebenskraft begabt, in dem Sinne eines großen, weitumfassenden Planes zusammenwirken könnten. Dann aber würde sich die gesunkene Hochschule unter der väterlichen Hand des mit Recht allgeliebten Kaisers verjüngt emporrichten und in den Kranz seines Ruhmes eine Blume winden, die keine Zeit zerstört: wir würden jene Tage wieder erblicken, die ehedem Wien zu der ersten ärztlichen Schule Europas machten und die medizinischen Erfahrungswissenschaften dürften einer seltenen Ausbildung sich erfreuen. Mit

---

halten, wöchentlich mindestens einmal eine halbe Stunde dazu zu verwenden, um sich durch Fragen von den Fortschritten der Studierenden zu überzeugen. An auswärtigen Universitäten graduierte Doktoren mußten zwei Jahre hindurch die Kliniken besuchen und sich dann nochmals den Prüfungen unterwerfen, bevor sie die Praxis ausüben durften. 1810 wurde ein neuer Studienplan herausgegeben. Darnach hatten die Studierenden während des ersten Jahres die Einleitung in das medizinisch-chirurgische Studium und spezielle Naturgeschichte, systematische Anatomie und Botanik, während des zweiten Jahres höhere Anatomie und Physiologie, allgemeine Chemie, Pharmazie und Tierchemie, während des dritten Jahres allgemeine Pathologie und Therapie, Ätiologie, Semiotik, Materia medica et chirurgica, Diätetik und Rezeptierkunst, Geburtshilfe, allgemeine und spezielle Chirurgie, die Lehre von den chirurgischen Verbänden und Instrumenten und Augenheilkunde zu hören, während des vierten und fünften Jahres die Vorlesungen über spezielle Pathologie und Therapie der inneren Krankheiten und die Kliniken zu besuchen und den Vorträgen über Veterinärkunde, gerichtliche Medizin und Medizinalpolizei beizuwohnen. Der niedere Kurs zur Ausbildung von Zivil- und Landwundärzten umfaßte die Einleitung ins chirurgische Studium, theoretische Chirurgie, Anatomie, Physiologie, allgemeine Pathologie und Therapie, Materia medica et chirurgica, Diätetik, Rezeptierkunst und Bandagenlehre im ersten Jahre, die medizinische und chirurgische Klinik, chirurgische Operationslehre, gerichtliche Medizin, Geburtshilfe und Tierarzneikunde im zweiten Studienjahre, der Besuch der geburtshilflichen Klinik und der außerordentlichen Vorlesungen blieb dem Ermessen der Studierenden überlassen. — Wer sich um das medizinische Doktorat bewarb, mußte zunächst zwei Krankengeschichten, welche Fälle betrafen, die er selbst in der Klinik behandelt hatte, vorlegen, und der Präses der Fakultät, der Dekan und sämtliche Professoren gaben ihr Urteil darüber ab. Fiel dasselbe günstig aus, so mußte sich der Kandidat einer Prüfung

dem eben Angeführten wollen wir jedoch keineswegs das so viele Ausgezeichnete leugnen, welches keine Macht auszurotten vermag und wovon noch bis zu diesem Tage die leuchtende Spur besteht, ja im Gegenteile, wir werden dieses mit ängstlicher Sorgfalt hervorheben und fordern mit gutem Gewissen jeden jüngeren Arzt, der sich mit der Wissenschaft bereits befreundet hat, auf, Wien zu besuchen, und können ihn versichern, daß er dort reichen Stoff zu seiner Belehrung finden und nicht ohne Gewinn die an großen und vortrefflichen Anstalten reiche Hauptstadt verlassen wird...

... Es war in Wien, wo ein Stoll, Quarin, Störk, P. Frank, Plenk, Prochaska, Leber, Hildenbrand, Boër, Beer und so viele andere lehrten, deren Wirken die Geschichte unserer Kunst für kommende Zeiten aufbewahren wird. Was Wunder daher, wenn die Wiener Lehrsäle ein Sammelplatz der

---

über Anatomie, Kräuterkunde, Naturgeschichte, allgemeine und spezielle Pathologie der inneren und äußeren Krankheiten, Semiotik und allgemeine Therapie unterziehen, hierauf seine Kenntnisse in der Chemie, gerichtlichen Medizin und Medizinalpolizei, Augenheilkunde, Materia medica, Rezeptierkunst und praktischer Heilkunde darlegen und endlich eine Dissertation verfassen und Thesen verteidigen. Doktoranden der Chirurgie hatten zuerst Prüfungen aus Anatomie, Chemie, Heilmittellehre, Rezeptierkunst, Augenheilkunde, gerichtlicher Medizin, theoretischer und praktischer Chirurgie abzulegen, sodann zwei chirurgische und ophthalmiatische Operationen an der Leiche auszuführen. Wenn Doktoren der Medizin das Doktorat der Chirurgie zu erlangen wünschten oder umgekehrt, so waren Ergänzungsprüfungen abzulegen. Mäßigere Anforderungen wurden an diejenigen gestellt, welche die Würde eines Magisters der Chirurgie, noch geringere an die sogenannten Zivil- und Landwundärzte gestellt. Das Diplom eines Augenarztes wurde auf Grund eines Examens in der Augenheilkunde erteilt, zu welchem aber nur diejenigen zuzulassen waren, die bereits die medizinischen oder chirurgischen Studien absolviert hatten. Die Zahnärzte wurden angehalten, den zweijährigen Kurs für die Landwundärzte zu besuchen, die Klasse der bis dahin bestandenen Bruchärzte wurde abgeschafft. Die Bestimmungen der Studienordnung vom Jahre 1833 räumte der Augenheilkunde, die 1818 ein obligates Fach geworden war, sowohl im Lehrplane wie bei den Prüfungen einen größeren Spielraum ein, außerdem wurde der Kurs der Landwundärzte um ein Jahr verlängert.

jungen Ärzte Deutschlands waren, und man glaubte, nur hier den Talisman zu finden, der am Krankenbette die Leiden bannt und unsere Mühe mit glücklichem Erfolge krönt! Doch jene Zeiten sind, wir wiederholen es, verschwunden, und die Ursache dieser sichtbaren Abnahme liegt teils außer dem bereits schon Berührten, noch darin, daß sich seither auch die übrigen Hochschulen Deutschlands mächtig erhoben und Wien in jeder Hinsicht weit überflügelt haben, und teils in dem, daß in Wien selbst nicht mehr jener kraftvolle Verein besteht, der, durch ein gemeinsames Streben zusammengehalten, in jedem einzelnen Mitgliede Ernst und glühenden Eifer offenbarte.

Medizinische Fakultät.

Professor Jos. Bernt gehört zu den ausgezeichnetsten und vielgekanntesten Männern seines Faches, und sein Name trägt einen großen Teil zu demjenigen Rufe bei, den die Universität durch einige wenige gut besetzte Lehrstühle noch bis jetzt aufrecht hält. Die Leistungen des eben genannten Professors haben sämtlich das Gepräge der Gründlichkeit und einer lobenswerten Umsicht, wogegen anderseits das hartnäckige Beharren auf mancher vorgefaßten Meinung störend absticht. Dies hindert aber nicht, daß seine Vorlesungen über gerichtliche Arzneikunde und medizinische Polizei nicht als eine reiche Quelle vielfacher Erfahrungen und gründlicher Belehrung angesehen und zu dem Vorzüglichsten gezählt werden müssen, was in dieser Art Deutschland aufzuweisen hat[3]).

---

[3]) Schon 1791 hatten sich Sallaba und noch zwei andere Bewerber um die Dozentur für „Staatsarzneikunde" beworben, aber Störck verhinderte es, mit dem Bemerken, „daß dies eine für den Staat schädliche Wissenschaft sei, deren Vorlesungen nur von Enthusiasten besucht werden könnten". Glücklicherweise wurde diese Ansicht nicht festgehalten. Seit 1801 hielt Ferd. Bernhard Vietz unentgeltliche Vorlesungen über Medizinische Polizei und gerichtliche Medizin, und 1805 wurde ihm die neugeschaffene Lehrkanzel für diese Fächer übertragen. Nach seiner Ernennung

Professor L. Biermayer sucht seinesgleichen in der beispiellosesten Vernachlässigung seiner Pflichten als öffentlicher Lehrer und als pathologischer Prosektor. Die Wissenschaft erleidet einen doppelten, unersetzlichen Verlust durch ihn und dennoch tritt schon seit Jahren keine Veränderung auf. Wien ist die einzige uns bekannte Universität in Europa, welche, den unberechenbaren Wert der pathologischen Anatomie tief empfindend, für das große Krankenhaus einen eigenen pathologischen Prosektor angestellt hat, um auf solche Weise eines großen Gewinnes an Tatsachen sicher zu sein, und gerade ihr ist das trübe Los zuteil geworden, dies hochwichtige Fach einer Hand anzuvertrauen, die, weit entfernt, es zu pflegen, nur mit tadelnswerter Flüchtigkeit zusammenrafft, was Zufall und ein günstiges Geschick bescheren. Dies haben wir persönlich erfahren, dafür spricht die pathologische anatomische Sammlung selbst und die allgemeine Stimme! Professor Biermayer kündigt Vorlesungen über pathologische Anatomie an[4]).

---

zum Direktor der Tierarzneischule wurde Joh. Jos. Bernt, der seit 1808 das Lehramt der Staatsarzneikunde in Prag versehen hatte, 1813 zum Nachfolger bestimmt. Bernt erwarb sich sowohl als Lehrer wie als Forscher und Fachschriftsteller eminente Verdienste. **Ihm war der Vorrang zu danken, welche die Wiener Schule auf dem Gebiete der gerichtlichen Medizin behauptete.** Er beschränkte sich nicht auf theoretische Vorlesungen, sondern verband den Unterricht mit praktischen Untersuchungen, gerichtsärztlichen Sektionen, verfaßte Lehrbücher der gerichtlichen Medizin und der Staatsarzneikunde, Beiträge zur gerichtlichen Arzneikunde usw. und förderte in ausgezeichneter Weise die öffentliche Gesundheitspflege, namentlich durch die rationelle Bekämpfung der Seuchen (unter Rücksichtnahme auf die persönliche Freiheit und die Interessen des Handelsverkehres).

[4]) Biermayer hatte 1812 die neukreierte Prosektorstelle erhalten, 1816 war ihm Gehaltserhöhung und Pensionsfähigkeit zuerkannt worden, 1821 erfolgte „in Anbetracht seines bisher bezeugten Diensteifers" seine Ernennung zum außerordentlichen Professor, mit der Berechtigung, öffentliche Vorlesungen zu geben. „Biermayer", so erzählt Hyrtl, „stand jedoch unter dem Verhängnis, mehr Neigung zum Trunkenbold als zum Professor in sich zu fühlen, weshalb denn 1829 als Vorakt seiner Beseitigung die bedrohliche

Professor Carabelli liest über Zahnarzneikunde[5]). Professor Czermak ist in der gelehrten Welt gänzlich unbekannt und soll auch hinsichtlich seiner Talente als Professor nicht sehr hoch stehen. Er ist Nachfolger des nach Pest abgegangenen Mich. von Lenhossék, dem seine literarischen Arbeiten zwar Ruf verschafft, dessen Name aber schwerlich jemals von seiner Gelehrsamkeit oder von der Kraft seines Genies über die Grenzen der Hauptstadt getragen worden wäre. Professor Czermak lehrt gleich seinem Vorgänger höhere Anatomie und Physiologie, von ersterer jedoch werden seine Schüler von ihm eben so Weniges als von Lenhossék erfahren, ja es möchte sogar beiden Professoren unauflöslich schwer sein, zu bestimmen, wo die niedere Anatomie aufhört und die höhere anfängt, da der Begriff und die Würde der Anatomie gar nicht eine solche Gradation zulassen [6]).

Warnung erfolgte: daß der Professor der pathologischen Anatomie, wenn ihm Vernachlässigung seiner Obliegenheiten oder sonstige Fehler zuschulden kommen, ohne Anspruch auf Pension gänzlich zu entlassen sei." Diese Drohung war nicht imstande, die selbst den Spiritusflaschen des pathologischen Museums gefährlich gewordene Neigung des Professors zu bekämpfen. Er wurde 1831 seines Dienstes enthoben und trank und praktizierte von nun an in der Stadt. Das pathologisch anatomische Museum des Allgemeinen Krankenhauses verdankte Biermayer immerhin einige Bereicherung. Auch wurde auf seinen Vorschlag die pathologische Präparatensammlung des Stabsarztes Dr. Wintersohn um 800 Gulden vom Staate angekauft und dem Museum einerleibt (1822). Von der im Jahre 1828 durch Biermayer begonnenen Herausgabe des Wiener pathologischen Museums (mit Tafeln) sind nur zwei Lieferungen erschienen. Sie enthalten einige sehr merkwürdige Monstra, sonst wenig Pathologisches.

[5]) Seit 1821.

[6]) Die Bezeichnung „höhere Anatomie" forderte auch späterhin den Spott Hyrtls heraus. — Michael v. Lenhossék wurde 1819 von Pest als Nachfolger Prochaskas nach Wien berufen, wo er bis 1825 tätig war; er verfaßte ein großes Handbuch und ein Lehrbuch der Physiologie, auch machte er sich durch seine Untersuchungen über Leidenschaften und Gemütsaffekte als Ursachen und Heilmittel der Krankheiten (1804) und durch seine Darstellung des mensch-

Professor F. Güntner erteilt Unterricht über Kinder- und Weiberkrankheiten, und es muß zugestanden werden, daß dieselben zu dem Besseren der Universität gehören, wenn auch gleich nur einigermaßen höhere Anforderungen gänzlich unbefriedigt bleiben[7].

Professor P. C. Hartmann. Er ist der Mann, der in sich allein den größten und schönsten Teil des Rufes der Wiener Universität vereinigt, und wenn und wo von den edelsten Vorzügen dieser Hochschule die Sprache ist, muß der Name dieses Gelehrten, der die Zierde jeder medizinischen Fakultät sein würde, obenan stehen. Er vereinigt die vollkommenste Gelehrsamkeit mit einer seltenen Tiefe des Geistes und Gemütes, in welcher jene befruchtet und für die Wissenschaft heilbringend gestaltet wird. Sein sehr ausgebreiteter Wirkungskreis, dem er mit rüstiger Kraft vorsteht, umfaßt die Vorlesungen über allgemeine Pathologie, Ätiologie, Semiotik, allgemeine Therapie, über Arzneimittellehre in ihrer größten Vollständigkeit, Rezeptierkunst usw.[8]

Professor L. F. Herrmann erteilt hauptsächlich seine Vorlesungen für Zivil- und Landwundärzte und leistet in diesem Berufe und bei einem nicht immer sehr bildsamen Publikum das Mögliche. Er verbindet mit guten Kenntnissen einen deutlichen, leicht faßlichen Vortrag und fördert mit Lust und Eifer das Studium der ihm anvertrauten

---
lichen Gemüts (Wien, 2 Bände, 1824 und 1825) in weiteren Kreisen bekannt. Sein Assistent Jos. Jul. Czermak übernahm 1825 die Lehrkanzel der Physiologie, er gab Beiträge zur Lehre von den Spermatozoen und mehrere Abhandlungen über Fragen der vergleichenden und der pathologischen Anatomie heraus.

[7] Franz Güntner, späterhin Direktor des Allgemeinen Krankenhauses, hielt seit 1823 diese Vorlesungen.

[8] Phil. Carl Hartmann, seit 1811 Professor der allgemeinen Pathologie und Therapie, genoß auch auswärts großes Ansehen, er erhielt ehrenvolle Berufungen nach Rußland, nach Bonn und Berlin, wo man ihm die Direktion der Charité übertragen wollte. Seine Theoria morbi s. Pathologia generalis war eines der berühmtesten Werke der damaligen medizinischen Literatur.

Fächer, nämlich der Physiologie, der allgemeinen Pathologie und Therapie der innerlichen Krankheiten, der Materia medica und chirurgica, Rezeptierkunst usw.[9])

Professor J. Ph. Horn gehört zu den tätigen Mitgliedern der Universität, wenn auch gleich nicht im reichen Maße jene Kraft da ist, welche allein über das Mittelmäßige erhebt, und es nicht zu leugnen ist, daß die Anforderungen, welche man nach einem so hochberühmten Vorgänger wie Boër machen könnte, groß sein dürften. Er liest über den theoretischen Teil der Geburtshilfe[10]).

Professor J. Klein, einer der wenigst gekannten deutschen Geburtshelfer, Nachfolger Boërs in der geburtshilflichen Klinik, leitet die geburtshilflichen Übungen im Gebärhause[11]).

Professor A. M. Mayer, einer der am schwächsten gebildeten Professoren, die wohl jemals die Lehrkanzel bestiegen haben, dessen vorzüglichste Kenntnis in dem Gebrauche der unanständigsten Ausdrücke besteht und dem nichts weniger als die Förderung seiner Wissenschaft am Herzen liegt. Er liest nämlich über Anatomie und hält

---

[9]) Leop. Franz Hermann nahm diesen Lehrstuhl seit 1815 ein, er verfaßte ein dreibändiges System der praktischen Arzneimittellehre (Wien 1824—1830); 1833 wurde er Professor der allgemeinen Pathologie und Therapie.

[10]) Joh. Philipp Horn war 1822 aus Graz als Professor der theoretischen Geburtshilfe nach Wien berufen worden; er verfaßte ein recht gut geschriebenes Lehrbuch der Geburtshilfe und eine Reihe von Publikationen über verschiedene geburtshilfliche Themen.

[11]) Joh. Klein war seit 1822 Leiter der geburtshilflichen Klinik. Sein Name hat durch sein Verhältnis zu Semmelweis eine Art von herostratischer Berühmtheit erlangt. Seine Stellung verdankte er wohl mehr angenehmen persönlichen Eigenschaften als den Hoffnungen, die seine wissenschaftliche Tätigkeit erwecken konnten. Neues hat er nichts geschaffen, und trotz 34jähriger Wirksamkeit an der größten deutschen Gebäranstalt blieb er fast gänzlich unbekannt; der Zuzug fremder Ärzte, der in den ersten Jahren nach Boërs Rücktritt noch fortdauerte, nahm später von Tag zu Tag ab.

seine Schüler so sorgfältig von jedem weiteren Eindringen in die Tiefen seines Faches zurück, daß es zu einer wahren Seltenheit gehört, einen jüngeren Arzt hier zu sehen, der nur einigermaßen befriedigende Kenntnisse in der Anatomie hat, was umso fühlbarer jedem Fremden auffallen muß, da man gewohnt ist, unter den Studierenden der guten deutschen Universitäten ein höchst sorgfältiges anatomisches Wissen zu treffen[12]).

[12]) Michael Mayer war 1800 ohne das mindeste Anrecht — er hatte weder die medizinischen noch die chirurgischen Studien vollendet — Prochaskas Prosektor geworden; er dankte diese Stellung lediglich dem Umstande, daß sein Vater im Hause Störcks Bedienter war. 1810 wurde ihm, als die bisherige Prosektur in eine ordentliche Professur umgewandelt wurde, die Lehrkanzel für Anatomie übergeben, die er bis zu seinem Tode (1830) inne hatte. Hyrtl (Vergangenheit und Gegenwart des Museums für menschliche Anatomie, Wien 1869) widmet ihm ein ganzes Kapitel. Dort heißt es unter anderem: „Nun folgt ein düsteres Blatt der Geschichte. Es führt den Namen eines Mannes, welcher 30 Jahre seines faulen Lebens auf dem entweihten anatomischen Lehrstuhl versessen hat. Solchem Lehrer, der nur geboren schien, mit der Wucht seines Bauches den Hörsaal zu beengen, hat keiner seiner Schüler, zu welchen auch ich zählen sollte, ein geistiges Vermächtnis zu verdanken. Unwissend und ungebildet, lernte man nichts von ihm, als mit Geringschätzung alle Wissenschaft zu betrachten..... Die Vorlesungen, welche Mayer, der großen Anzahl der eingeschriebenen Schüler wegen, zweimal täglich gegen Remuneration von 1000 Gulden zu geben hatte, dauerten selten über eine Viertelstunde und behandelten, wenn er bei Laune war, im Leberschen Sinne ganz andere Dinge als Anatomie. Sie waren deshalb stark von fremden Gästen besucht, welche sich dieses Mannes Wesen und Lehren einmal näher betrachten wollten. Beide galten in Wien und apud exteros als Kuriosität. Im Grunde ein gutherziger Mann, war er allen gewogen, die sich ihm zu nähern den Mut hatten.... Da er niemand durch Strenge bei den Prüfungen gefährlich wurde und gewöhnlich andere für den Examinanden reden ließ, war er bei seinen zahlreichen Zuhörern, die nicht viel Besseres zu bewundern hatten, gerade nicht unbeliebt, obwohl sie insgesamt gegen illegale, von Mayer eingeführte Taxen murrten.... Le style c'est l'homme. Mayers Schriften tragen das Gepräge seines geistigen Unwesens an sich. Die merkwürdigste unter ihnen ist eine Anatomie in Fragen und Antworten, Wien 1823, von welcher zum Glück nur der erste Teil erschien. Wissenschaftliche Forschung war ihm nie in den Sinn gekommen, darum blieben

Professor J. N. Raimann, ohne Widerrede einer der besten klinischen Lehrer, die Deutschland besitzt, und wenn auch gleich seine Vorträge weder am Krankenbette noch auf dem Katheder das Charakteristische einer großartigen Ansicht der Dinge, eines tiefen Eindringens in die viel verschlungene Kunst und Wissenschaft tragen, so mangelt ihnen doch durchaus jene Klarheit nicht, die dem Schüler auf dem dunklen Pfade der Praxis so willkommen ist, jene erfreuliche Zuversicht, die nur dem Manne von großer Kenntnis eigen ist und jene lobenswerte Genauigkeit, welche, ohne in das Kleinliche zu fallen, das Bild der Krankheit zwar bis in seine einzelnen Züge verfolgt, jedoch sein Ganzes stets vor Augen schwebend behält und es so den Zuhörern widergibt. Professor Raimann liest spezielle Therapie der innerlichen Krankheiten und erteilt medizinisch-praktischen Unterricht bei den Übungen am Krankenbette[13]).

---

auch ihre Resultate aus. Sie sind sicher nicht enthalten in Mayers: „Anatomische Beschreibung des menschlichen Körpers", welche fünf Auflagen erlebte, oder in seiner „Auseinandersetzung der Verletzungen aller Teile des menschlichen Körpers", Wien 1821, oder in seiner „Praktischen Anleitung zum Zergliedern",Wien 1822....Der schlechte Groschen gilt aber dort, wo er geprägt wurde. 30 Jahre hat man solche Wirtschaft geduldet und belächelt. Als Caligula sein Leibroß zum Bürgermeister Roms machte, war dieses nur die Tat eines verrückten Wüstlings — solche Geschöpfe aber zu Universitätsprofessoren zu ernennen, war ein Verbrechen an der Wissenschaft, am Staate und an der Menschheit. Friede seiner Asche. Er war der dickste und, wenn er durfte, der gröbste Mann in Wien..."
[13]) Stiffts Schwiegersohn, Joh. Nepomuk Raimann, wurde 1818 Val. v. Hildenbrands Nachfolger, sowohl als Professor der speziellen Pathologie und Therapie der inneren Krankheiten wie auch als Direktor des Allgemeinen Krankenhauses, nachdem er vorher den Unterricht der Landwundärzte versehen hatte. Raimann war ein gewissenhafter Lehrer und ein entschiedener Anhänger der exspektativen Therapie, ohne sich wissenschaftlichen Fortschritten zu verschließen (Typhusbehandlung mit kaltem Wasser, Versuche mit einzelnen Arzneistoffen, zum Beispiel Viola odorata als Emeticum, Krotonöl). Auch als Direktor des Krankenhauses hat er eine pflichtgetreue Tätigkeit entfaltet (Temperierung der

Professor A. Rosas, der Schüler und Nachfolger Beers, ehemals Professor zu Pavia, leistet zwar viel Gutes und hat Kenntnisse, doch kann es durchaus nicht verneint werden, daß die Leere, welche nach Beers Tod entstanden ist, nur allzu wenig durch Rosas' Verdienste unfühlbar gemacht worden ist, denn auf eine solche Stelle und nach solch einem Manne wird nicht das Gute, sondern das Vortreffliche und Ausgezeichnete verlangt, und besaß man dieses nicht in Wien selbst, an dem kenntnisreichen und hochgebildeten Jäger? Allein im Verborgenen wirkte gar manche andere Triebfeder, die den weniger Tüchtigen über den Tüchtigen emporhob, und was nicht hätte geschehen sollen, geschah. Professor Rosas gibt Vorlesungen über Augenkrankheiten und leitet den klinischen Unterricht am Bette der Augenkranken[14]).

Professor J. von Scherer findet seinen vorzüglicheren Wirkungskreis in der Josephinischen Akademie, und er hat im allgemeinen den Namen eines unerreichten Anatomen und überhaupt eines Mannes, der nicht ohne Talent und Fleiß ist. Er liest an der Universität die Einleitung in

---

Krankenzimmer, Erbauung eines neuen Bades, Ordnung und Besserung der Finanzverhältnisse). 1821 wurde ihm ein Vizedirektor des Allgemeinen Krankenhauses zur Seite gestellt (Primararzt A. Belleczky), 1829 entsagte er infolge seiner Ernennung zum kaiserlichen Leibarzt der bisherigen Stellungen, fungierte aber 1837 bis 1847 als erster Direktor und Präses der medizinischen Fakultät.

[14]) Anton Rosas war vorher in Padua (nicht in Pavia) Professor. Er reichte zwar als Forscher an die Größe Beers nicht hinan, doch sind ihm mehrfache Verdienste als Lehrer nicht abzusprechen. In der zeitgenössischen Literatur wird er freilich nur selten erwähnt, wiewohl sein Handbuch formal das vollständigste Werk über Augenheilkunde war.

Friedrich Jäger, der Beer während dessen Krankheit und auch nach dessen Tode eineinhalb Jahre lang vertreten hatte, konnte die Lehrkanzel an der Wiener Hochschule nicht erlangen, trotzdem er Rosas gewiß an Wissen und operativer Geschicklichkeit bedeutend überragte und einen Ruf erlangte, der weit über die Grenzen Österreichs hinausreichte.

das medizinisch-chirurgische Studium und speziell Naturgeschichte[15]).

Professor J. Wattmann. Er ist im Praktischen der Nachfolger des in der Geschichte der deutschen Chirurgie unvergeßlichen ehemaligen Professors und jetzigen Ritters, Vinzenz von Kern. Unvergeßlich ist dieser Mann jedem Fachgenossen, nicht durch die Größe seiner Taten, nicht durch das Treffliche seiner literarischen Leistungen, sondern durch den Fleiß, den er daran setzte, das ganze Gebäude der Wundarzneikunst in seinen Grundpfeilern zu untergraben, und statt des gesunden Menschenverstandes Verwirrung und Abgeschmacktheiten ohne Zahl in dasselbe zu bringen. Wir rechnen es zu den Wundern deutscher Arzneikunde, daß es einem Lehrer, wie Kern war, gelungen ist, so lange sich mitten in einem Volke, das zu denken vermag, zu erhalten und trotz des vielen Weihrauches, den er sich selbst in dicken Wolken entgegendampfen ließ, trotz des denkwürdigen Triumphes, den die österreichische Chirurgie unter seinen Fahnen feierte, möchte es wohl die allgemeine Stimmung sein, wenn wir behaupten, daß die Wundarzneikunde nie mehr mißhandelt wurde, nie tiefer im argen lag als in seinen Händen, und nur mit unendlicher Mühe gelang es dem bescheidenen, viel erfahrenen und vorurteilsfrei-einsichtsvollen Zang, der Wiener Universität den Ruhm zu erhalten, daß das Studium der Chirurgie nicht ganz auf ihr erstorben sei. Es will uns daher bedünken, daß der Rücktritt Kerns vom Lehramte das erfreulichste Ereignis der neuen Zeit für die Hochschule gewesen sei, doch ist dagegen der Stand seines Nachfolgers im Amte ein umso schwererer, je tiefer die Wissenschaft unter dem Vorgänger gesunken ist. Ob gegenwärtiger Professor Watt-

---

[15]) Hier liegt eine Verwechslung vor. Josef Scherer war Professor der Anatomie, beziehungsweise Physiologie am Josephinum, hingegen trug Naturgeschichte an der medizinischen Fakultät Johann Andreas Scherer vor, der Bruder des Genannten.

mann die nötige Kraft, die erforderliche Kenntnis besitze, um neues Leben in das verjährte Übel zu bringen, muß sich erst in der Folge zeigen, doch möchten wir, soweit wir das Verhältnis zu beurteilen vermögen, vorläufig unseren bescheidensten Zweifel nicht verhehlen. Die sich für den Unterricht darbietende Gelegenheit ist allerdings glänzend zu nennen, und es müßte bei einiger Ausdauer, bei wirklich vorhandener wissenschaftlicher Bildung eine Lehrers, gewiß deutschem Fleiße nicht unmöglich sein, eine freundlichere Zukunft wenigstens vorzubereiten. Professor Wattmann erteilt Vorträge über chirurgische Operationslehre, Bandagenlehre und hält chirurgisch-praktischen Unterricht und Übungen am Krankenbette[16]).

Professor A. Wawruch gibt für Wundärzte dieselben Vorlesungen, welche Raimann für Mediziner hält, das heißt über spezielle Therapie der innerlichen Krank-

---

[16]) Das Urteil Kilians über Kern ist eine schwere Verkennung und etwa mit dem Urteil Osianders über Boër auf eine Linie zu stellen. Kern verzichtete 1823 auf die Leitung der chirurgischen Klinik, übte aber noch bis 1825 die Lehrtätigkeit als Professor der theoretischen Chirurgie aus. Jos. Wattmann, vorher Professor in Laibach und Innsbruck, leitete die chirurgische Klinik 1824 bis 1848. Kern hatte schon 1809 in der Schrift „Avis aux chirurgiens pour les engager d'adopter une méthode dans le pansement des blessés" (deutsch 1810) seine Grundsätze entwickelt, die ihn zum Reformator der Wundbehandlung machten und der damals allgemein herrschenden Vielgeschäftigkeit in der Salben- und Pflasterbehandlung widersprachen. Das größte Gewicht legte er bei Behandlung von Wunden auf die Anwendung von kaltem und warmem Wasser. Mit Entschiedenheit verwarf er das Vollstopfen der Wunde mit Charpie, den Druck zur Entfernung von Eiter usw. Bei Amputationswunden verwarf er den Verband und die Nähte, behandelte den Stumpf offen, machte einige Stunden lang Umschläge mit kaltem Wasser und legte erst später einige Heftpflasterstreifen auf; bei eintretender Eiterung wurde warmes Wasser appliziert. Kerns Hospitalberichte erörtern die Frage der Wundbehandlung ausführlich, andere seiner Schriften betreffen die Steinoperation, die Trepanation usw. Seit 1805 Professor der praktischen Chirurgie, hat sich Vinzenz Kern auch durch Gründung des Operateurinstitutes (1807) ein eminentes Verdienst worben.

heiten, auch erteilt er praktischen Unterricht am Krankenbette. Es wird hier zwar alles geleistet, was möglich ist, doch können kaum die äußersten Grenzen unserer Kunst in dem vorgezeichneten Wirkungskreise überschritten werden, weil die Vorkenntnisse der Wundarzneikunde Studierenden, ohne geringe Ausnahme, so über die Maßen unbedeutend sind und überhaupt in ihnen durchaus kein Geist der Tätigkeit oder des Fleißes sich regt[17]).

Professor J. Wisgrill liest nicht ohne Beifall, jedoch vor keinem reichen Auditorio, psychische Anthropologie und Logik[18]).

Dr. Ehrmann, ein geschickter und in seinem Fache erfahrener jüngerer Lehrer, trägt pharmazeutische Warenkunde vor[19]).

Mag. Mauermann, ein Name, der uns völlig unbekannt geblieben ist, findet sich in dem Kataloge der Vorlesungen als Dozent der theoretischen Chirurgie und als Supplent der Bandagen- und Instrumentenlehre...."

... Von den kaiserlichen Naturaliensammlungen in der Burg hebt K. besonders die Sammlung von Eingeweidewürmern als bei weitem reichste und vollständigste hervor und gedenkt hiebei wehmütig des rüstigen Mannes, dessen Schöpfung sie beinahe allein ist und der jetzt, durch schwere Krankheit, wahrscheinlich für immer seinen unermüdlichen

---

[17]) Andreas Wawruch, Joh. Nepomuk Raimanns Nachfolger als Leiter der inneren Klinik für die niedere Kategorie der Wundärzte, wirkte in dieser Stellung 1819 bis 1842, er war eine Zeitlang Assistent Valentin v. Hildenbrands, seit 1812 Professor der allgemeinen Pathologie in Prag gewesen. Wie Reinlein machte er zum Hauptgegenstand seiner Forschungen den Bandwurm und die Behandlung des Bandwurmleidens.

[18]) Johann Wisgrill lehrte seit 1824 philosophische und physikalische Vorkenntnisse für Wundärzte und wurde 1834 ordentlicher Professor und gab einen Leitfaden der Physik für Studierende der Chirurgie heraus.

[19]) Martin Ehrmann, seit 1824 habilitiert, wurde 1827 Extraordinarius.

Forschungen entzogen ist, des edlen, biederen J. S. Bremser, der in seinen Untersuchungen das einem Menschenleben Mögliche gleichsam überbot und sich selbst ein Denkmal setzte, dauerhafter als Monumente von Erz und Stein[20])...
Das Kabinett anatomischer Wachspräparate in der Josephinischen Akademie ist nicht nur das bei weitem reichhaltigste dieser Art, welches je gesehen worden ist, sondern es zeichnet sich auch durch die vollendete Meisterschaft, mit welcher die einzelnen Stücke gefertigt sind, und die täuschendste Ähnlichkeit mit der Natur so ungemein vorteihaft aus, daß wohl kaum etwas Trefflicheres in Wien gefunden werden kann. Diese unschätzbare Sammlung ist in unseren Tagen genauer durch des Professors von Scherers Werk bekannt geworden, und um jedem Arzt, der diese lebensfrohe Stadt betritt, unbedingtes Vertrauen zu der unübertrefflichen Ausführung aller einzelner Präparate, unter denen einige Nervendarstellungen in der Tat bewunderswert sind, einzuflößen, wollen wir nur bemerken, daß beinahe die ganze Kollektion unter des berühmten Fontanas Aufsicht gefertigt worden ist...

Das Allgemeine Krankenhaus, eines der kolossalsten, welche Deutschland aufzuweisen hat, enthält in 111 Sälen über 2000 Betten... Wenn man im allgemeinen mit dem größten Rechte allen Krankenhäusern von so bedeutender Ausdehnung wie das hiesige den Vorwurf macht, daß ihre Administration, selbst bei dem besten Willen, nicht durchaus gutzuheißen sei, daß man einzelne Abteilungen wie verzogene Kinder besonders gehegt sehe, während andere in ihrem trüben Äußern den Blick des Besuchenden scheuen, und daß überhaupt sich in ihnen eine ungleiche Tätigkeit zeige — so macht dieses Krankenhaus die ehrenvollste Ausnahme,

---

[20]) Joh. Gottfr. Bremser, ursprünglich Arzt, wurde 1811 Kustos des Naturhistorischen Kabinetts, widmete sich mit besonderem Eifer dem Studium der Eingeweidewürmer und erlangte darin autoritatives Ansehen.

und wer das Wohltuende seiner Erscheinung recht tief empfinden will, vergleiche es mit jenen schwarzen Höhlen des Elends und Jammers, deren es einige in Paris gibt, und die, dem Menschengeschlechte zum Hohn, den Namen „Hospital" tragen. Mit gerechtem Ruhme muß es anerkannt werden, daß das Allgemeine Krankenhaus in Wien in allen seinen einzelnen Teilen vortrefflich gehalten werde, daß dort überall sich die unschätzbaren Güter eines Hospitals: Luft, Licht und Raum, im glücklichsten Vereine finden, und daß die Kranken selbst sich einer menschenfreundlichen und erhebenden Pflege erfreuen. So sehr auch das Einseitige, rohempirische und von Menschensinn entblößte ärztliche Verfahren mancher einzelner Individuen, die sich in diesem Hause der Behandlung der Kranken unterziehen, zu tadeln ist, so sehr wollen wir doch das viele Gute, welches sich in dieser Anstalt, die auch ohne das kaiserliche Prädikat wahrhaft kaiserlich ist, im reichsten Maße findet, anerkennen, und laut den unverhohlenen Wunsch aussprechen, Deutschland möge reich an ähnlichen Krankenhäusern sein.

Das Irrenhaus dagegen verdient umso bittereren Tadel, denn kaum möchte es möglich sein, mehr Unzweckmäßigkeit mit Nutzlosigkeit zu vereinen und ein Lokal zu finden, das geeigneter zur Hervorbringung der Krankheit, welche es heilen soll, sei als dieses...

Das anatomisch-pathologische Kabinett im Allgemeinen Krankenhause könnte und müßte das reichste Deutschlands sein, wäre es nicht in unerfahrener Hand auf das schimpflichste verwahrlost worden. Da, wo man geordnete Reihen wohlerhaltener Präparate über die krankhaften Veränderungen einzelner Organe sehen, wo man die seltensten pathologischen Erscheinungen zur großen Belehrung der Besuchenden schauen könnte, wo es mit Recht gefordert werden darf, daß bei jedem Präparate die Krankengeschichte befindlich sei, um nicht die ganze Sammlung zu einem prahlerischen Kinderspielzeuge herabzuwürdigen — da findet man in schwarzen und braunen Liquiden Fleischklumpen, unpräpariert und nicht gehörig dem Auge dargestellt, man trifft einen Knochenbruch neben einer Hernia inguinalis, und an vollständige Krankengeschichten wäre Frevel zu denken. Man trifft zwar einige sehr lehrreiche und seltene Präparate auch hier, und es läßt sich wohl eine genußreiche Stunde in diesem Labyrinth zubringen, wo der Zufall alles, der gute Wille des Konservators, des Professors Biermayer, aber fast gar nichts getan hat.

Das anatomische Museum der Universität hat in den letzten Jahren so gut als gar keinen bemerkenswerten Zuwachs erhalten und bietet überhaupt keinen hocherfreulichen Anblick dar, doch enthält es nichtsdestoweniger eine Menge der unschätzbarsten und seltensten Präparate von Ruysch, Lieberkühn und Prochaska, und an Reichtum in vortrefflich gelungenen Injektionen möchte ihm wohl kein anderes zur Seite zu stellen sein. Eine Restauration auch an dieser Sammlung wäre gewiß ein willkommenes Ereignis, denn sie würde beweisen, daß die Liebe zu einer Wissenschaft, die in Wien gänzlich darniederliegt, daß die Liebe zum Studium der Anatomie wieder erwacht sei und daß auf festerer Grundlage sich das ganze Gebäude schöner und sicherer erheben werde, ließe sich unfehlbar erwarten. Der botanische Garten unter der Oberaufsicht vom Baron von Jacquin und der sorgsamen Leitung des Universitätsgärtners Jos. Diffenbach, wird recht gut gehalten und entspricht seinem Endzwecke, zur Belehrung der Studierenden zu dienen, vollkommen.

... Josephinische Akademie[21]).... Die vorhandenen

---

[21]) Die Mängel des Josephinums hatten gebieterisch zu einer Umgestaltung gedrängt. Auf Grund eines Reorganisationsentwurfes, den der oberste Feldarzt Anton Joh. Beinl v. Bienenburg 1816 vorlegte, wurden 1824 neue Einrichtungen getroffen. 1822 war die Anstalt geschlossen und erst im November 1824 neu eröffnet worden. „Ich will, daß die medizinisch-chirurgische Josefs-Akademie noch fernerhin als ein abgesondertes, selbständiges Lehrinstitut fortbestehe und künftig der vollständige Unterricht allda in der Medizin und der Chirurgie

Mittel sind groß und die erteilten kaiserlichen Privilegien weitumfassend und lockend, ob aber das lehrende Personal durchaus zu großen Erwartungen berechtigte, möchten wir nach unserer vorläufigen Kenntnis davon stark bezweifeln [22]). Dagegen wünschen wir vom Grunde unseres ganzen Herzens dieser Anstalt Glück, daß es ihr gelungen ist, einen Mann wie Dr. Jäger, ausgezeichnet durch sein vielseitiges Wissen, eminent durch seine praktischen Kenntnisse und seine persönlichen Eigenschaften, für das Lehrfach der Augenheilkunde zu erringen, und durch seinen Besitz kann sie einigermaßen den unersetzlichen Verlust verschmerzen, den sie notwendig bei dem Rücktritt des gefeierten W. Schmitt, des vorzüglichsten Geburtshelfers seines Zeitalters, tief empfinden mußte [23]).

---

so wie an den Universitäten in meinen Staaten erteilt werde" — befahl Kaiser Franz. Als Studienzeit wurden für den höheren Lehrkurs fünf, für den niederen drei Jahre festgesetzt, dieselbe Vorbildung und Studiengang wie an der Universität vorgeschrieben. Das Josephinum hatte fortan das Recht, sämtliche akademischen Grade zu verleihen, welche die medizinische Fakultät zu vergeben hatte.

[22]) Tatsächlich ging man bei der Besetzung der Lehrkanzeln nicht immer mit der nötigen Sorgfalt vor, auch blieben wichtige Lehrkanzeln aus Sparsamkeit Jahre hindurch unbesetzt.

[23]) Wilh. Jos. Schmitt mußte 1824 wegen Kränklichkeit seine Lehrtätigkeit aufgeben und starb 1827.

Aus Georg Friedrich Louis Stromeyers[1]) „Erinnerungen eines deutschen Arztes".

Wiener medizinische Zustände von 1826.

Die hygienischen Verhältnisse Wiens ließen viel zu wünschen übrig. Große Temperaturschwankungen erzeugen eine Menge Katarrhe, Rheumatismen und akute Entzündungen, die Wasserversorgung war mangelhaft, das Trinkwasser schlecht, das Latrinenwesen im argen. In der Altstadt wurde die Ventilation beschränkt durch die hohen Festungswälle, welche, durch die neuere Kriegskunst überflüssig geworden, in Gedanken stehen geblieben sind, in stolzer Erinnerung der Dienste, welche sie 1529 und 1683 gegen die Türken geleistet haben; sie sind erst 1857 gefallen. Die großen Zinshäuser können bei dem Mangel aller Ventilationsvorrichtungen und bei mangelhaften Latrinen nicht anders wirken wie schlechte Kasernen. Daher kommt zum Teil die instinktive Sehnsucht der Wiener nach ihren Landhäusern und nach ländlichen Exkursionen, welche doch die Gefahren des nächtlichen Aufenthaltes in einer animalisierten Luft nicht aufheben. Der Typhus hört fast nie auf, Skropheln bei den Kindern und Lungenschwindsucht bei den Erwachsenen gehören zu den gewöhnlichsten Krankheiten. Da die Skropheln meistens mit Augenentzündungen auftreten, so leitet man diese und die Lungenschwindsucht von dem vielen Staube

---

[1]) In wahrhaft fesselnder Weise berichtet der große Kriegschirurg Stromeyer (1804 bis 1876) in seiner vom September 1874 datierten Selbstbiographie über die Eindrücke, die er während seines Aufenthaltes in Wien (22. Juni bis 1. September 1826) empfangen hat (Seite 255 bis 289). Wir greifen aus dem vielseitigen Inhalt nur das Medizinische heraus und beschränken uns auf das rein Tatsächliche, unter Weglassung aller späteren Reflexionen des feinsinnigen und über überlegene Kritik verfügenden Verfassers.

auf den Glacis und den Landstraßen her, gewiß mit Unrecht, wie Friedrich Jäger in Betreff der Augenentzündungen schon bemerkte...

Wiener Augenärzte von 1826.

Was mich nach Wien geführt hatte, war vorzüglich der Wunsch, dessen berühmte Augenärzte kennen zu lernen. Als ich in Berlin von Rust Abschied nahm und ihm sagte, ich wollte in Wien Augenheilkunde treiben, nahm er das übel und meinte, was ich in Wien lernte, könnte ich auch in Berlin finden[2]). Gräfe war klüger und bescheidener, er kam selbst nach Wien, während ich dort war, um Jäger und Rosas operieren zu sehen. Ich hatte die Ehre, dort sein Cicerone zu sein und konnte mich im folgenden Winter überzeugen, daß er die Reise nicht ohne Nutzen gemacht hatte.

Es gibt in Wien zwei medizinische Fakultäten, von denen die eine der Universität angehört, die andere, Josefs-Akademie oder Josephinum genannt, für angehende Militärärzte bestimmt ist und mit der Universität keinen Zusammenhang hat.

---

[2]) Rust (vgl. Seite 31, Anmerkung 14), der in Wien wie andere unter der Feindschaft des Leibarztes v. Stifft schwer gelitten hatte, folgte einem Rufe nach Berlin, wo er Professor an der dortigen militärärztlichen Bildungsanstalt, 1818 auch an der Universität wurde und es 1822 zum Generalstabsarzt der preußischen Armee brachte. Von Rust entwirft St. folgende Charakteristik: „Er war ein kleiner, dicker Mann, sehr kurzsichtig, seine rechte Hand war ebenso ungeschickt wie seine linke, man freute sich bei jeder seiner Operationen, wenn der Assistent unverletzt davonkam, aber er war doch ein guter Lehrer. Sein Genre war das Kapitel von den Entzündungen, besonders der Gelenke und der Haut, mit ihren Folgen, den Geschwüren. Er verfolgte diese Prozesse mit einem nicht geringen Grade von Beobachtungsgabe. Er studierte fortwährend die objektiven Kennzeichen der mit äußeren Entzündungszufällen verbundenen inneren Krankheiten. Die Geschwüre bildeten für ihn den Ausgangspunkt solcher Forschungen....
Seine Lehre von den Gelenkkrankheiten (Arthrokakologie) hatte das Verdienst, die Aufmerksamkeit diesem Gegenstande zuzuwenden. Von längerer Dauer sind seine Bemühungen um die Einführung der Inunktionskur gewesen. Am besten gefiel mir Rusts sokratische Lehrmethode." (L. c. pag. 183 bis 185.)

Dr. Rosas, Professor der Augenheilkunde an der Universität, war ein feiner, liebenswürdiger Mann von stattlicher Figur und angenehmen Gesichtszügen, kaum vierzig Jahre alt. Er operierte sehr gut und gab sich mit seinen Schülern viele Mühe[3]). Er hielt weniger lange Vorträge wie andere Professoren, sondern examinierte mehr über die objektiven Erscheinungen, wie es für den Unterricht in der Augenheilkunde allein richtig ist, wo fast alles offen zutage liegt. Er hatte allem Anschein nach mit seinen Staroperationen nicht minder gute Erfolge wie Friedrich Jäger.. Rosas sah man nur in seiner Universitätsklinik, wo er die Aufgabe hatte, Anfänger zu unterrichten; er wurde deshalb von reisenden jungen Ärzten weniger gesucht, welche die Anfangsgründe hinter sich hatten. Friedrich Jäger, Professor der Augenheilkunde am Josephinum, der Schwiegersohn des berühmten Wiener Okulisten Beer, war damals 44 Jahre alt[4]), eine sehr freundliche Erscheinung durch seinen schönen schwarzen Lockenkopf und kluge, milde, dunkle Augen. Er hatte mehr die Haltung eines Weltmannes wie der schlichte Rosas, dabei aber als geborener Württemberger eine ganz schwäbische Gemütlichkeit. Man sah ihn weniger in seiner Klinik im Josephinum, als bei seinen Hausordinationen, wo er durch kurze Explikationen die zahlreichen Krankheitsfälle den anwesenden fremden Ärzten hinreichend verständlich machte[5]). Man konnte viel bei ihm sehen und wurde im raschen Erkennen des vorliegenden Falles geübt. Seine Therapie war sehr aktiv und nicht bloß

---

[3]) Rosas stand damals im 36. Lebensjahre. Er war ein vorzüglicher Lehrer, seine Privatkurse über Augenoperationen wurden außerordentlich gerühmt, die Klinik förderte er durch Vermehrung der Sammlung von Instrumenten, Handzeichnungen und Präparaten, auch ließ er durch den Wundarzt J. N. Hofmayer schöne Wachsnachbildungen seltener Augenkrankheiten anfertigen.

[4]) Jäger war seit 1825 Professor am Josephinum, er stand damals im 43. Jahre.

[5]) Jäger hatte in seiner Wohnung eine Privat-Augenheilanstalt eingerichtet.

auf Lokalmittel eingeschränkt. Seine manuelle Geschicklichkeit trat bei jeder Gelegenheit hervor, sie stand aber bei ihm unter der Herrschaft eines wohl berechnenden Verstandes, einer menschenfreundlichen Gesinnung. Darin beruhte vorzüglich seine Anziehungskraft, er wünschte anderen zu helfen und verstand es. In dieser Beziehung ist sein Einfluß auf zahlreiche Schüler gewiß sehr wohltätig gewesen... Was Gräfe 1826 besonders nach Wien führte, war der Ruf, welchen sich Friedrich Jäger durch seine Extraktionen mit dem oberen Hornhautschnitte erworben hatte. Er machte ihn mit großer Geschicklichkeit, obgleich er sich dazu eines von ihm erfundenen Doppelmessers bediente, welches die Operation erschwerte[6]). Jägers originellste Leistungen waren die Abtragung der Augenlidränder bei Entropium und die Einimpfung einer Blenorrhoe bei Pannus... In Jägers Klinik des Josephinums sah ich bei Soldaten zuerst jene furchtbare Augenblennorhoe, welche damals unter dem Namen ägyptische Augenentzündung der Schrecken aller europäischen Heere war, über welche Carl Ferdinand von Gräfe 1823 eine glänzende Monographie veröffentlicht hatte. In der damaligen Zeit begnügte man sich damit, den kontagiösen Ursprung des Übels voran zu stellen und bekümmerte sich nicht viel um die hygienischen Mängel, welche dabei eine so große Rolle spielten[7])... Friedrich Jäger freute sich damals sehr über die gelungenen Wachspräparate, welche zu hohen Preisen Dr. Hoffmeyr

---

[6]) Das Doppelmesser erkannte J. aber alsbald als überflüssig und zog das Beersche Starmesser in Anwendung.

[7]) „Über die ägyptische Ophthalmie" veröffentlichte Friedrich Jäger, der eine große Abneigung gegen Schriftstellerei hatte, erst im Jahre 1840 eine Abhandlung, welche, wie er fast entschuldigend hervorhebt, zufolge allerhöchsten Auftrages gedruckt worden ist. Dort finden sich auch zweckmäßige prophylaktische Maßnahmen empfohlen, auch wird berichtet, daß es im Jahre 1833 gelang, in Klagenfurt die Epidemie in dem Peterwardeiner Grenzregiment ganz zu beseitigen. — Außer dieser Abhandlung und seiner Dissertation hat er nichts veröffentlicht.

von den exzessiven trachomatösen Wucherungen zu machen verstand, die doch kaum viel geringeres Interesse haben als die kaum sichtbaren Anfänge des Trachoms, durch deren Bekämpfung auf hygienischem Wege alles weitere Unheil verhütet werden kann. Friedrich Jäger war nicht bloß als Augenarzt gesucht; als Arzt des Fürsten Metternich[8]) war er bei der haute volée sehr beliebt und entging dadurch der Einseitigkeit, welche für die Spezialisten so gefährlich ist, auch wenn sie in ihrer Spezialität das Höchste erreicht zu haben scheinen... Dr. Sichel, welcher später in Paris als Okulist eine große Rolle gespielt hat, gehörte 1826 zu Jägers Assistenten. Wir hielten ihn für eine ehrliche Seele von großem Wissensdrang. Er zeichnete sich sonst aber nur aus durch manuelle Ungeschicklichkeit und wenig angenehme Manieren. Trotz dieser natürlichen Hindernisse ist es ihm durch Eifer und Fleiß gelungen, den Beifall der Pariser zu gewinnen, die Lehren der Wiener ophthalmologischen Schule in Frankreich bekannt zu machen und anderen Okulisten den Weg nach Paris zu bahnen[9])... Außer Friedrich Jägers Praxis bot auch die seines älteren Bruders, Karl Jäger, die Gelegenheit, Augenkranke und Operationen zu sehen, zu denen er die fremden Ärzte mit der größten Freundlichkeit einlud. Seine Therapie kam mit der seines Bruders überein, statt der roten Präzipitatsalbe hatte er eine grüne, mit Spinatsaft gefärbte, über die er selbst zu scherzen pflegte.

Wiener Chirurgen von 1826.

Kern lebte nicht mehr und Zang war invalide[10]). Kerns

---

[8]) 30 Jahre hindurch.

[9]) J. Sichel ging auf Jägers Veranlassung 1826 nach Paris, woselbst er die neue französische Schule der Augenheilkunde ins Leben rief.

[10]) Kern hatte 1825 die Lehrtätigkeit aufgegeben; gestorben ist er 1829. Zang hatte die von ihm (1806 bis 1824) geleitete chirurgische Klinik an Hager übergeben, blieb aber noch bis 1833 als Professor der theoretischen Chirurgie tätig.

Nachfolger in der Universitätsklinik war Wattmann; Zangs Vertreter in der chirurgischen Klinik des Josephinums Hager. In geistiger Beziehung wogen sie beide ungefähr gleich schwer, beide nur auf den mechanischen Teil der Chirurgie erpicht, beide unfruchtbar und langweilig durch Mangel einer physiologischen Basis. In ihren Schriften spricht sich dies deutlich genug aus. Wattmann lehrte in einer Abhandlung über verkrüppelte Nasen, wie man diese durch eine Reihenfolge von orthopädischen Apparaten seiner Erfindung, mit hochtönenden Namen, wieder aufrichten könne, und Hager wollte in seinem Werke über Beinbrüche, Verrenkungen und Verkrümmungen rhachitische Beine mit Heftpflaster-Einwicklungen wieder gerade machen und gebrochene Glieder ohne Ausnahme auf die Folter einer permanenten Extension spannen. Hager strebte seinem Vorgänger Zang nach, indem er die Früchte seiner Belesenheit in der Klinik anbrachte[11]). Wattmann, dem es ganz an natürlicher Beredsamkeit fehlte, sprach nicht viel und überließ es seinen Schülern, besonders den Zöglingen des Operationsinstitutes, die Klinik langweilig zu machen. Diese jungen Leute, welche, mit Stipendien von den einzelnen Provinzen ausgerüstet, in Wien zu Operateurs gebildet werden sollten, lasen über jeden zur Operation gelangenden Fall eine selbst verfaßte Abhandlung vor, welche größtenteils aus Zangs Operationslehre abgeschrieben war... Es war auffallend, daß die beiden chirurgischen Kliniken der großen Kaiserstadt doch eigentlich arm an interessanten und operativen Fällen waren... Die fremden Ärzte besuchten meistens die chirurgische Abteilung, welche unter Dr. Gaßners Leitung stand[12]). Dieser war ein treuer Verehrer von Kern und folgte ganz dessen einfachen Grundsätzen.

---

[11]) Michael Hager war ein fleißiger Lehrer und ein ungemein fruchtbarer Schriftsteller, doch entbehrten seine Arbeiten zumeist der Originalität.

[12]) Seit 1816.

Wiener Ärzte von 1826.

Der Unterricht in der inneren Heilkunst war offenbar in besseren Händen als die Chirurgie. Professor von Raimann von der Universität und Professor Bischoff vom Josephinum waren beide kluge, durchgebildete Leute von großer Erfahrung und voll Eifer für das Lehrfach.

Raimann war ungefähr fünfzig Jahre alt[13]), seine matten Augen bemerkte man kaum, weil man immer die große Nase ansehen mußte, welche in dem blassen Gesichte große Wirkung machte. Seine Züge waren so ausdruckslos, als ob der mimische Nerv an beiden Seiten gelähmt sei; er sprach wie aus einer Maske. Und doch interessierte ich mich für den Mann, seine klinischen Vorträge auf dem Katheder, in lateinischer Sprache, waren so durchdacht, so gründlich, so auf den vorliegenden Fall passend, daß man ihm stets mit Aufmerksamkeit folgte. Am Krankenbette hatte man nichts von ihm, weil die Klinik zu voll war. Ich glaube, es war mehr der Professor, der mich anzog, als der Arzt, aber auch seine mehr exspektative Therapie war mir ganz sympathisch. Was mir an Raimann gefiel, mißfiel anderen jungen Ärzten, welche eine aktivere pharmazeutische Behandlung verlangten. Diese fanden mehr ihre Rechnung bei Dr. Schiffner[14]), dessen Abteilung von den fremden Ärzten viel besucht wurde. Die Wiener Kliniker waren für den elementaren Unterricht, und wenn man diesen hinter sich hat, sehnte man sich nach einem weiteren Felde der Beobachtung, als die beiden Säle, in denen jeder der beiden Kliniker sein kleines Häuflein Kranker zeigte, darbieten konnten. Schiffner hatte im Allgemeinen Krankenhause acht Säle für innere Kranke, außerdem noch eine Abteilung für Hautkranke und eine andere zum vorübergehenden Aufenthalte von Geisteskranken; es war also viel bei ihm

---

[13]) Joh. Nep. Raimann war damals 46 Jahre alt.

[14]) J. Chr. Schiffner war seit 1815 Primararzt und Vorstand der Irrenabteilung im Allgemeinen Krankenhause.

zu sehen. ...Die Universitätsklinik der Therapie von
Wawruch, welche sich, wie die von Raimann, im Allgemeinen Krankenhause befand, hatte nichts Anziehendes;
ihr Aushängeschild war ein großer Glasschrank mit abgetriebenen Bandwürmern[15]). Der damals 42jährige Bischoff
war ein schöner, großer Mann mit viel natürlicher Lebhaftigkeit. Das dem Josephinum anliegende Militärhospital enthielt die Räume für seine Klinik, welche auch weibliche
Kranke aufnahmen. Da es bei ihm nicht so voll war wie bei
Raimann, so konnte man ihn auch am Krankenbette sehen,
wo er den Umständen nach deutsch oder lateinisch sprach
und ohne Kathederton sehr instruktive Vorträge hielt[16])...
Seine zahlreichen Schriften über innere Heilkunde wurden
gut aufgenommen, weil sie, obgleich ohne große Originalität,
doch verständig und objektiv abgefaßt waren. Die genannten
drei Ärzte, Raimann, Bischoff und Schiffner, waren es,
als Erben der Weisheit und der symptomatischen Heilkunst
eines van Swieten, Borsieri[17]) und Peter Frank, mit denen
sich die einheimischen und fremden Fachgenossen am meisten
beschäftigten. **Es befand sich aber unter den ordinierenden Ärzten des Allgemeinen Krankenhauses ein alter Mann, Dr. Rensi, seit 42 Jahren
Primararzt**[18]), **der es verstand, die Aderlässe zu
entbehren.** Die geräuschlose Tätigkeit dieses alten Italieners
hat wohl ihre guten Folgen gehabt. Einem so kaltblütigen
Beobachter wie Raimann war sie gewiß nicht entgangen.

---

[15]) Vgl. Seite 67, Anmerkung 17.

[16]) Ignaz Rud. Bischoff wurde 1826 der Nachfolger Castellitz'
als Leiter der internen Klinik des Josephinums und hatte sich insbesondere durch seine pathologisch-anatomischen und klinischen Arbeiten über Typhus verdient gemacht. Als medizinischer Schriftsteller
hat er eine reiche und vielseitige Tätigkeit entwickelt.

[17]) Giov. Battista Borsieri (de Kanilfeld), Professor in Pavia
(† 1785), schrieb ein Lehrbuch der Medizin (Institutiones medicinae
practicae), welches lange den ersten Rang behauptete.

[18]) Rensi war 1797 bis 1836 Primararzt, diente aber schon seit
1784 als Sekundararzt.

Er selbst ließ noch zur Ader, aber seine zum Exspektieren neigende Therapie bildete den Übergang zu weiteren Schritten auf demselben Wege[19]). Im Jahre 1826 war die physikalische Untersuchungsmethode in Wien noch fast unbekannt. Es war Skoda vorbehalten, dieselbe 1835 dort einzuführen. Der unzertrennliche Begleiter dieser Kunst, die pathologische Anatomie, fing 1826 bereits an, größere Aufmerksamkeit zu erregen. Anstatt des dem Trunke ergebenen Professors Biermayer machte Dr. Wagner die Sektionen im Allgemeinen Krankenhause, denen die fremden Ärzte mit eben so vielem Eifer folgten wie den Kliniken. Der hoffnungsvolle Mann ist früh gestorben[20]); sein Nachfolger war Karl Rokitansky, ohne dessen Hilfe Skoda schwerlich das geworden wäre, was er ist, der Lehrer der physikalischen Diagnostik für ganz Deutschland... Warum folgte Raimann nicht dem alten Rensi? Ich vermute, weil er in seinen beiden klinischen Sälen nicht dieselben Erfolge erzielen konnte wie Rensi in seiner Abteilung. Wenn man für alle seine Kranken desselben Geschlechtes nur einen einzigen Saal zur Verfügung hat, so hört alles Individualisieren in Hinsicht auf Temperatur des Krankenzimmers auf, und dieses gerade

---

[19]) Wieder ein Beweis, wie weit die exspektative Methode der Wiener Schule zurückreicht! Es war ein Schüler Raimanns, Dietl, der später den Kampf gegen den Aderlaß bei Pneumonie energisch aufgenommen hat.

[20]) Der Assistent Biermayers und Lehrer Rokitanskys, Johann Wagner, starb 1832. Er hatte schon Jahre hindurch die Obliegenheiten für Biermayer erfüllt und die pathologisch-anatomischen wie gerichtlichen Sektionen vorgenommen, bis er 1830 Prosektor wurde. Wiewohl man damals in Wien noch wenig Verständnis und Interesse für die pathologische Anatomie hatte, erweckten doch seine verdienstvollen Arbeiten (über Darmgeschwüre, Lyssa u. a.) die Aufmerksamkeit, und insbesondere waren es fremde Ärzte, die sein Wirken zu würdigen wußten. Beispielsweise schreibt Burdach in seiner Selbstbiographie, daß er gelegentlich seines zweiten Wiener Aufenthaltes (im Jahre 1826) mit Wagner Umgang pflegte, bei dessen Obduktionen er öfters vormittags anwesend war, während er nachmittags mit ihm die pathologisch-anatomische Sammlung durchging. (Burdach „Rückblick auf mein Leben", Leipzig 1848, Seite 373.)

leistet bei der Pneumonie die größten Dienste... In zwei Sälen, einen für männliche, den anderen für weibliche Patienten, kann man für junge Ärzte nicht in der Heilkunst unterrichten, man kann ihnen nicht zeigen, wie man individualisieren müsse. In allen fieberhaften Krankheiten ist die Hitze eines der wesentlichsten Symptome; kann man diese nicht mäßigen durch kühle Luft, so ist die ganze übrige Therapie keinen Schuß Pulver wert. Dazu kommt noch, daß in den zwei Krankenzimmern selbstverständlich alle ansteckenden und ekelhaften Kranken ausgeschlossen sein müssen. Daraus folgt, daß sich in zwei Sälen keine Klinik halten läßt, die einer großen Universität würdig wäre, und der Professor selbst in Gefahr steht, irrige Ansichten über die Therapie zu gewinnen oder gleichgültig zu werden gegen bessere Einsichten, welche er unter günstigeren äußeren Verhältnissen sich zu eigen gemacht hätte. Österreich hatte 1826 für seine deutschen Staaten nur die beiden großen Universitäten Prag und Wien, deren Kliniken den Elementarunterricht zu geben hatten und von Studierenden überfüllt waren, welche nur die wenigen in den klinischen Sälen befindlichen Kranken sahen und nichts von den vielen anderen in den Abteilungen. Die Primarärzte liebten es gar nicht, und viele von den jungen Leuten hatten auch nicht die Zeit dazu, weil sie sich durch Unterrichtgeben die Mittel zum Studieren verschaffen mußten...

Das Josephinum.

Es ist ein stattliches, palastähnliches Gebäude, welches Kaiser Josef für die angehenden Militärärzte gebaut hat. Jeder Fremde besucht es, um die kostbaren anatomischen Wachspräparate zu sehen, mit denen eine ganze Reihe von Sälen angefüllt ist. Ihr Nutzen für die Ärzte ist nur gering anzuschlagen, nur durch Selbstpräparieren kann man Anatomie erlernen. Trotz ihrer schönen Ausstattung mißfiel mir die ganze Anstalt. Ich brachte von Hannover schon die Ansicht mit, Militärärzte müßten Leute von allgemeiner Bildung sein, um eine des ärztlichen Standes würdige Rolle in der Armee zu spielen. Im Josephinum aber wurden zweierlei Heilkünstler ausgebildet, eine höhere Art, welche den Doktorgrad erwarb, und eine niedere, welche, ohne Schulbildung, nur bis zum Chirurgen sich aufschwang. Für den im Josephinum empfangenen unentgeltlichen Unterricht blieben die Doktoren 15 Jahre, die Chirurgen 10 Jahre obligiert, das war der technische Ausdruck für so viele Jahre Zwangsarbeit. Eine solche Anstalt war zu Kaiser Josefs Zeiten wohl an ihrem Platze...

Barmherzige Brüder und Schwestern.

In dem Hospitale der Barmherzigen Brüder leitete ein Geistlicher die ärztliche Behandlung, in dem der Schwestern [21]) der 65 Jahre alte Graf Karl Borromäus von Harrach[22]), Onkel der Fürstin von Liegnitz, zweiten Gemahlin des Königs von Preußen Friedrich Wilhelm III. Graf Harrach hatte zuerst Jura studiert und war schon Regierungsrat in Prag, als er den Gedanken faßte, noch Medizin zu studieren. Er legte seine Stelle nieder, wurde Arzt und praktizierte die letzten 25 Jahre seines Lebens unentgeltlich in Wien, wo er 1829 gestorben ist. Da er nicht bloß ein vornehmer und reicher, sondern auch ein guter Mann war, so erregte seine Persönlichkeit großes Interesse. Es war oft von ihm die Rede unter den jungen Ärzten, sie beneideten ihn um das Glück, seine Kunst ganz unentgeltlich üben zu können, in Wien zu leben, ein Hospital zu dirigieren und dabei ein Graf zu sein.... Sein Stand gab ihm Gelegenheit, in den Unglücksjahren von 1805 und 1809 mehr zu leisten als andere Ärzte.

---

[21]) Elisabethinerinnen.
[22]) Auch Burdach verkehrte 1826 mit Graf H. Er sagt von ihm: „Graf Harrach war unverändert; ich war oft bei ihm, und nachdem ich schon Abschied von ihm genommen hatte, brachte er mir noch sein Brustbild zum Andenken; ich sollte ihn nicht wiedersehen, denn er starb 1829". Vgl. bezüglich Harrach meine Schrift „Das alte medizinische Wien" (Wien 1921).

... Die Universität hatte Ferien gemacht, die Professoren gingen auf Reisen, ich mußte daran denken, Wien zu verlassen, wo es mir sehr gut gefallen hatte. Augenkranke und Augenoperationen hatte ich in Menge gesehen, für die exspektative Behandlung innerer Krankheiten eine Anregung gefunden, welche ich nie vergaß... Meine Reisegefährten von Wien nach München waren zwei junge Ärzte, welche ich in Wien getroffen hatte, Dr. Jung aus Siegen, ein feiner gebildeter Mann, und Dr. Gustav Himly, der zweite Sohn des berühmten Göttinger Professors[23]...

---

[23]) Carl Gustav Himly (1772 bis 1837), Professor in Jena und Göttingen, bekannt als Verfasser eines großen Lehrbuches der Augenheilkunde, die er durch Einführung der Mydriatica und Vervollkommnung der künstlichen Pupillenbildung förderte.

Aus Wilhelm Horns „Reise durch Deutschland, Ungarn, Holland, Italien, Frankreich, Großbritannien und Irland mit Rücksicht auf medizinische und naturwissenschaftliche Institute, Armenpflege usw."
Berlin 1831—1833[1]).

Die Universität. Die Kliniken derselben sind in dem allgemeinen Krankenhaus, und zwar die eigentlich medizinische Klinik in einem eigenen Gebäude, das außer ihr noch einige Dienstwohnungen, das anatomische Kabinett des Krankenhauses und die Registratur in sich enthält. Bei meinem Aufenthalte in Wien war Herr v. Raimann, der jetzt, wie ich höre, kaiserlicher Leibarzt[2]) ist, Lehrer der Klinik, und sein Nachfolger soll Dr. Güntner, damals Primararzt des Narrenturms, geworden sein[3]). Sämtliche klinische Lehrer haben bei der Ankunft der Kranken das

---

[1]) In diesem Werke des später als preußischen Medizinalbeamten hochverdienten Arztes Wilhelm Horn (Sohn des Berliner Professors, Psychiaters Ernst Horn) sind der Darstellung des medizinischen Wien nicht weniger als 165 Seiten eingeräumt, wozu noch Ergänzungen kommen (Band I, Seite 147 bis 311, Band IV, Seite 49 bis 52). Horn verließ in Begleitung seines Jugendfreundes Ad. Friedr. Funk am 7. April 1828 Berlin und kam nach zweimonatlicher Reise über Halle, Leipzig, Dresden, Teplitz, Prag, Karlsbad, Marienbad, Baireuth, Erlangen, Bamberg, Würzburg, München, Salzburg, Gastein, Ischl, Linz in Wien an, wo er vier Monate bis 1. Oktober 1828 verweilte, von allen Seiten „in seinen Plänen und Absichten unterstützt, überall mit Freundlichkeit empfangen". Wir bescheiden uns im folgenden mit einem, das Wesentlichste enthaltenden Auszug.

[2]) Im Jahre 1829.

[3]) Im Jahre 1830 war durch den Rücktritt Raimanns sowohl das klinische Lehramt wie die Direktion des Allgemeinen Krankenhauses neu zu besetzen. Man entschied sich dafür, diese beiden Ämter nicht in einer Person zu vereinigen. Franz Güntner wurde 1831 Direktor des Krankenhauses, während die Klinik 1830 Franz Xaver von Hildenbrand, dem Sohne Val. v. H., übertragen wurde.

Recht, sie für ihre Unterrichtsanstalten in Beschlag zu nehmen, wenn sie dieselben dazu geeignet finden. Der Klinik konnte ich nur einige Male beiwohnen, da sie bei meiner Ankunft in Wien bald geschlossen wurde. Es waren etwa 210 Zuhörer da, und auf diese Weise nicht recht daran zu denken, etwas ordentlich zu sehen und zu hören. Es sind zwei Zimmer zu dieser Klinik bestimmt, die aneinanderstoßen, eins für Männer und ein anderes für Weiber. Die Klinik selbst wird in lateinischer Sprache gehalten und die Krankengeschichten ebenfalls in dieser Sprache abgefaßt. So lagen hier einige Flechtenarten, eine Arthritis, eine Chlorose, eine Wurmkranke, ein Veitstanz, eine Metrorrhagie, ein katarrhalisches Fieber, einige Skrophulöse. An einige Betten habe ich mich einige Male herangedrängt und erfahren, daß die Herren (von denen immer ein Student besonders mit drei Nebengehilfen einen Kranken behandelt) ganz genau Bescheid wissen, wie ich es außer Prag in keiner Klinik gesehen habe. In sehr gewandten Ausdrücken wußten sie sich in lateinischer Sprache deutlich zu machen und beantworteten auch alle Extrafragen über Pulse zum Beispiel und ihre Bedeutung in einzelnen Fällen mit größter Genauigkeit. Die Krankengeschichten werden sehr gründlich geführt, und die Hauptsachen, namentlich die Rezepte, an die Kopftafel des Kranken geschrieben. Diese Rezeptzettel, welche ich sämtlich genau gelesen habe, enthielten auch nicht in einer Ausnahme ein kräftiges Mittel. Ein Aderlaß zum Beispiel ist ganz etwas Unerhörtes[4]). Ein älterer Mann zum Beispiel leidet seit längerer Zeit an Diabetes insipidus mit hydrops., auch der linke Leberlappen war deutlich angeschwollen. Eine Ursache dieser „in antagonistischem Verhältnisse" stehenden Krankheiten war nicht aufgefunden worden, und hat sie Herr v. Raimann nicht gefunden, der als Pathologe außerordentlich gelobt wird, so ist sie auch wohl sehr schwer zu entdecken gewesen.

---

[4]) Vgl. Seite 80.

Der Kranke nun, der schon ziemlich schwach war und beständig außerdem noch an Schweißen litt, bekam zum Getränk ein decoctum Salep, und alle seine Medizin bestand in folgendem Rezepte:
R. rad. tarax. unc. j.
coq. per ½ hor. ad colat. lb. j.
D. S. Zweistündlich eine halbe Tasse.

Nach vierwöchentlichem Gebrauch dieses Mittels in der Klinik wurde hinzugesetzt:
extr. fumar. dr. j.

Eine andere, sehr lange, in gutem Latein geschriebene Krankengeschichte wurde vorgelesen und betraf eine wohlgenährte 30jährige Rekonvaleszentin von einem gastrisch-rheumatischen Fieber; das Ende war, daß sie ein decoct. hordei bekommen sollte...

Professor Wawruch, ein Mann, der seiner gründlichen Gelehrsamkeit und umsichtigen Therapie wegen in Wien berühmt ist [5]), während Herr v. Raimann mehr als ausgezeichneter Diagnostiker gilt, hielt, ebenfalls im Lokale des allgemeinen Krankenhauses, die medizinisch-chirurgische Klinik, leider aber zu derselben Stunde mit Raimann. Er ist in Wien als großer und sicherer Wurmdoktor bekannt, und man sagt mit großem Triumphe von ihm, daß er einen Wurm bestimmt in acht Tagen abtreibe. Daß nun diese, in deutscher Sprache abgehaltene, für Chirurgen bestimmte medizinische Klinik einen anderen Geist, eine weniger wissenschaftliche, mehr praktische Tendenz habe und haben muß, versteht sich von selbst. Wawruch ist sehr ruhig und genau, so daß ihn ganz junge Leute gewiß pedantisch nennen; sein Examen geht bis in das kleinste Detail, die

---

[5]) Wawruch, der 1819 bis 1842 die innere Klinik für die niedere Kategorie der Wundärzte leitete, besaß reiches medicohistorisches Wissen, 1811 hatte er sich für Geschichte und Literatur der Medizin an der Wiener Universität habilitiert und bald darauf eine historische Untersuchung über das Alter des Petechialtyphus veröffentlicht.

Diagnose wird mit so großer Sicherheit gestellt, daß die Krankheitsnamen auf den Tafeln mehrere Seiten einnahmen; dabei ist er sehr deutlich und seine Erklärungen für das chirurgische Publikum die passendsten. Alle Krankengeschichten werden gesammelt und nach Jahrgängen gebunden, so daß auf ein Jahr etwa 300 kommen, die als ein bleibendes Denkmal aufbewahrt werden. Ein großer Schrank mit Bandwürmern und deren Geschichte steht in einem der beiden klinischen Zimmer. Die Klinik selbst besteht aus zwei Zimmern, jedes mit sieben Betten (einige davon unbesetzt), und das ist wohl für 150 klinische Zuhörer etwas zu sparsam. Die Therapie ist auch hier sehr exspektativ, und die Rezepte (welche während der ganzen Behandlung am Krankenbette hängen) bestehen meistens aus taraxacum, gramen und althaea. Das hier angewendete Wurmmittel ist gummi gutti, calomel und saccharum album aa. gz. iij., zu drei Pillen in den bekannten Zwischenräumen zu nehmen. Die in der Klinik bei meinen mehrmaligen Besuchen vorhandenen Fälle waren meistens sehr gelinder Art, weil, wie mir der Sekundararzt sagte, die klinischen Lehrer sich vor Leichen hüten! Der Unterricht, die angestellten Examina, die Elemente der Pathologie und Therapie enthaltend, sind übrigens sehr instruktiv. Hier hatte ich Gelegenheit, einen sehr brillanten Zoster als eine Ausschlagskrankheit verlaufen und fast von selbst heilen zu sehen.

Professor Wattmann, der in der Stadt sehr getadelt wird, auch blutdürstig sein soll, hat die Stelle eines klinisch-chirurgischen Lehrers der Universität; er ist noch jung[6]) und soll nichts verstehen. Er ist der Nachfolger von Kern und hat als solcher wohl schon etwas zu leisten. Seine Klinik im Krankenhause besteht aus Medizinern und Chirurgen. Die Schüler von Kern haben unter ihm eine chirurgische Bibliothek und Lesegesellschaft gestiftet, die noch existiert und jährlich erweitert wird. Sie steht in den klinischen

⁶) Wattmann war damals 39 Jahre alt.

Zimmern, mit einem großen Ölgemälde des Ritters v. Kern.
— Die chirurgische Klinik hat ebenfalls zwei aneinanderstoßende Zimmer für Männer und Weiber, jedes zu 12 Betten. Das hab' ich nur alles gesehen, als die Herren sich verlaufen hatten, denn 250 Schüler machen einen großen Lärm. Die vorhandenen Krankheiten waren etwa: carcinoma labii (kosmisches Mittel), carcinoma mammae (Cicuta), lithiasis (ein Kind war nach Civiale[7]) operiert und befand sich wohl), scirrhus testiculi (Kastration), condylomata, ulcera syphilitica, bubones, fractura colli femoris, abscessus simplex, tumor albus scrophulosus und wie die klinischen Fälle so in der Regel heißen. Die Methoden sind die gewöhnlichen, nach den Rezepten, die ich gesehen habe, und alles sieht recht reinlich aus. Ein Schüler behandelt einen Kranken, muß die genaue Krankengeschichte aufsetzen und hat Nebenärzte, die auch Schüler sind. Wattmann spricht in Gesellschaft seines Assistenten so leise, daß ich auch nicht ein Wort von ihm verstanden habe. Die Verbände müssen die Schüler unter Aufsicht selbst machen. Es soll aber nach der allgemeinen Stimme ein großer Schlendrian in der Klinik herrschen, und wenn bei dem herrschenden Studienzwange, so sagte man, die Herren eine Alternative hätten, so würden sie nicht bei dem noch jungen Manne hören.

In der Klinik des Professors Rosas, eines noch jüngern Mannes und vortrefflichen Lehrers, hatte ich bei meinem ersten Besuche das Glück, eine Operatio staphylomatis corneae sphaerici sehr gut zu sehen... Ein schöner Saal für die ambulatorische Klinik und Operationen, zugleich Hörsaal, und dahinter ein männlicher und weiblicher Krankensaal, sehr schön und dunkel, machen das Lokal aus; der Assistent Dr. Piringer (jetzt Professor in Grätz[8]) war

---

[7]) Jean Civiale aus Thiezac (Dep. Cantac), französischer Chirurg, 1792 bis 1867, von italienischer Herkunft, gehörte zu jenen, welche die Lithothrypsie durch Erfindung eines Steinbohrers wesentlich gefördert haben.

[8]) Jos. Friedrich Pieringer (1800 bis 1879), wandte sich 1824

sehr freundlich zu mir, und ich konnte hoffen, davon etwas
zu haben, bevor die Klinik geschlossen würde: wenn nur
nicht die Menge von Zuhörern überall daran hinderte.
Rosas examinierte sehr gut und gründlich über Glaucom,
und man sieht wohl bald, ob jemand seiner Sache gewachsen
ist, wie er... Die Zahl der ambulatorischen Kranken ist
hier immer sehr groß. In der eigentlichen Klinik lagen Operierte an der Katarakte, nach verschiedenen Methoden,
rheumatische, katarrhalische Augenentzündungen, bei denen
nicht so viel gerade zu sehen ist. In der ambulatorischen
Klinik sieht man viel, aber leider meistens nur einmal,
ohne wiederzusehen; es gibt hier aber so viel zu sehen,
daß die Wahl in der Tat schwer wird, worauf man seine Aufmerksamkeit zu wenden hat... Dr. Piringer war so gütig,
mir die Sammlung der Klinik zu zeigen. Die Sammlung
ist von Beer angelegt und von Rosas fortgesetzt. Ein
Schrank wird gefüllt durch eine langweilig vollständige
Sammlung von Augeninstrumenten, welche für das historische
Studium gewiß Interesse hat, und auch selbst mir dadurch
interessant wurde, daß sich viele Instrumente und selbst
Etuis von berühmten Leuten daselbst befinden, die sie selbst
lange gebraucht; in dieser Hinsicht aber ist die Sammlung
sehr reich. Wien hat gewiß selbst die Hauptsachen geliefert
durch die ausgebreitete Bekanntschaft und den großen Ruf
Beers. Ebenso schön und gewiß von einem nicht unbedeutenden Interesse sind die ganz vortrefflichen Handzeichnungen
Beers; er war bekanntlich ein ausgezeichneter Zeichner
und sah viel, ehe er zu Papier brachte. Von der Privat-

---

der Augenheilkunde zu, wurde Assistent bei Friedrich Jäger, darauf,
1825, bei Rosas; 1828 erfolgte seine Ernennung zum außerordentlichen Professor der Augenheilkunde an der Medizinisch-chirurgischen
Lehranstalt in Graz, wo es seinen Bemühungen gelang, ein Augen-
krankenhaus zu gründen, aus dem allmählich die Augenabteilung
des Allgemeinen Krankenhauses sich entwickelte. P. war bis 1860
als Lehrer und Primararzt tätig. Er verfaßte das klassische Werk
„Die Blennorrhöe am Menschenauge" (Grätz 1844).

bibliothek der Klinik rede ich nicht; sie scheint aber auch nur unbedeutend zu sein. Außerordentlich prachtvoll aber und instruktiv ist die von Rosas angelegte Sammlung von Wachspräparaten, Augenkrankheiten darstellend, von einem hiesigen Augenarzte Hoffmayer angefertigt, aber leider wieder teilweise als Geheimnis behandelt. Sie sind sehr teuer: ich glaube, eine Darstellung kostet über 70 fl. C.-M., und es sind schon einige und 30 vorhanden; sie sind aber auch vortrefflich und von solchen Sachen, die man nicht immer gleich haben kann; weil Weingeistpräparate zum Beispiel sogleich das Kolorit verlieren, ist die Einrichtung gewiß sehr gut, eine jede Darstellung kann aber auch auf den ersten Blick ohne Überschrift erkannt werden. Mehrere vergleichend-anatomische Präparate in bezug auf Konstruktion der Augen sind ohne Wert. Von mikroskopischen Einspritzungen hatte ich nachgerade so viel gesehen, daß mir der Kopf schwindelte, es gibt deren hier auch, und Beer war auch Rivale (also Feind) von Prochaska. Endlich eine Sammlung anatomischer und pathologischer Präparate des Auges, seiner Umgebungen in der Augenhöhle..
... Ich besuchte die Accouchementspartie des allgemeinen Krankenhauses, sie ist getrennt für einen Primararzt Doktor v. Sidorowicz[9]) und den Professor der Geburtshilfe Klein; ersterer hat die geheime Abteilung, die nun natürlich selten, sparsam oder gar nicht besetzt ist; letztere ist aber sehr gut, und die ganze Accouchementsabteilung gehört der Klinik! Die Zahl der Entbindungen ist so ziemlich bestimmt und bleibt sich gleich; jährlich etwa 2200 bis 2300; auch der Bestand ist sich so ziemlich gleich: es waren 92 Entbundene und 52 Schwangere zugegen. Gewiß eine reiche Lehrstätte gerade in einem Gegenstande, wo Übung allein hilft, und wenn es bei praktisch-medizinischen Lehranstalten auch wahr

---

[9]) Franz Ritter v. Sidorowicz war 1822 bis 1831 Primargeburtsarzt; er hatte auch bei Boër Assistentendienste (1821 bis 1822) versehen.

sein mag, daß kleine Anstalten zum Lernen viel vorteilhafter als große sind, so ist das in der Accouchementsabteilung gerade nicht wahr, hier entscheidet allein das Wieviel? Wie? Was? Daß ein Vierteljahr hier zugebracht und 600 Geburten machen oder sehen mehr hilft, als in einer kleinen Anstalt sechs Jahre hindurch, alle Jahre 100, versteht sich wohl von selbst. Das geburtshilfliche Institut, das ich besuchte, gefällt mir im ganzen recht wohl. Horn, ein, wie man sagt, unbedeutender Mann, ist Professor der theoretischen, Klein der praktischen Geburtshilfe. Er und sein Assistent (Bartsch[10]) bilden das dirigierende Personal. Die Schule besteht aus Schülern und künftigen Hebammen; der Kursus der letztern besteht aus zwei Monaten, in denen sie theoretischen und praktischen Unterricht genießen. Die Zimmer sind dunkel und nicht freundlich, und auch nicht einmal in einem zusammenhängenden Lokal, sondern ein Teil liegt höher als der andere und ist nur für Wöchnerinnen und ihre Kinder bestimmt. Die Schwangeren wohnen wieder abgesondert. Sehr wohl hat mir die Primarhebamme gefallen, eine tüchtige Frau von 50 Jahren, die in ihrem Leben wohl schon manche Geburt gemacht hat. Die Geburten, welche täglich vorkommen, wechseln von 3 bis 20, und die meisten sind leicht. Die Ordnung, welche dabei, in bezug auf den Zutritt von Schülern und Schülerinnen, statthat, ist wohl so ziemlich überall dieselbe. Entbunden wird hier immer auf einem gewöhnlichen Bette in der Seitenlage, selten hat man nötig, die Boërsche Zange anzuwenden, wie denn überhaupt Operationen sehr selten vorkommen, die Wendung noch am meisten[11]). Die vorkommenden Krankheiten der Wöchnerinnen, Neugebornen und Schwangeren werden sämtlich hier in der Abteilung selbst behandelt,

---

[10]) Franz Xaver Bartsch war seit Juli 1828 Assistent an der geburtshilflichen Klinik, vorher Sekundararzt der Abteilung für Syphilis.

[11]) Die Grundsätze Boërs blieben an Kleins Klinik dauernd maßgebend.

nicht, wie man mir früher fälschlich angab, kommen die schwer Erkrankten auf eine andere Abteilung. Diese Krankheiten sind besonders febris puerperalis, damals nur in schwächeren Graden; ich habe mehrere dergleichen Kranke gesehen, und hätte die Sache viel lieber für eine febris rheum. in puerperia erklärt; metritis, so wird aber jeder Schmerz in der Gegend der Gebärmutter genannt, Hämorrhagien usw. Von den Kinderkrankheiten kommen die schweren trismus (wo der Rheumatismus [?] anfänglich durch Blutegel an die Schläfe behandelt, frühzeitig aber schwierig erkannt, wohl geheilt wird), induratio telae cellulosae wohl auch, aber sehr selten, vor. Damals, vor 2 bis 3 Jahren, aber war hier eine Kindbettfieberepidemie wo, bei der verschiedenartigsten Behandlung und aller angewandten Schutzmittel ungeachtet, wenige Prozente durchkamen. Die Wöchnerinnen hatten ihre Kinder zum Teil in ihrem eigenen Bette, zum Teil in eigenen, daneben stehenden Kasten, ihre Betten im verkleinerten Maßstabe. Alle diese haben das Recht, ihre Kinder in das Findelhaus zu geben, mit der Verpflichtung, wenn sie dazu passen sollten, eine Zeit lang als Amme zu dienen — so begünstigt man auf der einen Seite die Entstehung der Kinder zu Tausenden, und gestattet keine Bordelle... In der Regel bleiben die Wöchnerinnen, wenn sie anders an einer Krankheit nicht leiden, 10 bis 14 Tage nach der Entbindung in der Anstalt. Mit dem Scheiden der Mutter kommen dann die Kinder in das Findelhaus, wenn es von ihr nicht ausdrücklich anders verlangt wird, und das möchte wohl nicht oft vorkommen. Klein... setzte mir bei einer gerade stattfindenden normalen Geburt seine Grundsätze über Tuschieren und genaues Explorieren der Kindeslage auseinander, und diese liefen auf eine große Schonung der Schwangern und Gebärenden hinaus; er gesteht dann freilich aber selbst, daß er in den meisten Fällen eine genaue Kenntnis von der Lage des Kindes nicht besitze, es sei ihm aber genug, zu wissen, ob Hinterhaupt oder Gesicht sich zur Geburt stelle, und das könne er dann an der Wölbung des Dammes fühlen. Sei es nötig, so lege er die Boërsche Zange an, und ziehe sie erst horizontal (wenn auch unwissend, welche Partien von den Löffeln der Zange berührt werden) und dann nach der Wölbung im Mittelfleische, richte dann die Griffe nach oben oder unten, je nachdem es eine Hinterhaupts- oder Gesichtsgeburt ist. Dabei habe er viel Glück, und das meiste Andere halte er für unnütze Subtilitäten.

Die Universität, mit den Sammlungen, ist ein schönes, großes, dunkles Gebäude. Die Studenten laufen in der Zwischenzeit, mit Büchern und Blättern in der Hand, emsig herum und lernen auswendig, das heißt sie präparieren sich zum Examen. Ein solches Examen war uns ganz interessant, um die Art und Weise zu kennen... Czermak, Professor der Physiologie[12]), examinierte die Herren, nachdem sie gewisse Aufgaben auf selbst gewählten Zetteln erhalten hatten, in lateinischer Sprache, einen Italiener in seiner Muttersprache; so kamen im Zeitraum von etwa zwei Stunden sechs Studierende daran, von denen zwei sehr unbedeutend und zwei sehr gut waren. Sie bekamen nun verschiedene Zeugnisse ihrer Tauglichkeit, und diese haben Einfluß auf das Rigorosum, deren ersteres unserm Doktorexamen und das zweite unserm Staatsexamen sehr ähnlich ist, nur mit dem Unterschiede, daß erst bei dem letzteren der Doktortitel erteilt wird.

Das anatomisch-physiologische Museum hat meinen Beifall durchaus nicht; es fehlt der Herr. Professor Mayer bekümmert sich nicht darum und treibt Geheimniskrämerei mit eingespritzten Hoden; in jedem Glase fast ist der Weingeist trübe, und fast nichts in Ordnung, dessenungeachtet, mit jeglichem Mangel an Ordnung, wie aus dem Einzelnen hervorgeht, fehlt es nicht an sehr hübschen Sachen, zu denen ich nicht gerade die große Sammlung Prochaskascher

---

[12]) Vgl. Seite 59.

trockener Einspritzungen rechnen möchte. Dabei fehlt ein Katalog, und also die Bedeutung der Präparate für das Studium... Das naturhistorische Kabinett der Universität ist in einer schlechten Verfassung, in Hinsicht der Vollständigkeit der Sachen und der einzelnen Exemplare... Der liebenswürdige Baron Jacquin, Lehrer der Chemie und Direktor des Botanischen Gartens, hatte die Güte, uns denselben vollständig zu zeigen, in dem er sich gerade mit einigen seiner Gehilfen aufhielt. Er hat die Freude, in ihm schon 56 Jahre zu wohnen, und erinnert sich also ganz genau, diesen oder jenen kräftigen Baum als Gerte gesehen zu haben... Der Garten ist in allen seinen Teilen täglich und stündlich dem Publikum offen, wobei man sich des Pfiffs bedient, an die ausgezeichnetsten und seltensten Pflanzen sehr bekannte und unbedeutende Namen zu setzen, um sie vor Raub zu schützen... Jacquin wohnt hier im Sommer in einem Gartenhause und befindet sich hier, als Patriarch gewissermaßen, mit seiner Familie (Herr von Schreiber[13]) ist sein Schwiegersohn) sehr wohl. Alle Mittwoch abend hat er Gesellschaft bei sich, und namentlich alle Fremden sind dazu eingeladen. Mit ganz besonderer Dankbarkeit muß ich noch den sehr eifrigen Professor Czermak erwähnen, der uns durch eine mehr als gewöhnliche Aufnahme den Aufenthalt in Wien noch weit angenehmer machte, und mit dem wir in ein wirklich freundschaftliches Verhältnis getreten sind. Er ist Professor der Physiologie[14]), und seit einer Reihe von Jahren mit unausgesetztem Interesse mit Versuchen über die Bewegung und das Leben des Blutes beschäftigt, natürlich mit Versuchen an lebenden Tieren, auf die er ganz außerordentlich eingeübt ist. Ich habe nicht das Recht, die Resultate dieser Versuche hier vorläufig und eigenmächtig anzudeuten, konnte aber an Ort und Stelle, bei einer großen Genauigkeit von Zeich-

---

[13]) Direktor der Hof-Naturalienkabinette.
[14]) Jos. Czermak war 1825 bis 1848 Professor der Physiologie.

nungen, die nach einem vortrefflichen Mikroskop angefertigt sind, die Bewegungen des Blutes innerhalb und außerhalb der Gefäße beobachten; die wunderbaren Gestalten der Blutkügelchen (der hier so leicht zu erhaltende proteus anguineus gibt die schönste Gelegenheit zu solchen Untersuchungen) machen den Glauben rege, daß ein allgemeines tellurisches Leben diesen Blutkügelchen nicht abzusprechen sei, ein Glaube, den andere große Meister nicht teilen... Die Wut, Gefäßeinspritzungen zu machen, Geheimniskrämerei mit aufgefundenen Injektionsmaterialien, Vervollständigung der Museen durch Anfertigung von dergleichen Präparaten, welche wohl besonders Prochaska hier zu Wege gebracht hat, ist hier besonders groß, und es scheint mir fast, als ob der bloße Gedanke des Besitzes solcher Sachen den sonst so tüchtigen Czermak begeistern könnte[15]... Da Czermak

---

[15]) Daß die Geschicklichkeit in der Verfertigung von Injektionspräparaten das Mittel war, die Gunst Czermaks zu erwerben, erzählt auch Hyrtl aus seinen Studentenjahren. „Der Professor der Physiologie, Jos. Czermak, bildete damals den Vereinigungspunkt aller strebsamen jungen Leute unserer Schule. An ihn zu gelangen, arbeitete ich Tag und Nacht, um eine Reihe von Gehör- und Injektionspräparaten zusammenzubringen, welche mich bei ihm einführen sollte. Er nahm mich sehr freundlich auf und gestattete mir freien Besuch des anatomischen Museums, welches unter seiner und Mayers Oberaufsicht stand. Dort brachte ich denn auch meine Nachmittage zu, weidete mich an den Anblick der schönen und seltsamen Sachen, die da versammelt waren, insbesondere an den mikroskopischen Injektionen, deren Geheimnis ich in Monros und Lieberkühns Abhandlungen auswitterte, und in welchen ich es selbst in Kürze so weit brachte, daß ich einen $^3/_4$ Zoll langen Embryo von Salamandra atra mit prachtvoller, den ganzen Leib des Tieres umhüllender Riemenkrause mit feingezogenen Glasröhrchen injizieren konnte. Dieses geschah auf dem Kuhschneeberg in einer Alpenhütte. Das Kunststück war auch nicht gewöhnlicher Art; es wurde selbst von Retzius, Döllinger und Johannes Müller bewundert.
Ich hatte damals auch gefunden, daß bei vielen Nagern, allen einheimischen Fledermäusen, beim Igel, bei der Spitzmaus und dem Maulwurf ein die Maxillaris und Carotis interna vertretendes Gefäß, entweder frei oder in einen knöchernen Kanal eingeschlossen, die Schenkel des Steigbügels passiert. Ich schrieb darüber einen Aufsatz für die medizinischen Jahrbücher und legte ihn Professor Czermak

in mikroskopischen Beobachtungen so sehr geübt ist, baten wir ihn einige Male, mit uns in das allgemeine Krankenhaus zu kommen, um Krätzige auf Milben zu untersuchen; und in der verschiedensten Beleuchtung, bei Sonnenlicht und Kerzen, in frischem Pusteleiter und in älterm, war nicht eine Spur von Bewegung für uns zu entdecken; obgleich die Eiterkügelchen sehr gut und in großer Menge zugegen, so waren sie doch in beständiger Ruhe. Aber warum soll nicht unter gewissen Verhältnissen sich ein Tierchen hier bilden können?...

---

vor. Als mich dieser auf Carlisle und Otto verwies, welche denselben Gegenstand bereits so erschöpfend behandelt hatten, daß mir nur wenig Eigenes von meiner Arbeit übrig blieb, mußte ich meinem frühreifen schriftstellerischen Beruf entsagen. Dieser Schmerz war bald überwunden. Es folgten andere Funde nach... welche denn zur Folge hatten, daß mich Czermak förmlich zu seinem Famulus bestellte, mir seine reiche B.bliothek zur Verfügung überließ, ein kleines Plösslsches Mikroskop und Cuviers Anatomie zum Namenstage schenkte, und als nach Mayers Tode die Aufsicht über das anatomische Museum ihm allein zufiel, mir den Auftrag erteilte, in demselben etwas Ordnung herzustellen. Mit wahrer Freude übernahm ich diese Arbeit. Sie wurde reich belohnt, indem ich die verborgenen Fächer in den Barthschen Kästen entdeckte und aus demselben Schätze hob, von deren Vorhandensein niemand eine Ahnung hatte. Sie bestanden in einer Menge der seltensten Tiere in Weingeist..., ausgestopften, von den Motten zerfressenen Vogelbälgen und einer großen Menge Knochenkrankheiten in Prachtexemplaren. Alles ohne Nummer oder Bezeichnung. Die Tiere wurden von Professor Czermak als gute Beute in Besitz genommen, die Knochen aber dem Museum einverleibt. Voigtels und Lobsteins Schriften über pathologische Anatomie halfen mir, die Knochen nach ihren Krankheiten zu sortieren. Sie wurden dann auf großen, schwarzen Tafeln zierlich gruppiert, um die freien Räume an den Wänden des Museums damit zu decken und zu schmücken. Dies war meine Arbeit im zweiten Jahre meiner medizinischen Studien.

Professor Czermak gab am Samstag eine Stunde über vergleichende Anatomie; das wenige Material, welches er dazu verwenden konnte, zu vermehren, war die Aufgabe, welche ich im dritten Jahre meiner Studien ausführte. Es hatte sich unter den Studenten eine Art anatomischer Brüderschaft gebildet. Jeder wollte den anderen durch schöne Präparate übertreffen, alle zusammen aber hatten wir den gemeinsamen Plan, die Anatomie aller Tierklassen in je einem Exemplar auszuarbeiten und aufzustellen. Das größte Zimmer des

Die Josephinische Akademie mit ihrem schönen Gebäude ist bekanntlich eine Bildungsanstalt für 200 junge Militärärzte und bildet unter der Direktion des Obersten Feldstabsarztes usw. Herrn Dr. Isfording, als Chef des Militärmedizinalwesens[16]), gewissermaßen eine eigene abgesonderte medizinische Fakultät mit vollständigen Bildungsmitteln.

Die medizinische Klinik wird geleitet von Professor Bischoff, einem Manne, der in der literarischen Welt sehr wohl und vorteilhaft bekannt ist[17]) und der mit einem reichen Schatze von Erfahrung als Primararzt zu Prag in seine jetzige Stellung hierher gerufen wurde. Er ist noch ein Mann in jüngeren Jahren und ein ausgezeichneter klinischer Lehrer, der nur in der unangenehmen Lage ist, als solcher ein sehr gemischtes Publikum vor sich zu haben, indem auch Studenten außer den jungen Militärärzten und Fremde an dem klinischen Unterricht teilnehmen, und so ist sein Vortrag halb deutsch, halb lateinisch. Dieser Vortrag gefällt mir aber sehr wohl; er ist klar, eindringlich, streng, die Fragen zweckmäßig, die Schüler gut zu Ordnung und Genauigkeit angehalten. Die männlichen Kranken sucht er aus dem Militärspitale aus und so kann es ihm an interessanten Fällen wohl niemals fehlen. Es sind für Männer 12 Betten da, die aber nicht

---

physiologischen Laboratoriums im Erdgeschoß wurde zu einem Kabinett für vergleichende Anatomie hergerichtet und durch meine und meiner Freunde bereitwillige Arbeit zum Teil gefüllt. Selbst als die klinischen Studien meine Übersiedlung in die Alservorstadt notwendig machten, verlebte ich den Abend in diesem Raume mit anatomischer Arbeit. Ich gelangte zu einer Art von Ruf. Berühmte praktische Ärzte der Stadt nahmen bei mir Privatunterricht in der Anatomie und hatten dessen sehr vonnöten. Selbst aus der vornehmen Welt hatte ich Schüler um mich: die Konsule der Vereinigten Staaten, der Hansastädte, Graf Stadion, Fürst Maurocordato, Fürst Felix Schwarzenberg."

[16]) Joh. Nep. Isfordink war seit 1822 oberster Feldarzt und Direktor der reorganisierten Josefsakademie, vorher fungierte er an der Anstalt als Professor der allgemeinen Pathologie und Therapie.

[17]) Vgl. Seite 79.

vollständig besetzt waren, und nach seiner Aussage wird die ganze Klinik etwa alle vier Wochen, den Mitgliedern nach, eine ganz andere sein. Die Weiber kommen aus der Stadt hieher und es sind für sie in einem eigenen Zimmer 6 Betten da. Sie sind meistens Dienstmädchen von Herrschaften, bei denen Bischoff Arzt ist, oder sonstige Weiber, welche ein besonderes Vertrauen zu ihm haben. Eine ganz besondere Sorgfalt wird auf die Anfertigung der Kránkengeschichten verwendet und sowohl das erste Aufnehmen als das tägliche Fortführen der Journale geschieht mit größter Genauigkeit. Ist der Kranke geheilt oder kommt er auf eine andere Weise aus der Behandlung, so muß der ihn behandelnde Student eine Skizze der ganzen Behandlung geben, mit den Hauptmomenten und den Anteactis... Aus diesen Akten, die in jedem Schuljahr mit Wetterbeobachtungen gesammelt werden, entstehen dann Volumina, aus denen Bischoff seine memorabilia clinica zusammensetzt... Professor Hager[18]), Lehrer der chirurgischen Klinik in der Josephinischen Akademie, Nachfolger von Zang, ist noch ein junger Mann, der viel gelesen zu haben scheint, mit einem sanften, einnehmenden Wesen und einem zweckmäßigen Kathederton; für künftige Militärchirurgen also wohl wie geschaffen. Er zeigte mir seine ganze Einrichtung, bei der ich freilich nicht viel mehr Neues sah als einen guten Lehrer; allein die jungen Herren wußten rein gar nichts, wenn eine Querfrage kam. Alles aber wußten sie, wenn Hager sie fortsprechen ließ in ihren Relationen über den Kranken. Die Klinik besteht aus 20 Betten in zwei Zimmern... Man hat, nach meiner Meinung, sehr Unrecht, wenn man Hager durchaus tadelt; ich halte ihn für einen recht tüchtigen Lehrer; wie alle jungen Chirurgen, hat er noch eine große Operierwut. Das legt sich aber gewiß. Die Augenklinik des berühmten Professors F. Jäger (ich kann hier nicht unterlassen, ihm sowohl als seinem älteren Bruder,

---

[18]) Vgl. Seite 77.

dem ebenfalls als Augenarzt hochgeschätzten Dr. K. Jäger, meinen besten Dank für die mir so oft bewiesene große Güte an den Tag zu legen) hat zum hörenden Publikum meistens ausländische junge Ärzte, die für ihn ein ganz besonderes Interesse haben und seine Klinik sowohl als seine „Hausordinationen" belaufen. Ein Sprech- und Operationszimmer, ein Zimmer für weibliche, ein anderes für männliche Kranke, alle hoch und schön, mit dunklen Bettschirmen und hoch angebrachten Fenstern, machen das Lokal aus. Die ambulanten Kranken hält Jäger hier mehr ab, um sie für seine Hausordinationen zu gewinnen. Der weibliche Teil der eigentlichen Klinik besteht aus Privatkranken, die, in passenden Fällen und mit Armutszeugnissen versehen, hier unentgeltlich behandelt werden. Jägers Ruf als Operateur und genialer Diagnostiker ist hinreichend begründet[19]...

... Die Gebäranstalt für die Zöglinge der Josephinischen Akademie ist kaum der Rede wert und ihr Mangel ein großer für die Anstalt selbst. Professor Schwarze[20]) lehrt die Geburtshilfe, und da kein Mensch gezwungen werden kann, in eine öffentliche Anstalt zu gehen, so gehen die Mädchen auch nicht gerne dahin, wo nur Männer, und die Kranken nur Soldaten sind. So kommt es denn, und besonders, weil die wenigen Anwesenden durch Touchieren usw. sehr malträtiert werden, daß nur sehr wenig Schwangere zugegen sind, wohl nur eine bis zwei, zuweilen nicht eine einzige...

Daß es übrigens in dieser Akademie an reichen Instrumenten- und Bandagensammlungen nicht fehlt, versteht

---

[19]) Horn berichtet im folgenden über interessante Fälle aus der Klinik und von Operationen, die der Meister „mit einer Sicherheit und einer Grazie ausführte, die Bewunderung verdient".

[20]) Der Nachfolger Schmitts, Klemens Schwarzer (1785 bis 1844), wurde 1827 Professor am Josephinum, zugleich Feldstabsarzt und Beisitzer der permanenten Feldsanitätskommission; vorher war er Lehrer der Geburtshilfe am Lyzeum zu Olmütz. Sein „Handbuch der Geburtshilfe" (Wien 1838) beweist, daß er mit den Fortschritten seiner Zeit vertraut war, ohne aber selbst Neues leisten zu können.

sich von selbst! Die anatomischen Sammlungen der Josephinischen Akademie hat besonders der Prosektor Dr. Eberl[21]) unter sich. Das Wachskabinett anatomischer Präparate ist aus Italien vom Kaiser Josef II. mit unendlichen Kosten angeschafft. Es sind vier bis fünf Zimmer davon voll, und Einiges sehr schön, besonders die ganzen Figuren, deren es vier bis fünf gibt, Knochen, Muskeln, Saugadern, Arterien und Venen darstellend... Am besten haben mir die Muskeln gefallen, wobei man wohl etwas lernen kann und es ist nicht zu leugnen, daß überhaupt die Sache etwas sehr Ansprechendes, besonders für den Laien haben kann, der sich freut, seinen Ekel zu hause oder in der Tasche zu lassen. Minder gut sind die Herzpräparate gelungen und schlecht sogar die Gehirnpartien usw. Ich kann mich nicht entschließen, etwas näheres über das ganze anzugeben und kann die Idee ebenso wenig loben, da es hier nie an Leichen fehlen kann; die Gefäße sind doch steif und die Eingeweide plump. Die Zeit, wo so etwas Interesse erweckte, ist längst vorbei, aber demungeachtet war alles voll und die Leute staunten es an, ohne eigentlich zu wissen, daß sie mehr bewundern als die Kunst; gute Kupferwerke tun dasselbe und so unendlich viel weniger zugleich als die Natur. Das Kabinett für menschliche Anatomie ist unbedeutend... Das Personale war nun vollständig (1828) dieses:

Oberstfeldstabsarzt Hofrat Isfording (Dr. med. et chir.)
Professor der Chemie u. Botanik Zimmermann (Dr.chir.) [22]
,,   ,,   Philosophie: Scherer (Dr. chir.)[23])
,,   ,,   Chirurgie: Zang (Dr. chir.)

[21]) Gemeint ist der nachmals auch als Historiker der Medizin hochverdiente, auf verschiedenen Gebieten unermüdliche Burkard Eble, welcher viele Jahre als Prosektor und Bibliothekar am Josephinum tätig war.

[22]) Ferd. Jos. Zimmermann war 1806 bis 1840 Professor am Josephinum; er veröffentlichte Grundzüge der Phytologie.

[23]) Jos. Scherer war 1806 bis 1823 Professor der Anatomie, 1823 bis 1832 Professor der Physiologie.

Professor der Pathologie und
　　Therapie:　　　　　　　Bischoff (Dr. med. et chir.)
　,,　　,, Anatomie:　　　　Römer (Dr. chir.)[24]
　,,　　,, Naturgeschichte:　Fischer (Dr. med.)[25]
　,,　　,, Chirurgie:　　　　Hager (Dr. med. et chir.)
　,,　　,, Okulistik　　　　Jaeger (Dr. med.)
　,,　　,, Geburtshilfe und
　　　　　gerichtl. Med.:　Schwarze (Dr. med.)[26]
　,,　　,, materia medica:　(?)　(Dr. med.)[27]

Diese Herren haben sämtlich den Titel als Stabsärzte und k. k. Räte. Der dirigierende Feldstabsarzt ist Dr. Sachs. Bibliothekar und Kustos der Zöglinge ist der akademische Regimentsarzt Dr. Schwarzott (Dr. chir.), Prosektor der Dr. med. Eberl. Von der Karriere dieser Herren heißt es nun: Jedes Jahr wachsen 30 Studierende zu, welche Philosophie absolviert haben müssen, um nach zurückgelegten fünf Jahren Studium den Gradum als Dr. med. und chir. nehmen zu können, treten dann als Oberärzte mit 21 fl. C.-M. bei den Regimentern ein und sind 15 Jahre obligiert. Während der Studierzeit müssen sie sich selbst verpflegen, tragen aber Uniform. Wer nicht Philosophie absolviert hat, kann nie auf eine Ober- oder Bataillonsarztstelle Anspruch machen, sowie er auch nie Doktor werden kann. Wer als Praktikant (das heißt niederer chirurgischer Handlanger) eintritt, muß 6 Monate im Spital umsonst dienen, sich selbst verpflegen, kann dann als ärztlicher Gehilfe zum Regiment kommen und nach einiger Dienstzeit daselbst durch drei Jahre die Collegia

---

[24]) Anton Römer, Schüler Ilgs in Prag und Jos. Scherers, wurde 1823 Professor der Anatomie, sein Lehrbuch der Anatomie war von geringem Wert.

[25]) Kaspar Fischer, gewesener Assistent des Joh. Andr. Scherer, wurde 1823 Professor am Josephinum.

[26]) Vgl. Anmerkung 20. Staatsarzneikunde trug 1826 bis 1848 der hier nicht erwähnte Peter Wagner vor.

[27]) Bis 1822 war Isfordink Vertreter der allgemeinen Pathologie, Therapie und Pharmakologie; eine Neubesetzung der Lehrkanzel erfolgte erst 1827 mit Stanislaus Töltenyi.

an dem Josephinum hören, um als magister chirurgiae examiniert werden zu können. Dann wird er monatlich mit 15 fl. C.-M. besoldet und ist acht Jahre „obligiert" und hat danach endlich die Freiheit, in den gesamten österreichischen Staaten als Chirurgus zu praktizieren.

Das Allgemeine Krankenhaus, unter dessen Direktion die Gebäranstalt, welche darin befindlich ist, der hinter ihm gelegene Narrenturm, das Findelhaus, das Ammeninstitut steht, ist die Anstalt, welcher man gewiß in Wien sein größtes Interesse schenken wird, eine Anstalt, deren Führung, Administration und Ordnung zu bewundern ist, die sich zugleich durch die Ordnung, Reinlichkeit und selbst durch ihre Eleganz von vielen Schwesteranstalten in großen Städten vorteilhaft auszeichnet. Das Gebäude entstand unter der kurzen, aber segensreichen Regierung des Kaisers Josef II., der, wie man sagt, zwei eitle, aber sehr reiche Leute unter der Bedingung zu Fürsten machte, daß sie dieses Krankenhaus bauten. Es liegt bekanntlich in der Alser-Vorstadt, nahe der Josephinischen Akademie und dem damit verbundenen Militärspital, so daß die Hauptinteressen der Studierenden fast auf einem und demselben Flecke befindlich sind. Es hat eine sehr schöne Front und durchwegs zwei Etagen. Die Seitenflügel des Vordergebäudes und ein das Viereck vollendender Hinterflügel, in dem die Hauskirche befindlich ist, schließen einen großen Hof ein, in dessen Mitte ein Haus, worin die v. Raimannsche Klinik, einige Wohnungen, zum Beispiel für den Prosektor, die Administrationszimmer usw. Auf eine ähnliche Weise verhält es sich mit einem zweiten und dritten Hofe, nur daß auf ihnen mehrere Quergebäude die große Regelmäßigkeit des Baues aufheben. In dem Hause wohnen zugleich in hübschen, großen Abteilungen die Primarärzte und Chirurgen sowie die Sekundarien, deren je zwei einem Primarius zur Seite stehen, die aber auch schon selbständige Ärzte und Chirurgen sind; jeder Abteilung sind endlich noch einige Praktikanten zugeteilt, welche die kleinen chirurgischen Handleistungen verrichten müssen Für jede Abteilung ist ein Hausvater, welcher als Oberwärter der unmittelbare Vorgesetzte der Wärterinnen ist, deren es zwei auf jedem Zimmer gibt. Hinter dem letzten Hofe ist auf einem kleinen Raum das Leichenhaus, und durch eine Mauer davon getrennt, auf einem großen, gartenähnlichen Hofe, liegt der Narrenturm, zu dem man aber auf einem andern Wege kommt; dem gegenüber die hintere Front des Militärspitals liegt, durch welches man in die Josephinische Akademie kommt... Die Zimmer, welche natürlich nicht gleich groß sind, werden außerordentlich rein und sauber gehalten, haben von beiden Seiten Fenster, welche fast an der obern Hälfte der Wand anfangen, so daß die an den Wänden liegenden Kranken vom Zug auf keine Weise zu leiden haben. In der Mitte eines jeden Zimmers, die im Durchschnitt etwa 20 Betten haben, steht ein großer tischähnlicher Kasten, worin Leib- und Bettwäsche der Kranken befindlich ist, an der das Spital einen großen Reichtum hat. Fehlerhaft scheint nur die Einrichtung, daß die Zimmer einer einzelnen Abteilung nicht beisammen liegen, so daß die Primarien immer über Höfe müssen, um sich die einzelnen Krankenzimmer zusammenzusuchen. Bei jeder kleinen Reihe von Zimmern ist eine kleine Küche, worin die Wärterinnen Umschläge usw. bereiten und warm halten, sowie eine Latrine, und in jedem Zimmer natürlich Nachtstühle, die ungewöhnlich wenig riechen, weil es bei der doppelten Reihe hoher Fenster an frischer Luft nur aus Nachlässigkeit fehlen würde. Die Bettstellen sind von Holz, mit gelber Ölfarbe angestrichen, und die Betten bestehen aus einem Strohsack, einer dicken wollenen Decke (Kotze), Strohkissen, worüber ein Pferdehaarkissen und eine blau überzogene wollene Decke. Über jedem Krankenbette hängt der Krankenzettel, während die Sekundarien die kurze Krankengeschichte auf eigenen Schematen in Händen haben, wonach sie die täglichen, monatlichen, vierteljährlichen und jährlichen

Tabellen anfertigen. Die Zimmer werden hier, wenn dies, wie zum Beispiel Parterre, nötig ist, auf eine sehr zweckmäßige Weise vor Nässe geschützt, indem unter der übertünchenden weißen Kalkfarbe eine dicke Schicht Teer auf die bloßen Steine geschmiert wird. Die Kosten werden natürlich dadurch bedeutend vergrößert; allein man ist dann auch auf ein Jahr lang sicher. Die sehr en gros eingerichtete Spitalsapotheke ist wahrhaft brillant und in einem sehr schönen Lokal. An vier Ladentischen wird für die vier verschiedenen medizinischen Abteilungen dispensiert, die übrigen Abteilungen werden einrangiert, so daß etwaige Fehler sogleich bestimmten Personen zur Last fallen. Im Laboratorium stehen große Kessel mit vorrätigen, täglich gebrauchten Infusen und Dekokten. Die Vorräte besorgt sich die Apotheke selbst, und es ist zugleich auf das strengste untersagt, irgend ein Rezept zu machen, das nicht ein im Hause angestellter Arzt für ein im Hause wohnendes Individuum verschrieben hat... In dem Krankenhause ist vor noch nicht gar langer Zeit eine neue Badeanstalt für 50.000 fl. C.-M. erbaut worden. Es ist dies ein schönes, brillantes Gebäude, und zugleich ist es ein schönes Zeichen, daß man für ein so nützliches Heilmittel die Kosten nicht spart. In Kellern wird das Wasser beständig mit einem großen Aufwande von Holz erwärmt, und durch Röhren geht es aus den Behältern, die immer zwischen zwei Fenstern angebracht sind, in die Zimmer, wo die Badewannen stehen, eins für die Männer, ein anderes für die Weiber, und ein drittes für die Hausoffizianten. Die hölzernen, mit Ölfarbe angestrichenen Wannen sind sehr geräumig und können leicht rein gehalten werden, und die hie und da mit Löchern versehenen steinernen Fußböden lassen das gebrauchte Wasser leicht abführen. Können die Kranken nicht hieher gehen, so wird das Bad natürlich, bei einem sehr großen bedienenden Personal, auf dem Zimmer gemacht. Schade war es indeß und wenig Vertrauen erweckend, daß ein Behälter der neuen Bäder, der damals erst sieben Monate im Gebrauch war, schon einer Reparatur bedurfte. Herr de Carro hat dem Hospitale allein 80 Schwitzkästen zu Schwefelräucherungen verkauft, welche nun dastehen und — nicht im Gebrauch sind (Schiffner). Die drei nebeneinander gelegenen Küchen, welche nicht sehr freundlich, aber doch reinlich sind, bereiten dreimal das Essen für das ganze Haus, das in kupfernen Kesseln gemacht und in tönernen Schalen verabreicht wird. Täglich und abwechselnd muß ein Primarius die Speisen kosten. Außer den besonderen (Extra-) Speisen und Getränken werden nun: schwache, Viertel-, Drittel-, halbe und ganze Portionen verordnet, natürlich so, daß der Arzt dabei vollkommen Freiheit im Wechseln hat... Die Abtritte sind auf den Fluren zwischen den Krankenzimmern, teils unverschlossen für die Kranken, teils verschlossen für Offizianten und das ärztliche Personal; ich habe sie eng und unreinlich, jedoch nicht übelriechend gefunden. Der Kot wird auf einem Brett in die darunter fließende Kloake geführt. Auf diesen eigentlichen Hauptabtritten finden sich auch Nachttöpfe von glasiertem Ton, während die bettlägerigen Kranken sich langer, weißer Uringläser bedienen müssen. Außerdem gibt es nun noch natürlich Leibstühle für die Kranken, welche nicht auf dem Zimmer, aber doch aus dem Bette dürfen, und endlich die sogenannten Steckbecken, welche eine hohle, hölzerne Schüssel darstellen, und sonst nichts Ausgezeichnetes haben, als vielleicht den Vorteil, daß sie nicht kalt sind; einen anderen Grund kann ich mir zur Anschaffung dieses Materiales nicht denken. Die Leibstühle haben keine Eimer, sondern große, eigens dazu geformte Tontöpfe...

Etwas sehr Unangenehmes im Krankenhause, jedoch nicht anders zu machen, da es die Religion mit sich bringt, ist die Notwendigkeit des Priesters vor dem Tode eines Kranken, was diesem oder jenem nur wahrscheinlich Sterbenden gewiß schon den Todesstoß gegeben hat. Der Arzt ist gezwungen, bei drohender Lebensgefahr den Hauspriester rufen zu lassen, damit dieser den Kranken zum Tode vorbereite und ihn mit den Sterbesakramenten versehe. Ferner ist es sehr unangenehm, daß bei jeder Leiche im Spital, wenn sie vom Gewerk oder Verwandten usw. zur Beerdigung abgeholt wird, auf dem Hofe bis zur Kirche Gebete gesprochen und das Totenglöckchen der Spitalkapelle (die recht hübsch eingerichtet ist und auch von Leuten der Stadt besucht wird) geläutet wird... Alle Kranken wissen nämlich, was das zu bedeuten hat, und voll Mut sind die schweren Kranken in einem Spital noch außerdem wohl selten. Ein im älteren Teile des Spitals liegendes, 1745 gegründetes ,,Handlungsinstitut'' mit hübschen Zimmern, wo nur kranke Kaufleute behandelt werden, sowie mehrere ,,Extrazimmer'', auf denen man für 4 Flor. W.-W. täglich vollständig behandelt wird, verdienen volle Anerkennung. Die Primarien wechseln ab, Vorsteher dieser Anstalt zu sein... Aber komisch: Der Senior ist der alte Dr. Rensi, ein Italiener, der damals seit 43 Jahren Primararzt war. Er ist Schüler von Tissot und Burserius, geht seit dieser Zeit von nichts ab und gibt nichts zu; jetzt hat er nun vollends keine Lust, und wird von seinen Kranken angebetet. **Er behandelt zum Beispiel alle Entzündungen ohne Aderlaß, Lungenentzündungen zum Beispiel mit warmen Umschlägen auf die Brust;** dadurch soll die Rekonvaleszenz sehr abgekürzt werden. Als ich dem Assistenten einwarf, daß doch viele Nachkrankheiten üblen Charakters dadurch entständen, meinte er ganz naiv, daß nach streng antiphlogistischer Methode auch wohl Wassersuchten entstehen könnten. Man hat dem alten Herrn dergleichen im Auslande nachgesagt, und seit der Zeit erlaubt er den Umgang nicht mehr für Ausländer. Direktor dieser Anstalt war Herr **von Raimann**, der aber jetzt, der Person des Kaisers näher (er ist zum zweiten Male Schwiegersohn des allmächtigen Baron von Stift, Exzellenz, eines liebenswürdigen, höchst feinen Mannes, den die Praxis durch tausendfältige administrative Geschäfte

natürlich nicht mehr besitzt), diese Rolle aufgegeben haben soll,
sein untergebener Vizedirektor der Primarius Belletzky...[28])

[28]) Die Verwaltung des Krankenhauses unter Raimann war
eine vorzügliche, wobei ihm seit 1821 A. Belletzky als Vizedirektor
zur Seite stand. Dieser übernahm einen Teil der Direktionsgeschäfte,
aber in voller Verantwortlichkeit gegenüber seinem Vorgesetzten.
Unter anderem wurde die Temperatur der Krankenzimmer nach dem
Thermometer geregelt, mit einem Kostenaufwand ein neues Bad
erbaut, die Regelung der Vermögensverhältnisse der drei vereinigten
Anstalten (eigentliches Krankenhaus, Gebärinstitut, Irrenabteilung)
und ihrer Lokalitäten vorgenommen, die Besoldung der Primarärzte
und Primarchirurgen erhöht und der Überfüllung des Krankenhauses
durch provisorische Maßnahmen entgegengewirkt. Damals hatte
die Anstalt folgenden Belegraum. Erste medizinische Abteilung: 102 Männer-, 115 Weiberbetten; Zweite medizinische Abteilung: 150 Männerbetten, 46 Weiberbetten; Dritte medizinische Abteilung: 78 Männerbetten, 126 Weiberbetten, dazugehörig die
sogenannte Ausschlagabteilung mit 92 Männer- und 44 Weiberbetten, außerdem ein Zimmer mit 20 Betten für Patienten, die des
Irrsinns verdächtig waren; Vierte medizinische Abteilung:
68 Männerbetten, 95 Weiberbetten, dazugehörig die Abteilung für
Syphilis mit 82 Männer- und 83 Weiberbetten, außerdem zwei Zimmer
mit je 9 Betten zur Aufnahme von Pockenkranken; Erste chirurgische Abteilung: 87 Männerbetten, 46 Weiberbetten; Zweite
chirurgische Abteilung: 80 Männerbetten, 60 Weiberbetten;
Medizinische Klinik für die Studierenden der Medizin
und höheren Chirurgie: 12 Männerbetten, 12 Weiberbetten;
Medizinische Klinik für die niederen Wundärzte: 6 Männerbetten, 6 Weiberbetten; Chirurgische Klinik: 9 Männerbetten,
10 Weiberbetten; Augenklinik: 8 Männerbetten, 8 Weiberbetten.
Zwei Zimmer mit 34 Geisteskranken unter Leitung des Primararztes
der Irrenabteilung, ein Zimmer mit 18 Betten für Schwangere. Die
Gebäranstalt bot einen Belegraum für 178 Weiber. Um dem Mehrbedürfnis von mehreren hundert Betten zu genügen, wurden die
Patienten mit chronischen Leiden in das Versorgungshaus am Alserbach und ein Teil der Schwangeren in das Findelhaus überführt, die
ruhigen und unheilbaren Irren in den Versorgungshäusern zu Mauerbach und Ybbs a. d. D. untergebracht. Dem Erfordernis nach Erweiterung namentlich des Gebärinstitutes Rechnung tragend, forderte die Regierung 1826 zu passenden Vorschlägen auf. Das Ergebnis
der langwierigen Verhandlungen war der Beschluß eines Neubaues,
der, 1832 begonnen, 1834 vollendet wurde, aus sechs Flügeln bestand
und den achten und neunten Hof umschloß; von den hinzugekommenen 500 Betten sollten 400 für das Krankenhaus, 100 für die Entbindungsanstalt zur Verfügung stehen.

...Die Abteilung des Primararztes Dr. Schiffner[29]), eines Mannes, dem ich für seine freundliche Güte nie werde genug danken können, hat mich am meisten interessiert, indem ich zwei volle Monate hindurch täglich einige Stunden auf ihr beschäftigt war. Diese Abteilung ist neben den früher genannten Augenkliniken der eigentliche Sammelplatz der fremden jungen Ärzte, und dieser allgemeine Zug zeigt wohl deutlich genug an, daß es der Mühe lohne, seine Zeit der Abteilung zu widmen. Es versteht sich von selbst, daß selbst dem Ausländer zu Gefallen an keinen eigentlich klinischen Unterricht zu denken ist. Bei einem zweimal täglich wiederholten Besuche von 400 Kranken ist das vollständig unmöglich. Wer aber schon viele Kranke gesehen hat, kommt hier in eine gute Schule, wenn auch nicht bei uns jüngern Ärzten der Nachahmung zu empfehlen; man sieht eine dreiste, scharfe Diagnose von einem Praktiker, der in seinen Kranken lebt und webt, eine entscheidende Therapie, die zum Exspektieren keine Zeit hat. Die Schiffnersche Abteilung enthielt acht Zimmer für innerliche Kranke; in abgesonderten Zimmern die Ausschlagskranken des ganzen Hauses, und die im Hause selbst gelegene Irrenabteilung, wohin dergleichen Kranke der Exspektation wegen gebracht, und entweder bald geheilt werden oder auf die übrigen Abteilungen kommen[30])... Bei Ausschlagskrankheiten fallen mir Pocken ein. Hier nämlich, so gut als jetzt fast überall, existieren Varicellen und Varioloiden, die sich in nichts von den tausendmal beschriebenen unterscheiden. Die Kranken daran liegen in eigenen Sälen neben der Augenklinik der Universität im allgemeinen Krankenhause, und sind durchaus nicht von der Kommunikation mit andern Krankensälen

---

[29]) J. Chr. Schiffner wurde 1815 Primararzt und Vorstand der Irrenabteilung, versah diese Stelle durch mehrere Jahre, übernahm aber auch andere Krankenabteilungen.

[30]) Horn berichtet im Folgenden in eingehender Weise über die Krankheitsauffassung und Behandlungsweise Schiffners, manchmal illustriert durch einzelne Fälle.

abgeschlossen, so daß die Rekonvaleszenten namentlich ohne allen Anstand bei gutem Wetter mit ihren Schorfen auf den Höfen herumlaufen dürfen, und für jeden Besuchenden ist der Eingang in diese Krankenzimmer erlaubt. Gewiß eine sehr tadelnswerte Nachgiebigkeit, die ihre üblen Folgen auch nicht verbirgt, indem sehr häufig auf den einzelnen Krankenabteilungen die unangenehme Krankheit vorkommt, rein durch Ansteckung, die, wenn sie auch hier gerade nicht bösartig erscheint, doch sehr überflüssig ist. Ein großer Fehler! — Belletzky, der die venerische Abteilung hat, ist hier Arzt. — Für Personen, deren Geisteskrankheit oder Epilepsie (hier Konvulsion genannt) entweder Hoffnung einer baldigen Genesung gibt oder wenigstens keine mania furibunda ist, existiert eine Filial-Irrenanstalt, welche unter Schiffners Aufsicht steht [31]), und sie besteht aus einem großen Saale, der in der Mitte durch eine Bretterwand geschieden ist, und dadurch entstehen zwei Zimmer, das erstere für Frauen, die hintere Hälfte für Männer, ein Fehler, den ich schon so oft auf meiner Reise bemerken mußte... Die Straf- und Zwangsmittel bestehen nur in Riemen, womit die Kranken an das Brett geschnallt werden, Hunger, Schelten, der Zwangsjacke und der sonst mehr üblichen Mundzwinge; reicht dies nicht hin, so kommen sie in den Turm. Aber es liegt jetzt schon der vom Kaiser genehmigte Plan einer neuen, großen, brillanten Irrenanstalt da, die nächstens angefangen wird, und deren erster Kostenanschlag sich auf eine Million Gulden C.-M. beläuft [32]).

---

[31]) Schiffner hatte 1813 um die Erlaubnis angesucht, in Wien eine Privatirrenanstalt errichten zu dürfen; sein Gesuch wurde aber abgewiesen, weil man ihm nicht die nötigen Erfahrungen zutraute, gleichwohl erhielt er 1815 die Leitung der Irrenabteilung im Allgemeinen Krankenhause.

[32]) Raimann hatte den Antrag gestellt, eine neue Irrenanstalt in Wien zu bauen, aber dieser Vorschlag wurde erst viel später unter wesentlich anderen Verhältnissen ausgeführt.

In dem Primararzte der Irrenanstalt Dr. Güntner[33]) fand ich einen interessanten, durchaus fein gebildeten und liebenswürdigen Mann, dessen ruhiges Äußere auch seiner damaligen Stellung als Irrenarzt vollkommen angemessen war. Er war so gütig, mir zu erlauben, mit ihm die tägliche Visite im Narrenturm zu machen, eine Erlaubnis, von der ich auch einige Wochen Gebrauch machte. Er selbst kennt die Gebrechen dieser 360 bis 370 Kranke enthaltenden Anstalt... Nach seinem eigenen Urteil machen nur Apothekermittel oder die eigene Natur hier gesund, und es geschehen öfter Heilungen, selbst andauernde, die sich kein Arzt zuschreiben kann. Zu dem Narrenturm gehören noch zwei weibliche Krankenzimmer, worin etwa 35 ruhige, melancholische und mit fixen Ideen behaftete Weiber sowie auch zum Teil Rekonvaleszentinnen liegen. Es ist von Seiten der Ärzte in der Anstalt, die so sehr viel Mangelhaftes hat, alles geschehen, was nur geschehen konnte: es herrscht Reinlichkeit und Ordnung. Die beiden genannten weiblichen Zimmer liegen isoliert von den übrigen des allgemeinen Krankenhauses durch einen besonderen Eingang, und die Kranken können aus ihrem Zimmer in den Garten, der auf der einen Seite des Narrenturmes liegt, den die Männer in einzelnen Stunden benutzten, und in anderen die ruhigen, nicht im Narrenturm befindlichen Weiber; gesondert von diesem mit Bäumen besetzten kleinen Raume ist auf der andern Seite ein ähnlicher, der für die im Turm befindlichen Weiber bestimmt ist, die aber nie mit den Männern zugleich ins Freie kommen, obgleich sie ganz gesondert sind, weil sie doch beim Hinausgehen sich begegnen könnten. Diese freien Stunden, das Aufhalten zu gewissen Stunden im Innern des Turmes auf dem geteilten, gepflasterten Hof und das Garnwinden der Frauen, die dazu für

---

[33]) Franz Güntner, der seit seiner Promotion als Sekundararzt, beziehungsweise als Assistent an der medizinischen Klinik tätig gewesen war, wurde 1827 Primararzt.

passend gefunden werden, sind die einzigen Beschäftigungen, zu denen man die unglücklichen Kranken anhält, und doch werden viele geheilt, am meisten wohl durch die Natur, zum Teil aber auch durch Arzneien, die als Purganzen, Ekelkuren, schmerzhafte Hautreize, Brechmittel, nervina, nutrienia häufig und passend verordnet werden. Aber wie beschränkt sind die Mittel! Keine Badeanstalt, von Sturzbädern keine Rede; ein Reinigungsbad muß eigens getragen werden, und als ein Tropfbad verordnet wurde, mußte man einen Trinkbecher auf seinem Boden durchbohren, so daß das Wasser in kleinem Strahle kommt. Von Zwangsmitteln gibt es die Hand- und Fußriemen, die Zwangsjacke, Ketten, mit denen einige Kranke ans Bett oder an die Wand geschlossen waren. Güntners Art, mit den Kranken umzugehen, ist human, ruhig und ernst. Es sind etwa die größere Hälfte Weiber und die kleinere Männer; wenn selbst auch im Turm das Verhältnis ein anderes ist, so muß doch die Zahl von etwa 35 Weibern in den beiden Nebenzimmern in Anschlag gebracht werden. Die meisten sind nicht sehr lebhaft, viele stupid, oder auf dem Wege, es zu werden, viele intendierte Selbstmörder, viele melancholisch und mit fixen Ideen behaftet, eigentliche furibundi habe ich wenig gesehen, diese machen aber in dem so unbegreiflich unzweckmäßig gebauten Turme einen solchen Lärm, daß das Echo die nur von fern dazu inklinierten Kranken zu ähnlichem Unfug auffordert. Die Wärter sind alle männlich und sollen zum Teil gut sein. Die Oberwärter auf den weiblichen Abteilungen müssen aber verheiratet sein. Ein Quergebäude teilt den Turm, der mit einem großen Aufwande gebaut und mit ungeheuren Mauern versehen ist, in zwei Hälften; in diesem sind in fünf Stockwerken die Wohnungen der Wärter und die Treppen zu den fünf Stockwerken des Turmes. Aus diesem Quergebäude kommt man zu jeder Seite auf jedem Stockwerk in einen Gang mit Mauersteinen gepflastert und dieser hat Kachelöfen, mit hölzernen

Spalieren umgeben, aus denen eiserne Röhren herumführen und den Gang erwärmen, und nach außen zu (das Ganze ist wie ein Gefängnis abermals mit einer großen Mauer umgeben) sind die kleinen Zellen für die Kranken zu ein bis drei Betten, die nach Bedürfnis und Notwendigkeit verschieden eingerichtet sind und selbst nur aus Stroh bestehen. Sonst befindet sich noch ein Stuhl und ein Tisch in jeder Zelle und ein Nachtstuhl in der Ecke, der in die gemeinschaftliche Kloake führt; einige haben Nachttöpfe, andere, Unreinliche, nur ein hölzernes Faß zur Befriedigung ihrer Bedürfnisse; die Fußböden sind bei den Unreinlichen, meistens also, mit Quadersteinen gepflastert, bei den Ruhigen und Reinlichen mit Holz gedielt. Nicht verschweigen kann ich, daß ein Wärter ohne besondere Rüge einen furibundus, der gefesselt sich von seinem Bette gewälzt hatte, so unsanft auf das Bett warf, daß er mit dem Kopf gegen die Mauer flog und sich augenblicklich eine tüchtige Beule zuzog. Das Erdgeschoß wird von ruhigeren Männern bewohnt; das dann folgende Stockwerk wird von bezahlenden Männern eingenommen; das dritte Stockwerk haben die ruhigeren und zum Teil die bezahlenden Weiber inne; dann kommen eine Treppe höher die unruhigeren und nicht bezahlenden Weiber, und endlich ganz oben sind die schlimmen und ohne Vergütung verpflegten Männer zu finden.

Die Stockwerke sind in einzelne Zellen geteilt, welche in in einem Kreise konzentrisch nach der Bauart des Turmes rund herumgehen. Jede Zelle hat zwei Türen, eine innere, eiserne Gittertür, und eine äußere aus Holz, die indessen wohl nur gebraucht wird, um in einzelnen Fällen Dunkelheit hervorzubringen, wo dann ein kleines, zugleich darin befindliches Fenster verhängt wird...

...Mit dem Narrenturm unter derselben Direktion und gleichsam als Filialanstalt, steht das sogenannte Lazarett auf der Währinger Straße, worin sich etwa 130 Geisteskranke beiderlei Geschlechtes befinden. Es ist daselbst eine eigene

Ökonomie, die Arzneien aber werden aus dem etwa 10 Minuten entfernt gelegenen allgemeinen Krankenhause gebracht. Das Haus war früher ein Pesthaus, ist sehr entlegen und unregelmäßig gebaut. Es hat einen Hof und einen recht hübschen Garten, welchen die Kranken nach Verschiedenheit des Geschlechts zu verschiedenen Zeiten gebrauchen. Ein Sekundarius und einige chirurgische Praktikanten wohnen da, der Primararzt des Narrenturmes hat auch jedesmal diese Anstalt unter seiner Direktion. Die Weiber haben weibliche Wärter, die Männer männliche. Die Kranken sind zum Teil Rekonvaleszenten aus dem Turm, zum Teil ruhige, bemitteltere Unheilbare: Blödsinnige, Melancholische, Schlagflüssige usw. Von regelmäßigen Beschäftigungen ist aber auch hier leider nicht die Rede. Güntner hat gebeten, man möchte die Kranken im Garten arbeiten lassen: es wurde abgeschlagen; man möchte die Weiber die Wäsche nähen lassen, er wolle bezahlen, was sie etwa verderben, Antwort: man könne den Vorteil den Strafanstalten nicht entziehen; man möchte eine Kegelbahn einrichten, Antwort: da könnte ein Unglück entstehen usw. Er gibt nun einigen zu rechnen auf, zu schreiben, etwas auswendig zu lernen; allein in der Regel geschieht nichts, weil keine durchgreifende Disziplin da ist, und da ist dann die einzige Strafe das Fasten und die Zwangsjacke. Die Visite bei den Geisteskranken ist gewöhnlich kurz. Wahrscheinlich Heilbare sind in der Irrenanstalt (vom Lazarett gar nicht zu sprechen) doch eine ganze Menge; besonders in den beiden Zimmern, welche sich noch im allgemeinen Krankenhause selbst befinden; viele Heilungen würden noch zu Stande kommen, wenn die Koryphäen der Mittel, Bäder und Beschäftigung, auf eine den Kräften der Kranken angemessene Weise Anwendung finden könnten; so aber sind die Hauptquellen, so möchte ich fast sagen, abgeschnitten. Dem einen wird Papier und ein religiöses Buch in seine Zelle gegeben, und er soll abschreiben; er tut es nicht, so muß er vielleicht einen halben Tag hungern; oder er tut es und schreibt dummes Zeug, so wird es ihm verwiesen, und das beschäftigt ihn vielleicht eine Stunde; dann legt er sich aufs Bett, wird zur bestimmten Stunde in den Garten getrieben und hängt überall seinen Gedanken nach. Nur in dem Augenblicke, wo der Arzt ihn sieht, ist der Kranke in Spannung, die ganze übrige Zeit sich selbst und den Wärtern überlassen. Was die pharmazeutischen Mittel betrifft, die hier vorzüglich angewendet werden, so sind es besonders äußerlich Autenriethsche Salbe auf den Kopf und in den Nacken, wie G. oft mit gutem Erfolge sah; bei nymphomania und mania furibunda kalte Umschläge um den Kopf, Haarseil, wenn mehr Schmerz hervorgebracht werden soll. Innerlich tart. stib. zum Erbrechen und um Ekel zu erregen, fortgesetzt hier längere Zeit, nicht ohne Erfolg, und nun nach einzelnen Krankheitszuständen, außerdem daß für offenen Leib immer gesorgt wird valeriana, dulcamara (!), China, Salep usw. Nitrum; eine besondere Modifikation besteht aber im Essen, und ich finde, daß im allgemeinen zu viel und zu kräftige Nahrung verabreicht wird, so namentlich zu viel Fleisch, was doch auf keine Weise nützlich sein kann; nur zur Strafe wird es zuweilen abgezogen...[34]

Der Primarchirurg Herr Gassner, mit dem ich eine zeitlang die Visite auf seiner Abteilung machte, ist für einen Fremden besonders deshalb interessant, weil er nicht aus Nachahmungssucht, sondern aus Überzeugung der v. Kernschen Methode streng folgte[35]).

...Auf eine ganz ähnliche Weise, nur hie und da mit kleinen Modifikationen, handelt der andere Primarchirurg

---

[34]) Das Folgende sind Bemerkungen über verschiedene Formen von Psychosen, Ätiologie, Symptomatologie, Therapie derselben, im Anschluß an einzelne Fälle.

[35]) Johann Gassner war seit 1816 Primarchirurg; im Jahre 1831 wurde er ebenso wie Sidorowicz von der Cholera dahingerafft. Gassner hatte über Lithotripsie geschrieben.

Seibert, der nur in Einzelheiten von v. Kerns Methode abweicht [36]). Es war mir doch sehr interessant, diese Kurmethoden kennen zu lernen, und wenn ich mein Urteil darüber abgeben darf, so geht es dahin, daß der Zweck, einfach und schonend zu handeln, durchaus löblich und vortrefflich ist, daß aber durchgreifend die Methode manchen Fehlgriff herbeiführen muß, und hiervon habe ich mich denn auch zum Teil überzeugt...

Es ist nicht so leicht, in die syphilitische Abteilung des Allgemeinen Krankenhauses zu dringen. Herr Belletzky, ein schon älterer Mann [37]), der als Vizedirektor der ganzen Anstalt eine wichtige Rolle spielt, liebt es nicht, wenn ihm Uneingeweihte (d. h. alle außer ihm und seinen Sekundarien) auf die Abteilung kommen, und es ist mir hier, am Anfange der Reise, aber auch das einzige Mal begegnet, daß man trotz allen Empfehlungen, an denen es mir in Wien am wenigsten gefehlt hat, den Zutritt zu den Kranken unendlich erschwerte, ja sogar zu den weiblichen Syphilitischen vollkommen verweigerte... Der Stand der Männer ist im Durchschnitt 70, und etwa 120 Weiber kommen vor. Allgemeine Lues sind auf den Tafeln über dem Kopfe wenig. Die Medikamente in unleserlichen Hieroglyphen. Die meisten Namen waren: Chanker (Phimosis, Paraphimosis, Bubo, mit ihm zugleich), sehr wenig Tripper. Nur so viel hatte ich nach einigen Besuchen vom Sekundarius gehört, daß die Bubonen, welche nicht rasch sich öffnen, nicht abgeschnitten, sondern aufgeätzt werden... Was die Anwendung des Merkurs betrifft, so weiß ich nur im allgemeinen, daß in großen allgemein syphilitischen Übeln das Sublimat von gr. $1/10$ bis höchstens gr. j. täglich gegeben wird. In allen frischen Fällen wird

[36]) Johann Seibert wurde in demselben Jahre wie Gassner Primarchirurg.

[37]) Andreas Belletzky wurde 1811 Primararzt und starb 1830; nach seinem Tode besetzte man die Stelle eines Vizedirektors des Allgemeinen Krankenhauses einstweilen nicht mehr.

zuerst eine nichtmerkurielle Behandlung versucht, und zwar im Tripper Waschungen, Einspritzungen von gelinden Sachen, dann selbst nach Entweichen der Entzündung Bleiwasser; dabei Beschränkung der Diät. Chanker mit Umschlägen, Schützung der weiteren Ansteckung durch Charpie usw., dann erst, wenn diese Mittel wochenlang vergeblich gebraucht sind, kommt Calomel daran. Unter Hildebrand, dessen Andenken hier überall nicht das beste ist, sollen früher jährlich 30 bis 45 Syphilitische infolge ihrer Krankheit und der schlechten Behandlung gestorben sein; Belletzky rühmt sich, daß das unter ihm nicht vorkomme.

... Einen sehr interessanten Teil des Allgemeinen Krankenhauses macht endlich das anatomisch-pathologische Museum aus, das unter dem unermüdlichen Eifer des Professors Dr. Wagner, dem ich auch eine genauere Kenntnis desselben verdanke, sehr gewachsen ist. Wagner war damals auf dem Wege, die Professur der pathologischen Anatomie zu bekommen, indem der damalige Professor Biermeyer entlassen werden sollte[38]), der der Universität und dem ganzen Hause ein wahres Ärgernis war. Leider aber höre ich, daß Wagners schwächliche Gesundheit bei seinen unausgesetzten Arbeiten in einer unreinen Atmosphäre ihn endlich gezwungen hat, sich zu schonen. Möge dieser herrliche Anatom der Wissenschaft nicht verloren sein!...[39])

... Wer nun in Wien als Arzt sich aufhielt, wird von Wagners interessanten, sich täglich wiederholenden Sektionen seinen Vorteil gezogen haben; ich erwähne hier nur seine Art, das Rückenmark vom untersten Ende des Kanals, des Heiligenbeines, bis zum zweiten Halswirbel in der Zeit von sieben Minuten zu eröffnen; nur bei seiner überraschenden Geschicklichkeit ist es wohl in der Zeit möglich, ein minder

---

[38]) Hier folgt eine Beschreibung der pathologisch-anatomischen Sammlung. Bezüglich der Weingeistpräparate sagt H., „daß sie durch des Professors Biermeyer Liebe zum Branntwein wohl etwas gelitten haben".

[39]) Vgl. Seite 80.

Geübter würde längere Zeit dazu gebrauchen. Es geschieht von innen her, und das ist wieder ein großer Vorteil, da der Leichnam nicht so verstümmelt wird. Nachdem nun die Sektion nach Belieben vollständig gemacht ist, werden Brust- und Bauchhöhle vollständig von allen Eingeweiden gereinigt, die musc. psoas und iliac. int. von ihren Insertionspunkten an den Wirbeln gelöst und auch das os sacrum von den Eingeweiden des Beckens gereinigt. Nun legt man durch einen Klotz die Lendenwirbel hohl, trennt diese mit einem Skalpell in ihren Knorpeln. Dann nimmt man einen Meisel und einen starken hölzernen Hammer, setzt ihn ganz seitlich beim Anfange des Bogens an und schlägt auf beiden Seiten durch, nimmt eine eiserne Zange mit dem sogenannten langen Schnabel, faßt den Körper an seinen Enden der Knorpel und hebt ihn ab; so nimmt man nun einen Lendenwirbel nach dem andern, und man hat schon nach der Ablösung des ersten den Vorteil, daß man den Meisel in die einmal entstandene Lücke von innen und nicht mehr seitlich, also viel sicherer ansetzen kann. Nach oben hin bei den Brust- und Halswirbeln geht nun die Fortsetzung viel leichter, und man kann (natürlich ohne Durchschneidung der Knorpel) drei und mehrere in fortgesetzten Schlägen durchbrechen. Eine andere Zange kleinerer Art legt den einen Schnabel in die Rückenmarkhöhle und den andern auf den Körper und hebt sie so ab; bei dem Heiligenbein geht es auf dieselbe Weise, und man hat das ganze Rückenmark in seiner Lage, selbst mit der Zellhaut über der dura mater. Nun hat man den Vorteil, daß man es bis zu den Ganglien herausnehmen kann, was bei der Öffnung von außen ganz unmöglich wäre. Zwei Personen sind zur Ersparung der Zeit notwendig: ein Stemmender und ein mit der Zange Abhebender, aber dann geht es auch sicher und schnell. Nach der Eröffnung werden nun Wirbelbeine und Eingeweide wieder eingepackt und der Leichnam ohne größere sichtbare Verletzungen zugenäht; da man sich gerade vor dieser so fürchtet, und deshalb eine oft so interessante

Untersuchung in der bürgerlichen Praxis unterlassen muß, so gewährt diese Methode, bei außerdem noch stattfindender Zeitersparung, gewiß großen Vorteil.

Das Militärspital, in dessen Gebäude auch die klinischen Unterrichtszimmer und die neuesten Hörsäle der Josephinischen Akademie befindlich sind, bildet mit seinen zwei Höfen, auf deren letzterem in der Mitte die Kapelle befindlich ist, die Hintergebäude des eigentlichen Josephinums und das räumliche Verbindungsglied zwischen dem Josephinum und dem Allgemeinen Krankenhause, indem es fast bis an den Narrenturm reicht, und nur einen kleinen Hofraum zwischen sich und der Mauer, die den Turm umgibt, übrig läßt. Es hat Platz für 1200 Betten, von denen in der Regel nur 500 bis 700 besetzt sind; in jenem Augenblick 600. Die Betten selbst (bis auf die wenigen zu homöopathischen Versuchen bestimmten, die von Eisen sind) sind von Holz, enthalten einen Strohsack, worüber eine wollene Decke mit Leinentuch, eine wollene Decke zum Zudecken und einen Kopfpolster von Stroh. Abtritte sind gut, und wenn die Kranken keine Leibstühle gebrauchen, so gehen sie auf die allgemeinen, deren vier in den vier Hauptecken einen eigenen Ausbau bilden; sie gehen durch das obere und untere Stockwerk und sind ohne Brillen so eingerichtet, daß sie zum Abschlagen des Wassers allein ohne Verunreinigung auch gebraucht werden können; auf ihrem Boden sind sie schön gepflastert, so daß der Unrat in die Hauptkloake abfließen muß. Herr Isfording[40]) ist Chef des ganzen Militärmedizinalwesens, und unter ihm direkt steht der Chef des Militärmedizinalwesens der Provinz Österreich, Herr von Sax[41]), der

---

[40]) Isfordink, Edl. v. Kostnitz war 1814 bis 1822 Professor der allgemeinen Pathologie und Heilmittellehre am Josephinum, nachher Direktor der Anstalt.

[41]) Josef Edl. v. Sax, einer der verdientesten Militärärzte Altösterreichs, der 17 Feldzüge mitgemacht, 1813 das gesamte Sanitätswesen der Armee geleitet hatte, wurde 1825 dirigierender Stabsarzt für Ober- und Niederösterreich, als solcher war er bis 1835 tätig.

unter sich vier Regimentsärzte zum Besorgen von vier Abteilungen des Spitals hat, die wiederum Oberärzte (wie Primarien und Sekundarien) haben und diese wieder Sekundarien, welche wohl zum Teil das Verbinden besorgen. Die Krankensäle sind hoch und groß; die Kranken sehr militärisch verteilt nach ihren Krankheiten: Hydropische, Tabeszierende, Dysenterien, Schwindsuchten, akute Fieber, Nervenfieber usw. Die meisten sind äußerliche: Geschwüre, Venerische (Tripper antiphlogistisch behandelt und strenge Diät, Chanker durch strenge Diät und Hahnemannsches Quecksilber; die alten Fälle Sublimat und Hungerkur; Bubonen: Erweichen und Eröffnen durch Ätzmittel), Beinbrüche und — Gassenläufer. Von diesen Unglücklichen, die alle ganz zufrieden waren und ihren Rücken zur Schau trugen, waren wohl 20 vorhanden. Sie werden fast alle in drei Wochen geheilt, durch kalte Umschläge zu Anfang und dann durch einfache Salbe; also auf die wohlfeilste Weise; sie schämen sich so wenig, als andere eines Katarrhs. Diese und andere Arrestanten sind in einer eigenen verschlossenen Abteilung. Die Wärter sind von ungarischen Regimentern kommandierte Soldaten. Die Krankheit nach Spießrutenlaufen heißt flagellatio. In der Abteilung der Arrestanten ist auch noch ein Gemach für Wahnsinnige, und einzelne kleine Kämmerchen darin für sehr Unruhige; doch werden diese, wenn sie nicht sehr bald besser werden, in den Turm abgeliefert, was denn in der Regel geschieht. Die Küche ist groß, und das Essen, das bei unserer Anwesenheit gerade ausgeteilt wurde, roch appetitlich und kräftig; ebenso der Krankenwein, den man uns zum Kosten vorsetzte. Das Bad im Untergeschoß, in einem Herrenbad für Ärzte und Offiziere, in einem allgemeinen Männerbad, wo zwei und zwei von gleichen Krankheiten in einer Wanne sind, und in einem Frauenbad (für etwa kranke Offiziersfrauen) bestehend, ist nicht übel. Im allgemeinen hat das Spital keinen angenehmen Eindruck auf mich gemacht... In der großen Kaserne nahe dem Hospital wird noch alle acht Tage für die ganze Woche Spießruten gelaufen; also können die qualifizierten Verbrechen nicht groß sein. Der geringste Satz ist dabei 2400 Streiche; hält der Sträfling dies nicht aus, so wird er auf eine Bank geschnallt und bekommt den Rest im Liegen, und wenn er sterben sollte, so werden dem Leichname die Reste gegeben. Ein jeder anständig gekleidete Mann darf eintreten und so Zeuge der Exekution sein. Beim Exerzieren wird die Bank zum Prügeln immer hinter der Front nachgetragen, und während des Exerzierens für Ungeschicklichkeit usw. geprügelt.

Schon vor mehreren Jahren wurde in den sämtlichen k. k. Staaten die Ausübung der Homöopthie untersagt[42]), besonders weil Dr. Marenzeller, Stabsarzt in Prag, nach der allgemeinen Stimme damit viel Unwesen trieb[43]). Der-

---

[42]) Das Verbot wurde 1819 erlassen und galt bis 1832.

[43]) Matthias Marenzeller, Militärarzt, ein Apostel Hahnemanns, mit dem er in Leipzig zusammenkam und lebhaften brieflichen Verkehr unterhielt, betrieb zuerst in Prag eine ausgedehnte homöopathische Propaganda und Praxis und setzte trotz starker Gegenbewegungen es durch, daß Kaiser Franz mittels Handbilletts eine Prüfung des Verfahrens anordnete, welche am 2. April 1828 im Josephinum zu beginnen hatte. M. begab sich zu diesem Zwecke nach Wien und fand so reichen Zuspruch seitens des Publikums, daß er sich in der Kaiserstadt niederzulassen entschloß und nach seiner Dienstenthebung eine ausgedehnte homöopathische Praxis erwarb. Er hatte hohe Gönner, nahm wiederholt Audienz bei Kaiser Franz und wurde Leibarzt bei Erzherzog Johann. Nachdem er trotz langwieriger und heftiger Konflikte mit der medizinischen Fakultät und den Behörden die Aufhebung des Verbots der Homöopathie durchgesetzt hatte, gelang es ihm, 1840 die Erlaubnis zur Begründung eines Vereins homöopathischer Ärzte und die Genehmigung des Selbstdispensierens homöopathischer Arzneien zu erwirken. Er starb im 89. Lebensjahre. Schönholz erzählt in seinen „Traditionen" (II, 273), daß Stifft — sonst im starrsinnigen Kampfe mit Neuerungen, wobei ihm „novas res moliri" und das „Verbrechen der Empörung" gleichbedeutend schien — dem Doktor Marenzeller eine „homöopathische Klinik" nachgegeben hatte; diese mußte aber eingestellt werden, als die orthodoxe Partei „Experimente mit dem menschlichen Leibe anzustellen" als gottlos denunzierte.

selbe, welcher damals sagte, er sei nur durch die Homöopathie auf den rechten medizinischen Weg gekommen..., kehrte sich nicht an dieses Verbot, sondern praktizierte vor wie nach..., damit machte er anfangs viel Glück, dann aber, nicht mehr so allgemein anerkannt, wurde er vergessen, und hatte in der letzten Zeit seiner Berufung nach Wien durchaus keine Geschäfte in dieser Hinsicht... Unterdessen lag in einer Privatangelegenheit ganz allein der Grund für die 1828 angestellten homöopathischen Versuche in dem Militärspital. Für die Anstellung der Versuche war Isfording, Hofrat und oberster Militärarzt; die Professoren des Josephinums waren dagegen, hatten jedoch zum Teil nicht Macht genug, zuckten aber hie und da die Achseln. Jäger, Zang usw. waren mit allen Ärzten die heftigsten Gegner, Isfording allein direkt dafür. Die Versuche sind also bestimmt und Marenzeller wird berufen; darüber gerade ist man allgemein böse. M. kommt; es wird eine Kommission zur Kontrolle, bestehend aus vier Professoren des Josephinums, angesetzt, und anfangs die Besuche für alle Ärzte öffentlich gehalten. Junge Ärzte gingen hin, lachten, und die Sache wird im Geheimen gehalten. Es erscheinen Zeitungsnachrichten, die sehr verschieden klingen. Nun leugnet M., Homöopath zu sein, er heile durch besondere Mittel und habe das wahre System der praktischen Medizin in seiner Rocktasche; beweist mit Zirkeln und Quadraten, wo man Kampfer geben müsse und wo er nicht passe, sieht alles aus der Form des Gesichts, behauptet zu Jäger, „seitdem er sein System habe, sei ihm noch nie ein akuter Kranker gestorben, da er doch wenigstens eine Million behandelt." Sein Haus ist jetzt überlaufen; er verdient ein ungeheures Geld, sucht sich bei Laien, die gern etwas verstehen wollen, einzuschmeicheln, bei alten Frauen, die gern rühmen, wenn man sie rühmt, bei Schwelgern, die, abgelebt, besser werden, wenn sie diät leben — dann aber, obgleich ihm die Praxis in den drei

Monaten, die er in Wien war, nie erlaubt, war er schon wieder im Sinken und seine Lobredner verstummten, wie sie vier Wochen vorher schrien. Er hat aber ungeheures Geld verdient. Waren aber die Versuche wirklich homöopathisch? Ich glaube nicht, denn anfangs kannten die Kommissarien die Mittel nicht, die er gab; er sagte aber, sie seien wohlfeil und für das Militär sei das eine große Ersparung. Ferner ist es gewiß, daß er in der Stadt einem Kranken, der an Kopfschmerz litt, versprach, ihm eine ruhige Nacht zu verschaffen, dadurch, daß er ihm fünf Tropfen Opium gab. Heißt das homöopathisch? Was sind es für Versuche gewesen? Im Ganzen 45 akute Fälle bei jungen, kräftigen Militärs, darunter waren einige Rekonvaleszenten (obgleich die Kommissarien, deren Tagesbericht selten mit dem von M. stimmte, sich mit Kraft, doch ohne Erfolg dagegen stemmten) von Angina oder anderen rheumatischen Unbequemlichkeiten; bei einigen anderen, die an Pneumonie litten, hat man auffallend Besserung gesehen! ,,Andere wollten sich nicht morden lassen" und baten auf den Knien, man möchte sie nicht von M. behandeln lassen, sie seien doch Menschen, und also zu gut, um ihr Leben eines Versuchs wegen aufs Spiel zu setzen; ein an Pneumonie Leidender, dem sonst immer zur Ader gelassen wurde, bekam ein Nervenfieber und wurde vom Zimmer sterbend gebracht, damit es nicht heißen solle, er sei in der Behandlung gestorben. Von anderen sagte M. immer, sie wären besser, während sie sich traurig befanden, und bei einem, der mit Selbstmord drohte, fand man ein Messer, weil er es vor Brustbeschwerden nicht mehr aushalten konnte. Genaueres habe ich nicht erfahren. Mit Recht, glaube ich, geht man über diese Versuche stillschweigend hinweg. Zang sagt richtig: man habe sehen können, was die Natur kann; in einzelnen Fällen ist manches geschehen — M. selbst aber ist — oder —!

Einen weit wohltätigeren Eindruck machte das Findelhaus, schräg dem Allgemeinen Krankenhause gegenüber...

Es ist ein freundliches Gebäude mit einem Hauptflügel nach hinten zu, zwei Nebenflügeln, die nach vorn einen Hofraum bilden, der von einer Mauer völlig geschlossen wird... Am zehnten Tage kommt Mutter und Kind (oder, wenn das gestorben ist, die Mutter nicht hinüber; ist die Mutter gestorben, das Kind sogleich) aus der Gebäranstalt, und jene hat die Verpflichtung, außer ihrem eigenen Kinde noch einen Findling zu säugen, und die Erlegung von 20 Gulden, für die ihr Kind bis zum zwölften Jahre erzogen und erhalten wird, wo dann der Magistrat für dasselbe sorgt (früher die Direktion des Findelhauses); wenn sie dazu für tauglich befunden wird, Amme zu werden, ist sie frei. Es ist hier Platz für 144 Betten, die häufig gefüllt sind. Bald kommen die Kinder aufs Land, und damals waren 17.380 und einige Kinder in der Verpflegung dieser Wohltätigkeitsanstalt... Das konstante Sterbeverhältnis ist 25 Prozent (?). Bedeutende Krankheiten oder Epidemien herrschen nicht, und der Arzt, Dr. Scheidebauer, ist schon samt dem Chirurgus Herbig 43 Jahre darin. Der mittlere und obere Stock des Gebäudes enthält fünf Säle, und hierin herrscht bei einem großen Reichtum an Wäsche eine ganz außerordentliche Reinlichkeit: wohl der Hauptgrund zur Abhaltung von wichtigen und epidemischen Kinderkrankheiten. Die Betten der Kinder bestehen aus einem Strohsack, Unterbett, Laken, Stück Wachstuch, der Reinlichkeit wegen, zwei Kopfkissen, Federbett zum Zudecken, Steppdecke darüber. Die Mütter sehen sehr reinlich aus... Hinter dem Hause ist ein nicht übler Garten mit schattigen Gängen, in· denen sich die Säugenden bei gutem Wetter aufhalten[44]).

---

[44]) Horn beschreibt noch das Invalidenhaus, das Spital der Elisabethinerinnen, wobei er des Grafen Harrach rühmend gedenkt und dessen kleines anatomisches Museum erwähnt, das Spital der Barmherzigen Brüder und das zugehörige Rekonvaleszentenhaus, das Judenspital in der Rossau (Dr. Wertheim), das Versorgungshaus auf der Währingerstraße, das Versorgungshaus am Alserbach,

Aus L. A. Frankls „Erinnerungen"[1]).

Alois Michael Mayer war Professor der Anatomie[2]). Er war ein geborener Wiener und hatte keinen anderen Unterricht als den, der in der Trivialschule[3]) erteilt wurde, empfangen. Er wurde von seinem Vater, der bei dem berühmten kaiserlichen Leibarzt Freiherrn von Störck diente, in eine Barbierstube, welche damals nur von den Chirurgen (Bader genannt) gehalten wurden, in die Lehre getan. Durch Empfehlung Störcks kam er später als Gehilfe zu dem als Anatom, Augenarzt und Kunstkenner berühmten Professor Josef Barth. Mayer eignete sich hier eine ganz besondere manuelle Fertigkeit im Herstellen anatomischer Präparate an, was Anlaß wurde, ihn, nachdem er auch die chirurgischen und medizinischen Studien nachgeholt hatte und zum Doktor promoviert war, zum Professor der Anatomie zu ernennen.

---
das Armenpfründnerhaus in der Leopoldstadt, das Bürgerspital zu St. Marx, das Waisenhaus, die Privatirrenanstalt des Dr. Görgen, das Blindeninstitut (Direktor Klein), das niederösterreichische Provinzial-Strafhaus, die Tierarzneischule. Er bespricht ferner Badeanstalten, die neue Trinkwasseranstalt. Zum Schluß schildert er eine Sammlung von Gehörpräparaten des praktischen Arztes Dr. Pohl, das Naturhistorische Museum, den botanischen Garten, die Menagerie in Schönbrunn, den kaiserlichen botanischen Privatgarten.

[1]) Herausgegeben von Stephan Hock, „Bibliothek deutscher Schriftsteller aus Böhmen", 29. Band, Prag 1910. Der Wiener Dichterarzt Ludwig August Frankl Ritter v. Hochwart (1810 bis 1894) begann im Herbst des Jahres 1828 seine Studien und schildert in seinen Lebenserinnerungen oft in drastischer, ulkiger Art die damalige Wiener medizinische Fakultät.

[2]) Vgl. Seite 62.

[3]) Elementarschule.

Zur Zeit, als auch Nikolaus Lenau[4]), Josef Hyrtl[5]),

[4]) Leopold Kompert macht über den Dichter Nikolaus Lenau (Niembsch von Strehlenau) als Hörer der Medizin interessante Mitteilungen (Sonntagsblätter, Seite 17 ff.), welche aus den Erinnerungen eines ungarischen Arztes geschöpft sind. Dieser erzählt unter anderem: „Nikolaus Niembsch war ein gar lieber, trefflicher Junge. Wir waren beide Mediziner, am Leichentisch hatten wir flüchtige Kollegenbekanntschaft gemacht; nach einigen Monaten waren wir Freunde geworden — wenn Sie gegen diese Zusammenstellung des Großen mit dem Kleinen, Achilles und Thersites, nichts einzuwenden haben. Wir wohnten zusammen. Mir tönen noch die Klänge von Lenaus Gitarre vor, die er meisterhaft zu spielen verstand; wenn ich schon längst im Bette, saß er träumerisch am Fenster und ließ wundervolle Weisen aus dem Instrumente hervorquellen; ich sehe ihn noch im Mondlicht dasitzen und phantasieren... ‚Neulich', fuhr der Doktor fort, ‚las ich wieder in Lenaus ‚Faust'. Mir fiel gleich in der ersten Szene zwischen Faust und Wagner im anatomischen Theater, die mit den Worten beginnt:
  Wenn diese Leiche lachen könnte, traun!
das merkwürdige übereinstimmen mit seinen Ansichten aus unsern medizinischen Studienjahren ein. Ich weiß nicht, wie Poeten dichten, aber mich dünkt, jeden Gedanken, den sie aussprechen, müßten sie früher in und an sich erlebt haben und erfahren. In jener Unterredung Fausts habe ich Lenau gefunden, so wie wir beide Anatomie studierten. Lenau war ihr mit Eifer und Vorliebe ergeben; jene Verse Fausts, wo er von seinen Nachtstudien spricht, wie er über das wunderbare Nervengeflecht brütend dasitze und dem Leben nachhänge, sind buchstäblich wahr. Lenau hat solche Nächte durchgemacht. Er studierte immer anders als wir andern, die Wissenschaft regte seine Seele auf, da kamen Zweifel und Bedenken hervor, wo wir immer in verba magistri schwuren. Besonders in der Physiologie. Zur Anatomie bringt man Glauben mit, und der geht auch nicht verloren. Man wühlt in den Fragmenten des Menschen, weil Hoffnung uns verleitet, das Leben, das ‚scheue Wild', in seinen geheimsten Verstecken aufzujagen. Physiologie will nur der Treiber sein, sie gibt nichts als Hypothesen. Ich sah einmal Lenau grimmig vom Buche aufspringen, in dem wir eben studierten, und da rief er: ‚Was ist das für eine Wissenschaft, wo es immer heißt: Das ist noch nicht klar, oder: Über diesen Punkt sind die Meinungen geteilt usw. Ist das Wissen, ist das Können? Ich will Licht, Klarheit, Wissen.' Mir fällt dabei eine komische Szene ein, die ich nicht unerwähnt lassen darf. Professor **, der auch Physiologie vortrug, war ein tüchtiger, emsiger Arbeiter auf dem Felde dieser Wissenschaft. Mit wahrem Bienenfleiße sammelte und forschte er in allen Blumen, was aber das Resultat betrifft, ist er immer eine Drohne geblieben. Wie ein Schwamm hat er das beste, das klarste Wasser eingesaugt; drückt man ihn aber — ich will eben

Ludwig Türck[6]) und andere später berühmt gewordene Persönlichkeiten seine Hörer waren, quälte ihn schon sein hypertrophischer Körperumfang, der ihn hinderte, den Seziersaal zu betreten, um eine belehrende Weisung zu geben. Er wohnte nur wenige Schritte fern in demselben Gebäude, in einem weitläufigen Lehrsaale, der, durch ein Tafelwerk untergeteilt, ein unteres und ein oberes Gelaß hatte, in welch letzterem der Professor mit seiner Familie unentgeltlich hauste. In dem für die Vorträge bestimmten Raume befand sich im zweiten Stockwerke ein zirkusartiger hölzerner Rundbau, der in der Tiefe trichterförmig endete. Zu schwer und zu träge, um das anatomische Theater zu ersteigen, ließ sich Professor Mayer täglich von zwei Männern in einem Tragsessel hinauf bringen. Von dieser Anstrengung müde, ruhte er im Vorraume des Saales weit über die akademische Viertelstunde aus. Ihm zur Seite mußte der Prosektor Platz nehmen und seinen Puls tasten. „In Ordnung?" fragte er lakonisch, wobei er den Prosektor prüfend ansah. Dieser nickte beruhigend. Professor Mayer fürchtete nämlich, einen Schlaganfall zu erleiden. Prosektor war damals ein

---

nicht sagen, daß es reines Quellwasser war, was er von sich gab. Hören Sie nun, was geschah. Lenau wurde einst geprüft; er hatte, wenn ich nicht irre, über das Blut zu sprechen. Im Verlaufe seiner Antwort nun äußerte er eine der kühnsten und gewagtesten Hypothesen, die so abenteuerlich fremd klang, daß der Professor hastig ausrief: ‚Wo haben Sie das her, Herr von Strehlenau?' ‚Das haben Sie uns ja selbst diktiert, Herr Professor!' gab Lenau ruhig Bescheid. ‚So?' meinte der Professor. Darauf wurde Niembsch selbständig kühn; er sprach nun eine andere Hypothese aus, die in keinem andern Buche als in seinem Gehirne stand, aber — kolossal gewagt und abstrakt war, daß sie schon im Aussprechen in sich selbst zerfiel. Der Professor wagte es aber nicht mehr, nach ihrem Urheber sich zu erkundigen. Lenau hat nur die drei ersten theoretischen Jahre der Medizin in Wien gehört; er soll später die Heidelberger Klinik besucht haben.. " Der Professor war Czermak.

[5]) Der große Anatom hat eine köstliche Schilderung Mayers hinterlassen.

[6]) Ludwig Türck (1810 bis 1868), der Begründer der Laryngologie und verdiente Neurologe.

aus einer berühmten Prager Doktoren- und Gelehrtenfamilie stammender junger Arzt Dr. Ludwig Jeiteles⁷)... Professor Mayer war eine derb-originelle, jeder allgemeinen Bildung entbehrende, nicht selten zynische Persönlichkeit, um es geradezu sagen, ein Flegel; aber nicht ohne Gutmütigkeit⁸).

⁷) Ludwig Jeitteles, später Professor der allgemeinen Pathologie an der chirurgischen Lehranstalt in Olmütz, hatte, wie Hyrtl erzählt, „in dem letzten Lebensjahr Mayers von Baron Stifft die Prosektorstelle als Patengeschenk erhalten, er konvertierte sich 1825, während Dom. Bastler, welcher seinen Anspruch auf diese Stelle mit dem Anerbieten unterstützte, eine kleine, niedliche, von ihm selbst zusammengerichtete anatomische Sammlung der Universität zu überlassen, unberücksichtigt blieb. Jeitteles supplierte auch seinen Prinzipal." Andreas Ludwig Jeitteles entstammte einer Familie, in welcher sich wissenschaftliches und künstlerisches Streben seit anderthalb Jahrhunderten forterbte, er zeigte schon früh poetisches Talent, auch zeichnete er sich namentlich als Lyriker aus. (Pseudonym: Justus Frey.) 1874 veröffentlicht er eine Sammlung seiner an den verschiedensten Stellen an das Licht getretenen Gedichte.

⁸) Auch Hyrtl kann nicht umhin, die Gutmütigkeit Mayers anzuerkennen. „Als ich einst", erzählt er, „ein von mir verfertigtes Präparat über das Gehörlabyrinth in die Vorlesung mitbrachte, nahm er es mir aus der Hand, betrachtete es schweigsam und gab es mir mit den Worten zurück: aus dir kann einmal ein guter Prosektor werden. Ich hatte eine Kindesleiche nach Hause getragen, um meinen ersten Injektionsversuch zu machen. Ich setzte sie, da meine Kammer nicht heizbar war, in einem Küchentopf in den Ofen, wo meine Mutter das Mittagmahl kochte. Als Zeit zum Anrichten war, ergriff sie das unrechte Geschirr, aus welchem ihr ein hartgesottenes Menschengesicht entgegenstarrte. Ein Schrei, eine Ohnmacht folgte. Topf und Kind lagen auf dem Boden. Ich raffte letzteres auf, um es unter meinem Mantel (es war Winterszeit) eiligst und bestürzt in die Universität zurückzutragen. Auf der Schlagbrücke angelangt, tat ich auf dem Glatteise einen schweren Fall. Ein Polizeimann half mir auf und entdeckte, als der Wind den Mantel lüftete, meine heimliche Bürde. Festgenommen, auf das Kommissariat geschleppt und einstweilen in festen Gewahrsam gesteckt. Gegen Abend Verhör. Verteidigung als wahrscheinlich angenommen, aber Unschuld am Kindesmord nicht hinlänglich bewiesen. Ich berief mich auf den Anatomiediener Kasper, bei welchem ich das Corpus delicti um 2 fl. gekauft. Unter Bedeckung zweier „Vertrauter" zu ihm geführt. Kasper total betrunken. Hierauf zu Prof. Mayer, welcher eben mit der Anatomie des zweiten steirischen Kapauns beschäftigt war. Dieser erkannte an dem „roten Bandl"

Ich werde dieses Urteil durch einige Beispiele illustrieren...
Es war noch Sitte, daß sich die zur rigorosen Prüfung meldenden Kandidaten den Professoren vorstellten und sie um milde Nachsicht baten. „Nun, was haben Sie denn am fleißigsten gelernt?" fragte gewöhnlich Professor Mayer. Der Kandidat nannte irgendeinen Körperteil und konnte überzeugt sein, daß der gutmütige Professor ihn über denselben prüfen werde. Einer von ihnen bezeichnete einmal den Magen als den von ihm zumeist studierten Teil. Er kam zum Rigorosum. Richtig forderte ihn Mayer auf: „Beschreiben Sie mir den Magen." Der Student folgte so rasch, daß er schon in acht Minuten mit der Beschreibung zu Ende war. Es fehlten noch sieben Minuten zu der jedem Professor eingeräumten Prüfungszeit. Mayer fürchtete nun, eine zweite Frage an den Kandidaten zu richten, welche er vielleicht nicht gut einstudiert hatte. Und so sagte er mit Bonhomie: „No, weil Sie es so schön zu sagen wissen, beschreiben Sie mir den Magen noch einmal. Ich hab' bei Ihrem zu schnellen Reden nicht alles gut hören können.".... Den Rigorosen präsidierte der seinerzeit allmächtige, von den Professoren nicht minder wie von den Studenten gefürchtete Leibarzt des Kaisers Franz, Freiherr Andreas von Stifft. Die Professoren beugten sich ehrerbietigst vor ihm. Nur Professor Mayer nahm sich der vornehmen, höfischen Exzellenz gegenüber kein Blatt vors Maul. Ein Kandidat wurde einmal, namentlich vom Präsidenten und wohl auch von den Professoren, strenger examiniert, so daß er kaum den Kalkül: admittimus te (approbiert) erhielt. Als er sich verbeugt und entfernt hatte, sagte Mayer: „Wissen, Exzellenz, was sich der jetzt denkt?" Und nun zitierte er die berühmten Worte, die Götz von Berlichingen dem Boten der Reichsexekution zuruft.

der Nabelschnur, daß das Kind aus dem Findelhaus stammte, hält mir eine kurze Verteidigungsrede und lange Strafpredigt in geeigneter Weise, lud mich und die beiden Alguazils zum Nachtmahl ein, und so wurde aus dem vielbewegten Tage noch ein fröhlicher Abend."

Seine grob-zynische, nicht ohne Humor derbe Weise habe ich selbst erfahren, als ich die Prüfung aus der Anatomie bei ihm ablegte. „Describas mihi genitalia feminea." Ich beschrieb, und als ich zu Ende war, sagte er: „Unum omisisti." Ich dachte einen Moment nach und erwiderte: „Hymen omisi, sed nunquam vidi."

Darauf fragte er mich in echt wienerischem Dialekte: „Wie lang sein Sö in Wien?" Ich erwiderte: „Ein Jahr." Darauf wandte er sich gegen seinen Prosektor: „Is der schon a Jahr in Wean und hat's no nit zu sehen kriegt", und zu mir gewendet fuhr er resolut fort: „Sö sein a Talk! Sie kriegen nur die erste Klass'." Trotz des glänzenden Einkommens, das sich mit wenigstens 10.000 fl., für die damalige Zeit eine enorme Summe, bezifferte, starb Meyer, ohne Vermögen zu hinterlassen. Seine Hörer mußten, um ihm ein standesmäßig solenneres Begräbnis zu veranstalten, eine Geldsammlung einleiten. Er liebte es, gut und viel zu essen und noch besser zu trinken." — Professor Johann Ritter von Scherer[9]) lehrte Zoologie und Mineralogie... Er war, als ich ihn hörte, nahezu 80 Jahre alt, zahnlos, sein Vortrag kaum verständlich... Am Jahrestage der Verleihung des Leopoldordens, der ihm vom Kaiser zuteil geworden war, erschien er jedesmal mit demselben geschmückt in der Vorlesung. Wir wußten das traditionell und erhoben uns als er eintrat von den Sitzen. Ein Schalk unter uns, ein Ritter von Levitschnig... karikierte den Professor in einer Zeichnung. Dieser hatte in früheren Jahren eine kleine anatomische Entdeckung am Bandwurm gemacht und wies gerne auf dieselbe hin. Daran mahnend, zeichnete nun L. den Leopoldsorden an der Brust des Professors statt an einer goldenen Kette an einem Bandwurm. Während wir uns ehrerbietig von den Sitzen erhoben und Vivat riefen, zirkulierte die Zeichnung von Hand zu Hand. Wir konnten nur schwer lautes Lachen unterdrücken.

---

[9]) Vergl. Seite 65. Er wurde 1834 wegen seines hohen Alters pensioniert.

"Ich danke Ihnen meine Herren!" sagte uns der tiefgerührte Greis. "Ich sehe es ihren lachenden Gesichtern an, wie gut, wie herzlich Sie es mit mir meinen."... Josef Freiherr von Jacquin, der Sohn des berühmten Vaters, lehrte Chemie und Botanik in einem Lehrsaale, in welchem auf einem Gesimse, das Retorten und sonstiges chemisches Geräte trug, die Worte Baco von Verulams zu lesen waren: "Non cogitandum, sed experiendum!"... Man lernte im allgemeinen von dem sehr wohlwollenden, freundlichen Herrn nicht übermäßig viel, in seinem botanischen Garten — nichts. Je drei Studenten saßen bei der Prüfung in einem kühlen, baumumschatteten Saale und hatten 25 bis 30 Pflanzen vor sich, die sie zu erkennen und zu beschreiben hatten. Wir bekamen dieselben einen Abend zuvor für ein Honorar von zwei Gulden vom Gärtner geliefert, prägten die Nacht hindurch deren Klassifikation, Eigenschaften und Namen unserem Gedächtnisse ein, und wußten sie am Morgen genau zu schildern. Da saß der gute alte Herr und hörte uns wohlwollend zu, hütete sich aber, sonstige Fragen an uns zu richten. Er mochte wohl von dem geheimem Erwerbe seines Gärtners etwas ahnen[10])...

Die schöpferische Zeit Gerhard van Swietens fing an, mythisch zu werden, aber noch lebten die Namen erlauchter Männer, wie Peter Frank, Boër, Störck, Quarin.Jacquin, Beer, Hildenbrand als Apostel des wissenschaftlichen Geistes, den Kaiser Josef II. nach seiner glorreichen kaiserlichen Mutter durch Berufung großer Ärzte und Forscher heraufbeschworen hatte. Viele der zum Teil von mir charakterisierten alten Herren durften sich noch rühmen, Hörer — ob auch Schüler? — jener Koryphäen gewesen zu sein. Sie lebten in halbvergessenen, oder ihnen nicht mehr verständlichen Traditionen. Wie ein Hochgebirge sich allmählich

---

[10]) Ganz Ähnliches erzählt auch der Anonymus in Baldingers Neuem Magazin für Ärzte, 14. Bd., 6. St., Seite 491, von der Unterrichts- und Prüfungsweise des älteren Jacquin.

in niedrigere Kuppen absenkt, die weiterhin in mäßige Hügel auslaufen, um sich endlich zu verflachen, so war die einst europaberühmte Wiener Schule, die weithin ihre lebenweckenden Strahlen ausgesendet hatte, immer mehr und mehr von ihrer Höhe herabgesunken, jedoch ohne sich zu — vertiefen. Es wäre ungerecht, wenn es nicht anerkannt würde, daß die Professoren jener Zeit auch redlich bemüht waren, zu studieren und nach ihrer Meinung und ehrenhaften Absicht die Wissenschaft weiterzubringen. Sie schrieben Abhandlungen, fast jeder ein übrigens gut zu verwertendes Schulbuch, und glaubten wohl auch, gelehrte Forscher zu sein... Wer wird eine Zeit dafür verantwortlich machen, wenn in ihr keine Genies geboren worden? Die Gesinnung ist jedoch zu verurteilen, die nur Gelehrte heimischer Zucht auf die Lehrkanzeln gelangen ließ und nicht, wie im vorangehenden Jahrhunderte unter zwei erlauchten Regenten, vom Auslande her Zelebritäten berief. Die Professoren meinten zu lehren, während sie nur abrichteten und durchaus keine Anregung zu selbständigem Forschen gaben[11])...

[11]) Diese Zustände entsprangen den allgemeinen Zeitverhältnissen und wurzelten in dem Unterrichtssystem des allmächtigen Leibarztes Stifft. „Es war dies", sagt Gräfin Lulu Thürheim, „ein sehr verklausuliertes Unterrichtssystem, das der Forschung aller Klassen ein gebieterisches ‚non plus ultra' und der höheren Intelligenz ein unübersteigliches Hindernis entgegensetzte, die geistige Regsamkeit gleichsam nivellierte, sie auf die Stufe der Mittelmäßigkeit herabdrückte und ihr nur in der Knechtschaft Bewegungsfreiheit ließ. Dies hieß ein Geschlecht von Schafen erzeugen... Mehr als zwei Generationen wurden so erzogen und ich habe die Folgen selbst gesehen. In der Aristokratie hatte Unwissenheit und ein Ekel vor wissenschaftlicher Bildung der früheren Schöngeistigkeit Platz gemacht, der Materialismus vertrat die Begeisterung, Vergnügungssucht und Trägheit die edlen Gefühle. In den unteren Klassen verhinderte ein kriecherischer, schwerfälliger Geist jede höhere Regung, die Energie wurde von der ‚Form' unterbunden und überall bildete ein bequemes ‚laisser faire et laisser aller' den Grundzug dieses gemütlichen status quo..." (Gräfin Lulu Thürheim, Mein Leben. Erinnerungen aus Österreichs Großer Welt. 1788—1819. In deutscher Übersetzung herausgegeben von René van Rhyn. Denkwürdigkeiten aus Altösterreich, VII., München 1913, pag. 109).

Nur einer überragte in der niedergehenden Zeit, in Wahrheit wie König Saul, alles Volk um Kopfeslänge: Karl Philipp Hartmann. Wir blickten alle zu dem auch körperlich hochgewachsenen, ernsten Manne empor, dessen fast düstere Gesichtszüge selten ein Lächeln erhellte. Er fing an, die moderne Heilkunde zu analysieren, den Brownianismus zu bekämpfen und die Bedeutung der Philosophie für die ärztliche Wissenschaft nachzuweisen, so wie sein Buch: „Über den Geist des Menschen" eine Physiologie des Denkens anbahnte. Neben seiner streng wissenschaftlichen „Allgemeinen Pathologie" und seiner „Dynamischen Pharmakologie" schrieb er eine „Glückseligkeitslehre", die wie die Makrobiotik Hufelands ihren Verfasser populär machte[12]). Er war ein Schellingianer, ohne alle Anschauungen dieses Philosophen zu teilen, und hielt dafür, daß der strebende Arzt die Philosophie nicht entbehren könne, daß sie alles und jedes Wissen, wie die Atmosphäre den Erdball, umgeben und durchdringen müsse. Er war eine ideale Natur, die sich darin kundgab (was meines Wissens bis nun nicht bekannt geworden ist), daß er ein Trauerspiel „Horus" dichtete. Ich habe dasselbe bei einer seiner Patientinnen zu lesen bekommen. Kaum aufführbar,

---

[12]) Schönholz fällt allerdings in seinen „Traditionen" II, Seite 180 bis 181, ein Urteil über Hartmann, das auch gewisse Berücksichtigung verdient. Er sagt: „Die populäre Wissenschaft fand nur noch in Hartmann einen Vertreter, aber kaum Gehör beim großen Publikum. Seine „Glückseligkeitslehre", darin der liebenswürdige Mann den Kaffee bekämpfte, obgleich er selbst nur den stärksten trank, erreichte nicht entfernt die Verbreitung, wie einst in einer besseren Bildungsphase Hufelands Makrobiotik. Sein „Geist des Menschen", womit er Gall widerlegte, blieb im Erfolg hinter der Schädellehre zurück... Abgesehen von dem inneren Werte der Schrift, welche ein System der „Physiologie des Denkens" aufstellen sollte — auch abgesehen von dem Mißgriff, dies System auf Kants Kategorien zu bauen — erschien im Lichte seiner Zeit jenes, wiewohl harmlose Buch fast wie eine Tat, und ein kleiner Kreis höher Gebildeter pries darob sogar die erleuchtete Furchtlosigkeit des Meisters. Allerdings hatte kurz vorher erst der Kaiser den Professoren zugerufen: Halten Sie sich an das Positive! Ehren Sie das Alte! Das Alte ist gut. Ich will keine Grübeleien!

stellte es einen Helden im ägyptischen Altertum dar, der die höchsten Ziele der Kulter und Humanität anstrebt, für die ganze Menschheit Licht und Freiheit will, und darüber tragisch untergeht... Von der theoretischen Lehrkanzel für Pathologie und Pharmakologie wurde Hartmann auf die Klinik im Allgemeinen Krankenhause berufen. Seine genaueste Untersuchung der Kranken, seine kristallklaren, in der Form einfach gehaltenen, geistgesättigten Vorträge steigerten die Verehrung für den genialen Lehrer, der nach einem nur halbjährigen Wirken an der neuen Stelle starb. Die Trauer um ihn begrenzte sich nicht allein auf seine Schüler, sie war eine allgemeine. Ich gab derselben in einem Gedichte Ausdruck, das in dem damals verbreitetsten Blatte, in der „Theaterzeitung", gedruckt wurde [13]).

---

[13]) Philipp Karl Hartmann, seit 1811 Professor der allgemeinen Pathologie und Therapie, hat das Verdienst, den Ausschreitungen der „Erregungstheorie" und Naturphilosophie mit gründlichster Kritik entgegengetreten zu sein; er hat den zu seiner Zeit oft verkannten Wert erfahrungsmäßigen Erkennens betont, ohne dabei die Bedeutung der Philosophie für eine synthetische Bearbeitung zu vernachlässigen. Nach Raimann wurde Hartmann provisorisch der klinische Unterricht übertragen, doch raffte ihn, nachdem er die Klinik kaum ein Semester geleitet hatte, der Tod (1830) dahin — sehr zum Schaden der Schule.

Instruktion für die Sanitätsbehörden

und für das bei den Kontumazanstalten verwendete Personal zum Behufe, die Grenzen der k. k. österreichischen Staaten vor dem Einbruche der im kaiserlich russischen Reiche herrschenden epidemischen Brechruhr (Cholera morbus) zu sichern und im möglichen Falle des Eindringens ihre Verbreitung zu hemmen. — Auf allerhöchsten Befehl verfaßt. — Wien, 1830.

I.

Notwendigkeit, gegen die epidemische Brechruhr alle jene gesundheitspolizeilichen Vorsichtsmaßregeln zu treffen, welche im allgemeinen gegen ansteckende Seuchen vorgeschrieben sind.

§ 1.

Obwohl die ansteckende Natur der morgenländischen Brechruhr (Cholera morbus) — welche im Jahre 1817 an den Ufern des Ganges ausbrach und in den folgenden Jahren nicht nur beinahe ganz Ostindien verheerte, sondern sich auch bis nach Ceylon (1818), Siam (1819), China (1820) Java (1821), nach Persien und Syrien (1822), ans Kaspische Meer (1823) verbreitete und schon im Jahre 1824, besonders aber im Jahre 1829 und 1830, bei Astrachan und Orenburg in das russische Gebiet einbrach — vielen Ärzten noch nicht bis zur vollen Evidenz erwiesen zu sein scheint, ja sogar von verschiedenen, besonders englischen Ärzten gänzlich geleugnet wird, so sind jedoch sehr viele und auffallende Beweise vorhanden, welche für das Ansteckungsvermögen dieser Krankheit sprechen, wodurch sie sich gesunden Individuen selbst auf eine gewisse Entfernung mitteilen kann.

§ 2.

Bei dieser Unentschiedenheit über die bestimmte, vielleicht überall identische, vielleicht aber durch Nebenumstände modifizierte Verbreitungsart dieser mörderischen Seuche, welche schon Millionen von Opfern hinwegraffte, zugleich aber bei den so laut sprechenden Beweisen für ihre kontagiöse Natur, gebietet es die Klugheit und der philanthropische Sinn jedes zivilisierten Staates, zum Wohle seiner Untertanen und zur Sicherstellung der angrenzenden Länder immer den schlimmsten und gefahrdrohendsten Fall vor Augen zu haben und kein Mittel außeracht zu setzen, welches der ferneren Ausbreitung einer so schrecklichen Geißel Einhalt tun könnte.

§ 3.

Es muß daher die morgenländische epidemische Cholera in medizinisch-politischer Hinsicht von diesem Standpunkte betrachtet, und es müssen gegen selbe alle jene Maßregeln eingeleitet werden, welche eine auf Erfahrung und Vernunft gestützte Gesundheitspolizei gegen pestartige Krankheiten vorschreibt.

II.

Verhütung des Eindringens der Krankheit, solange sie noch auf den Nachbarstaat beschränkt bleibt.

§ 4.

Solange die Cholera auf die weit entfernten Provinzen des russischen Reiches beschränkt bleibt, ist dort, wo derzeit der Kordon bereits besteht, gegen alle aus jenen Gegenden, in welchen sie sich bisher geäußert hat, kommenden Provenienzen, ebenso wie gegen die Pestverdächtigen nach dem zweiten Grade zu verfahren. Dasselbe ist im Küstenlande gegen alle aus verdächtigen russischen Häfen anlangenden Provenienzen zu beobachten; im eintretenden Bedürfnisfalle aber gleich der Kordon zu verstärken und auf die ganze Grenze gegen Rußland auszudehnen. Wenn die Gefahr sich nähern sollte, ist den Behörden, öffentlichen Sanitätsbeamten und Ärzten die sorgfältigste Überwachung des Gesundheitszustandes einzuschärfen und denselben aufzutragen, jeden nur den mindesten Verdacht erregenden Krankheitsfall der Landesregierung anzuzeigen, überdies aber alles dasjenige zu verfügen, was bei Annäherung der Pest vorgeschrieben ist. Indessen sind alle Briefschaften, welche aus Rußland einlangen, an der Grenze derselben Behandlung zu unterwerfen wie jene Briefe, welche aus notorischen, von der Pest angesteckten Ländern vorkommen.

III.

Verhinderung der Verbreitung, im Falle sich die Cholera in den Grenzorten des kaiserlichen Staates zeigen sollte.

§ 5.

Um gleich beim ersten Erscheinen des Übels dessen Verbreitung so schnell als möglich durch die gehörigen Vorsichtsanstalten verhindern oder wenigstens hemmen zu können, wird es vor allem erforderlich, von der Krankheit genaue Kenntnis zu haben. Diese wird überdies auch aus jenem Grunde umso unentbehrlicher, als nach Aussage aller Ärzte, welche bisher die epidemische Brechruhr zu beobachten und zu behandeln Gelegenheit hatten, Rettung der Kranken gewöhnlich nur dann zu hoffen ist, wenn schleunige Hilfe geleistet werden kann.

Es muß daher Sorge getragen werden, nicht nur alle Ärzte, sondern auch Nichtärzte mit den vorzüglichen Erscheinungen bekanntzumachen, unter welchen die Cholera einzutreten und zu verlaufen pflegt, und sie von der augenscheinlichen Gefahr bei jeder Verabsäumung augenblicklicher ärztlicher Hilfe zu unterrichten.

1. Erkenntnis der Krankheit.

§ 6.

Die gewöhnlichen Vorboten des Übels sind: Schwäche, Zittern und Abgeschlagenheit der Glieder, heftiges Kopfweh, Schwindel, Betäubung, Appetitmangel, Unruhe, Angst,

Schlaflosigkeit, Herzklopfen, Gefühl von Druck in der Herzgrube, abwechselnd überlaufender Frost und Hitze mit kaltem Schweiße.

Gleichzeitig oder bald darauf folgt ein unausgesetztes Kollern im Unterleibe mit Auftreibung desselben, Ekel, heftiges Würgen und das Gefühl von Sattheit und Magenüberladung.

§ 7.

Schnell geschieht der Ausbruch der Cholera selbst, welcher sich durch vermehrte erschöpfende Stuhlentleerungen mit Abgang häufiger, wässeriger, molkenartiger, im After ein Brennen erregender Flüssigkeiten und durch Erbrechen einer ähnlichen, meist geruch- und geschmacklosen, weißlichen, mit Klumpen von Schleim vermischten Materie ausspricht. Galle bemerkt man meistens gar nicht oder nur sehr wenig. Das Atemholen wird zu gleicher Zeit mehr und mehr beschwert, mit großer Ängstlichkeit, Beklommenheit und Gefühl von Zusammenschnürung um die Herzgegend verbunden, von Seufzen oft unterbrochen.

Im Unterleibe wechseln Schmerzen und Hitze miteinander ab, und der Drang zum Stuhle und zum Erbrechen nimmt immer zu, mit sparsamem oder gar keinem Urinieren. Der Durst wird unauslöschlich, mit dem heftigsten Verlangen nach kaltem Wasser, um das unerträgliche Brennen in der Magengegend einigermaßen zu lindern. Die Unruhe steigt in kurzem auf jenen Grad, daß die Kranken keinen Augenblick in derselben Lage verbleiben können. Der Mund wird trocken, die Zunge bläulich oder weiß und stammelnd. Bald darauf fangen die Extremitäten an kalt zu werden. Es stellen sich anfangs Schmerzen und Reißen in denselben ein, welchen Zuckungen und heftige Krämpfe, besonders in den Fingern, Zehen und Waden, folgen; diese verbreiten sich dann über den Bauch, die Lenden und den unteren Teil des Brustkorbes. Der Puls sinkt und wird zuweilen kaum fühlbar, die Augen werden gerötet, glasig, starr, sinken in ihre Höhlen ein und sind mit einem dunkeln Ring umgeben. Das Gesicht des Kranken fällt ein und drückt unter schnell zunehmender Schwäche und Hinfälligkeit die größte Traurigkeit und die vorschwebende Todesangst aus. Das aus der Ader gelassene Blut ist meistens dick und schwarz.

§ 8.

Der Verlauf der epidemischen Brechruhr ist so rasch, daß gewöhnlich in den ersten 24 Stunden das Schicksal der Kranken entschieden zu sein pflegt. Einige unterliegen schon nach 7, 10 oder 12 Stunden. Selten dauert das Übel über zwei Tage, und läßt dann eher Genesung hoffen, welche ebenso schnell erfolgt.

§ 9.

Wenn die Kälte der Oberfläche des Körpers bis zur Starrheit zunimmt, sich über die Herzgegend und die Zunge verbreitet, wenn kalter Schweiß ausbricht, wenn die Haut an den Fingern und Zehen einschrumpft, die Schmerzen plötzlich aufhören und die Krämpfe in einen paralytischen Zustand übergehen, wenn mit den Zeichen einer scheinbaren Besserung vollkommene Gefühl- und Bewußtlosigkeit und stellenweise blaue Flecken im Gesicht und an den Extremitäten eintreten, dann pflegt der Tod nicht ferne zu sein.

Vor dem Eintritt heftiger Krämpfe, wenn mit den wässrigen Flüssigkeiten auch etwas Galle nach oben oder unten entleert wird, und wenn die Kälte der Gliedmaßen nicht zunimmt, kann man Hoffnung nähren, den Kranken zu retten.

2. Verhütung der Gemeinschaft zwischen Cholerakranken und Gesunden.

§ 10.

Sobald sich in irgendeinem Orte der Grenzstaaten ein Fall ergibt, der die oben bezeichneten Symptome insgesamt oder nur zum Teil offenbart, muß alsogleich ein Arzt herbeigeholt und die unmittelbare Anzeige an die Ortsobrigkeit und von dieser mittelst des Kreisamtes an die Landesregierung gemacht werden. Jede Unterlassung oder Verheimlichung ist schärfstens zu ahnden und nach Maßgabe der Gefahr, die daraus entspringt, zu bestrafen.

§ 11.

Hierauf folgt die Absonderung der Kranken nach allen jenen Vorschriften, welche für die Pest gültig sind. Die Kontumazanstalt tritt nun in ihre volle Tätigkeit. Man beruft sich also hier auf die bereits bekannten und bei Pestausbrüchen anzuwendenden prophylaktischen Maßregeln, welche im gegebenen Falle in ihrer ganzen Ausdehnung und mit der gewissenhaftesten Genauigkeit in Ausführung gebracht werden müssen, um alle Kommunikation mit angesteckten Personen und Effekten zu vermeiden.

3. Sorge für den allgemeinen Gesundheitszustand der Einwohner und besonders derjenigen, welche mit den Cholerakranken in irgendeine Verbindung treten, um sie vor der möglichen Ansteckung zu schützen.

§ 12.

Feuchte Luft, Verkühlung, besonders des Nachts, gesperrte feuchte Wohnung, körperliche und geistige Anstrengung, schlechte Nahrung, Unmäßigkeit, Herabstimmung des Gemüts, Mangel an hinlänglich schützender Bekleidung, und alles, was Entkräftung nach sich zieht, sind die vorzüglichsten Umstände, welche die Entwicklung der Cholera begünstigen. Auch pflegt sie in sumpfigen, überschwemmten und niedrig gelegenen Gegenden leichter zu entstehen und verheerender zu sein als in trockenen Ebenen und hochliegenden Orten. Es ist daher von seiten der Ortsobrigkeit, der Sanitätsbehörde und der Ärzte alles Nötige einzuleiten, um den nachteiligen Einfluß der erwähnten Schädlichkeiten nach Möglichkeit zu mindern oder zu verhüten.

§ 13.

Die Gebäude, welche man zur Aufnahme von Cholerakranken bestimmt, sollen womöglich hoch gelegen und trocken sein; auch dürfen sie nie mit zu vielen Patienten überladen werden, damit die mit mephitischen Dünsten geschwängerte Luft weder den Kranken, noch den ihnen Hilfeleistenden nachteilig werde.

§ 14.

In den Krankenzimmern muß stets für Reinlichkeit, Trockenheit und Erneuerung der Luft, und in der rauheren Jahreszeit für einen mäßigen Grad der Temperatur von beiläufig 15° Réaumur Sorge getragen werden. Wenigstens zweimal im Tage sind die Krankenzimmer mit Essigdämpfen oder, was noch vorzüglicher ist, mit Chlordämpfen zu räuchern. Zu diesem Behufe bediene man sich entweder der Guyton Morveauxschen Mischung aus 2 Unzen Kochsalz, ½ Unze Braunsteinoxyd ebensoviel Schwefelsäure und 1 Unze Wasser, welche auf warmen Sand gestellt und öfters umgerührt wird; oder man bespritze die Zimmer zweimal des Tages mit einer Auflösung von Chlorkalk (1 Unze auf 1 Pfund Wasser). Es darf jedoch die Entwicklung des Chlorgases nie bis zu dem Grade gesteigert werden, daß es die Lungen beleidige.

§ 15.

Den Einwohnern jenes Ortes, wo die Cholera ausgebrochen, ist eine gesunde, nährende und leicht verdauliche Kost zu empfehlen. Der mäßige Gebrauch von Küchengewürzen, zum Beispiel Pfeffer, Spanischem Pfeffer, Kümmel, Anis, Knoblauch, Zwiebel und dergleichen wäre ebenfalls nicht zu vernachlässigen. Alle rohen Früchte, besonders säuerliche, wässerige, und am meisten unreife, als Weintrauben, Melonen, Arbusen (Wassermelonen), Gurken, müssen vermieden werden. Ebenso alles, was leicht der Gärung unterliegt und die Verdauung beschwert, als: Bier, Met, saure Milch, Quaß, der Barschcz der Polen (eine säuerliche Suppe mit Rüben), Pilze, gesalzene oder schlechte Fische, fette Speisen. So zuträglich es auch ist, des Morgens etwas Branntwein oder Likör, vorzüglich der mit Kümmel, Anis, Krausemünze oder Wachholderbeeren bereitet wird, und unter Tags ein Gläschen Wein zu sich zu nehmen, ebenso nachteilig ist jeder übermäßige Gebrauch von geistigen Getränken und stark erhitzenden gewürzhaften Speisen. Jede Überladung des Magens mit Speisen und Getränken, besonders des Abends, wirkt nachteilig; nichts aber macht für die Cholera empfänglicher als Trunkenheit. Die Ortsobrigkeit muß daher die Aufsicht über Schänken, Wirtshäuser, Viktualien und besonders über die gute Beschaffenheit des Brotes sich zur vorzüglichen Pflicht machen.

§ 16.

Es soll allen Einwohnern in jenen Orten, wo sich Fälle von Cholera zeigen, aufgetragen werden, ihre Wohnungen täglich zu lüften und mit Essig oder Chlor zu räuchern; nie mit nüchternem Magen auszugehen und besonders des Morgens etwas Geistiges oder Wärmendes, zum Beispiel einen Tee von Kamillen, Melisse, Krausemünze zu sich zu nehmen.

§ 17.

Jede angestrengte und andauernde Arbeit, forcierte Märsche bei Soldaten und Boten, unordentlicher Lebenswandel sowie das Herumgehen sind sorgfältig zu vermeiden.

§ 18.

Vor dem schädlichen Einflusse der Verkühlung und der Feuchtigkeit muß eine angemessene, hinlänglich schützende Bekleidung sichern.

Es soll daher niemand in freier Luft schlafen und bei Nacht besonders bald nach dem Schlafe nie ausgehen, ohne sich warm angezogen zu haben. Überhaupt ist es vorteilhaft, immerwährend eine mäßige Transpiration des Körpers zu erhalten. Man trage daher unmittelbar auf dem Leibe eine Flanellkleidung oder man versehe wenigstens den Unterleib mit einer tuchenen Binde und verwahre die Füße vor Feuchtigkeit, man reibe sich den ganzen Körper Morgens und Abends mit erwärmten wollenen Tüchern oder, wenn es sein kann, mit warmem Essig.

§ 19.

Auch könnte man den wohltätigen Einfluß der Seelsorger in Anspruch nehmen, um durch Erweckung der Zuversicht auf die Vorsehung Gottes das Gemüt der Einwohner zu beruhigen und zu stärken.

§ 20.

Nie sollen Ärzte, Wundärzte, Seelsorger und Krankenwärter dem Dienste sich mit nüchternem Magen unterziehen und ohne früher etwas Geistiges zu sich genommen zu haben. Man hüte sich so viel als möglich die den Kranken zunächst umgebende oder von ihm ausgehauchte Luft einzuatmen, weil diese gleich den Exkrementen als des Ansteckungsvermögens am meisten verdächtig zu sein scheint. Auch ist es ratsam, bevor man sich in das Krankenzimmer begibt, die Hände mit Essig zu waschen, ein Fläschchen mit aufgelöstem Chlorkalk oder starkem (auch aromatischen) Essig bei sich zu tragen, mit selbem die Gegend um die Nase zu befeuchten oder öfters daran zu riechen, dann sich den Mund mit gedünntem Essig, kölnischem oder irgendeinem anderen aromatischen Wasser auszuspülen. Nach beendigter Krankenvisite müssen die Kleider durchräuchert und mit anderen ausgetauscht werden.

§ 21.

Dieselben Vorsichten müssen auch die Totengräber beobachten und womöglich jede unmittelbare Berührung der

Leichname vermeiden. Anatomische Zergliederungen dürfen auch nicht anders als mit der größten Behutsamkeit stattfinden und nur nachdem früher der ganze Leichnam und die eröffneten Eingeweide mit Chlorkalkauflösung bespritzt oder befeuchtet worden sind.

4. Zerstörung des Miasma.
§ 22.

Hierzu sind die zur Ausrottung des Pest-Kontagiums vorgeschriebenen Maßregeln in Anwendung zu bringen, welche sich auf die Reinigung oder Vernichtung der infizierten oder sehr verdächtigen Effekten und auf die Behandlung der angesteckten Personen und Wohngebäude beziehen.

IV. Behandlung der Cholerakranken.
§ 23.

Nachdem die zweckmäßigste Behandlungsweise der epidemischen Cholera, als einer neuen asiatischen Krankheitsform, welche Europa von der östlichen Seite bedroht, noch nicht allgemein bekannt ist, so wird es notwendig, die Ärzte und Wundärzte der Grenzstaaten, wo ein Einbruch der Krankheit am meisten zu fürchten ist oder wirklich sich schon ergeben haben sollte, mit den bisherigen Erfahrungen und der bis jetzt am meisten bewährten Heilmethode englischer und russischer Ärzte bekannt zu machen.

§ 24.

Wenn der Arzt beim ersten Beginnen der Krankheit, das ist vor dem Eintritt der Krämpfe und des Erkaltens der Gliedmaßen, gerufen wird, so ist ein Aderlaß gewöhnlich von der größten Wirksamkeit. Es dürfen jedoch bei Erwachsenen nicht weniger als 12 bis 15 Unzen Blut entzogen werden. Sollte bei Öffnung der Ader das Blut nur sparsam hervorquellen, so ist es notwendig, die Oberfläche des Körpers und der Gliedmaßen mit erwärmten Tüchern zu reiben und zu bedecken und dann die Entziehung des Blutes fortzusetzen. Wenn es möglich ist, kann man auch ein warmes Bad von 30⁰ Réaumur gebrauchen, um die Zirkulation des Blutes in eine tätigere Bewegung zu bringen. Die Jahreszeit, das Klima, der epidemische Charakter, das Temperament und die Leibeskonstitution des Kranken müssen den Maßstab für die zu entziehende Blutmenge geben, wobei auch auf die Erleichterung zu sehen ist, welche der Kranke während des Aderlassens fühlt.

§ 25.

Nach vorausgeschickter Blutentleerung oder wenn diese bereits wegen schon eingetretener Magenschmerzen, Krämpfe und Kälte der Gliedmaßen und bei einem kleinen, kaum fühlbaren Pulse nicht mehr anwendbar ist (in welchem Falle sie sogar nachteilig wäre), gehe man alsogleich zum Gebrauche des Calomels und Opiums über, welche zwei Heilmittel allen bisherigen Erfahrungen zufolge in der epidemischen Brechruhr als die vorzüglichsten anzusehen sind. Jedoch ist nur von großen Gaben der erwünschte Erfolg zu erwarten.

§ 26.

Es werden 10, 15 bis 20 Gran Calomel mit etwas Zucker und Arabischen Gummi in Pulverform und nach einer halben Stunde 40 bis 50 Tropfen Laudanum liquidum Sydenhami verabreicht, diese Gabe nach zwei oder drei Stunden (nach Maßgabe der Gefahr) wiederholt und auf diese Art fortgefahren, bis die Hauptzufälle, besonders das Erbrechen, die erschöpfenden Stuhlentleerungen, das Brennen im Unterleibe und die schmerzhaften Krämpfe nachlassen. Für Kinder muß die Dosis wenigstens auf die Hälfte herabgesetzt werden.

§ 27.

Zu gleicher Zeit trage man Sorge, die erkalteten und sich krampfhaft zusammenziehenden Glieder, besonders aber die Herz- und Magengegend mit Branntwein, Seifen- oder

Kampferspiritus oder mit verdünntem Salmiakgeist zu reiben und den Kranken mit erwärmten Tüchern einzuhüllen. Je heftiger die Krämpfe und die Kälte der Extremitäten werden, je mehr die Schwäche und Hinfälligkeit zunimmt, desto öfters müssen die geistigen Einreibungen wiederholt werden, welchen dann auch Senfteige auf die Fußsohlen und auf die Magengegend beizugesellen wären, nebst dem Gebrauche irgendeines aromatischen, mit den oben erwähnten Mitteln abwechselnd darzureichenden Wassers oder einiger Tropfen Pfefferminzöles auf Zucker.

§ 28.

Wenn der Kranke die ihm verabreichten Medikamente ausbricht (wie dieses sich leicht ereignet, wenn der Arzt zu spät gerufen wird), müssen selbe alsogleich in einer etwas kleineren, aber desto schneller aufeinanderfolgenden Dosis wiederholt werden. Und sollte der Magen glatterdings auch diese nicht vertragen, so kann man mit einem Gemische von 7 Gran Opium, 15 Gran Calomel und 3 bis 4 Drachmen Honig die Zunge und die innere Fläche der Mundhöhle bestreichen, damit der Kranke durch langsames und und merkliches Hinabschlingen des Speichels auch die aufgetragene Arznei hinabbefördere.

§ 29.

Um den Stuhlgang und die krampfhaften Schmerzen im Unterleibe zu besänftigen, bedient man sich schleimiger Klistiere mit etwas Opium; nämlich 3 bis 4 Unzen irgendeines schleimigen Absudes von Reis, Gerste, Salep- oder Eibischwurzel oder von zerstoßenem Leinensamen, mit 20 oder 30 Tropfen Laudanum liquidum, alle 2 bis 3 Stunden wiederholt.

§ 30.

Den lästigen Durst lösche man mit einem Reis- oder Gerstendekokt oder mit einem leichten Aufguß von Kamillenblüten, welche jedoch lauwarm und in kleinen, öfters wiederholten Gaben gegeben werden müssen.

§ 31.

Wenn durch fünf bis sechs Stunden weder Erbrechen noch schmerzhafte, erschöpfende Stuhlentleerungen eintreten, die Krämpfe nachlassen, die Oberfläche des Körpers sich erwärmt und auszudünsten anfängt und der Kranke die Wirkung des Mohnsaftes durch Betäubung und Schläfrigkeit oder jene des versüßten Quecksilbers durch vermehrte Speichelabsonderung oder durch breiartige, gallige Stuhlgänge andeutet, so ist der fernere Gebrauch dieser Arzneien zu unterlassen und eine gelinde magenstärkende Mixtur aus Krausemünzen- oder Melissenwasser mit etwas Hoffmannschem Geiste oder ein Paar Tropfen Pfefferminzöles auf Zucker zu verabreichen.

§ 32.

Zum Schlusse der Kur dient etwas Rhabarbertinktur, mit einem aromatischen Wasser und arabischem Gummischleim versetzt.

§ 33.

Sobald das Erbrechen aufhört, suche man auch den Kranken mit Kraftsuppen, Gersten- oder Reisschleim und manchesmal mit einem Löffel voll gutem Wein zu erquicken.

§ 34.

Sollte in der Konvaleszenz Verstopfung des Leibes eintreten, dann bediene man sich einer Unze Rizinusöls oder einer Mischung von einer Drachme Magnesiae mit 10 bis 12 Gran Rhabarberpulver.

Die heftige Eßlust, welche nach überstandener Krankheit nicht selten eintritt, darf nur mit der größten Behutsamkeit und Mäßigkeit befriedigt werden.

§ 35.

Den Grenzsanitätsanstalten wird es zur Pflicht gemacht, frühzeitig Sorge zu tragen, daß in allen Apotheken die bisher erwähnten Arzneikörper, welche zur Prophylaxe und

Heilung der Cholera notwendig sind, in hinlänglicher Menge und von der besten Qualität vorhanden seien.

§ 36.

Der Landesstelle wird es anheimgestellt, diesen Vorschriften die möglichste Allgemeinheit zu verschaffen, um die Einwohner der Grenzstaaten, in welchen ein Einbruch der Cholera möglich ist oder wirklich schon statthat, mit allen jenen Vorsichtsmaßregeln bekannt zu machen, welche zu ihrem und ihrer Mitbürger Wohl erforderlich, besonders aber für jene, die sich dem Dienste und der unmittelbaren Pflege der Kranken widmen, von der größten Wichtigkeit sind.

Zu demselben Behufe wäre auch eine Übersetzung in die Landessprache, welche durch den Druck bekanntgemacht werden sollte, zu wünschen.

§ 37.

Zum Gebrauche für das ärztliche Personale wird als eine wissenschaftliche Erweiterung und gleichsam Konzentrierung der in dieser Instruktion enthaltenen kürzer verfaßten Angaben hier noch eine besondere Abhandlung über die Cholera morbus angehängt.

Wien, den 18. November 1830.

Ärztliche Abhandlung
über die
Cholera morbus.

I.

Historischer Überblick.

Schon seit Jahrhunderten war den Ärzten eine in Ostindien einheimische Krankheit, die Brechruhr, bekannt, welche man aber ihrer besonderen Eigentümlichkeiten wegen von allen bisher bekannten Choleraarten diagnostisch zu trennen sich bemühte, sie als eine bloß jenem Himmelsstriche ausschließlich zukommende Krankheit ansah und zum Unterschiede mit dem Namen Indica oder Cholera morbus bezeichnete. Allein sie war teils ihrer Entfernung, teils der mangelnden Gelegenheit wegen, sie selbst beobachten zu können, immer nur den klimatischen Übeln heißer Himmelsstriche beigezählt, und sie wurde daher von europäischen Ärzten als eine exotische Seltenheit nur gleichsam historisch beachtet.

Schon in der Mitte des siebzehnten Jahrhunderts, also beinahe vor zweihundert Jahren, machte ein französischer reisender Arzt, der sie in Ostindien zu beobachten Gelegenheit hatte und unglücklicherweise von ihr selbst ergriffen wurde, bei seiner Wiederkehr nach Frankreich in einer ausführlichen Reisebeschreibung die europäischen Ärzte mit den Symptomen und der Behandlungsweise derselben bekannt. (Dellonius Voyage aux Indes orientales. Amsterdam 1689.) Seine warnende Stimme verhallte, und es blieb nur die Notiz einer in Bengalen epidemisch grassierenden mörderischen Krankheit zurück. Diese menschenverheerende Seuche blieb also an ihrem Auftauchungsorte, fast könnte man sagen an der Ausmündung des Ganges, in der Folgezeit stehen, bis sie im jetzigen Jahrhunderte ausdrücklich im Jahre 1817 sich in ihrer furchtbarsten Größe kundgab und die Aufmerksamkeit dahin wandernder Europäer auf die schrecklichste Weise aufrüttelte. Man erzitterte vor der Wut einer Seuche, die das Menschengeschlecht in kurzer Zeit zu vertilgen drohte. Nun schickte England eine Menge der geschicktesten Ärzte dahin, von welchen wir in einem kurzen Zeitraume mehr als dreizehn Monographien über die pestartige Seuche zu erhalten so glücklich waren. Das Interesse Englands war am meisten dabei beteiligt. Man mußte vor den Fortschritten der Seuche zittern, die nach Aussage dieser Monographen so plötzlich um sich griff und in die entferntesten Gegenden Asiens drang, daß in Vorder- und Hinterindien binnen fünf Tagen sechzehntausend Menschen, und binnen einigen Jahren mehr als viereinhalb Millionen als Schlachtopfer fielen. Es konnte auch nicht anders sein, da das Übel nach allen Seiten nach den entferntesten Reichen mit Riesenschritten vordrang und bald darauf in den ungeheuren Besitzungen Chinas, in Persien und in Arabien unerhört wütete, Sumatra, Java, Borneo, Japan und die entferntesten Inseln in jenem Ozean nicht verschonte und selbst bis nach Syrien vorzudringen anfing. Dadurch gewann sie nun freilich ein europäisches Interesse. Allein der Leser blieb ruhig, sobald er sich auf Tausende von Meilen von den Würggefilden des Todes entfernt wähnte! — Unverhofft tauchte das Übel in einer größeren Nähe auf. Im Jahre 1824 überschritt es den Kaukasus und wälzte sich gegen die Wolga hin. Plötzlich erscholl es mit einem Jammergeschrei, daß man sie im Frühherbste im Gouvernement Orenburg, in Simbirsk, Saratow und in der ganzen Strecke zwischen Kasan und Astrachan, selbst in dem von Moskau nicht weit entfernten Pensa erblickte. Sie drang aber noch schneller als die Nachrichten von ihrem Erscheinen über die äußerste Grenze des Asiatischen Rußland nach Europa bis in den ehemaligen Zarensitz nach Moskau vor. Nun erzitterte nicht nur jeder Nachbar, sondern der ganze Weltteil vor diesem mächtigen Feinde des Menschengeschlechtes. Im Oktober verflossenen Jahres erreichte sie ihre Höhe, schien dann im November und Dezember nachzulassen und fast gänzlich zu erlöschen, als sie im Anfange Jänner 1830 wieder an verschiedenen Orten ausbrach und bis tief in den März fortdauerte. Sie bot den heilsamsten Sanitätsvorkehrungen Trotz und täuschte die Hoffnung, die uns sonst die Wiederkehr der kälteren Jahreszeit bei pestartigen Epidemien durch den Trost des baldigen Aufhörens zu gewähren pflegt, auf die auffallendste Art.

Da nun Österreich als die mächtigste Vormauer gegen die orientalische Pest und als die Vorhut Europas mit unsäglichem Kostenaufwande sich bewährte, so ist es erfreulich und tröstend für jeden Bewohner Österreichs, auch im gegenwärtigen Zeitpunkte die Vatermilde und schützende Weisheit seines Monarchen selbst hierin zu bewundern.

II.
Beschreibung der Krankheit.

Die kurze Andauer des Übels, welches in einigen Fällen kaum zwölf Minuten lang andauert, in einigen aber mit Blitzesschnelle den Gesunden niederschmettert, gestattet kaum den selbst pestartigen Krankheiten eigentümlichen Zeitraum der Vorboten. Indessen gibt es doch Fälle, wo der Erkrankte einige derselben anzugeben imstande ist. Diese beziehen sich fast allgemein auf das Ergriffensein des Nervensystems. Man beobachtet nicht selten eine plötzliche Schwäche, einen anhaltenden oder zeitweilig wiederkehrenden Schwindel, Umnebelung des Kopfes wie nach Kohlendunst oder verschluckten narkotischen Substanzen, plötzliches Erlöschen des Glanzes der Augen, einen fremdartigen Blick, Entstellung und Blässe des Gesichtes, Ohrensausen mit abwechselnder Harthörigkeit, die Empfindung einer kühlen elektrischen Aura, wobei sich das Kopfhaar sträubt, und ein kühles Luftwehen längs der Rückenwirbelsäule empfunden wird; ein Drücken in den Schläfen, innere Unruhe und Angst, einen unruhigen Schlaf oder eine vollständige Abwesenheit desselben. Bald darauf fängt der Erkrankte tief zu seufzen an, die Brusthöhle wird geengt, es erwacht ein namenloses Pressen und Zittern im Herzen, ein fremdartiges Gefühl unter den linken Rippen, eine Beklemmung in der Herzgrube, Pulsieren der Bauchschlagader, Sehnenhüpfen, und nun stellt sich abwechselnd Frost und Hitze zugleich mit kaltem Schweiße des Gesichtes, der oberen und der unteren Extremitäten ein. In der Bauchhöhle erhebt sich ein unaufhörliches Poltern und Kollern mit einem stechenden Schmerze in der Nabelgegend; man beobachtet ferner Aufgetriebenheit der oberen Schmerbauchgegend, in der Magengrube das Gefühl von Sattheit, wie nach einer bedeutenden Magenüberladung, und doch mit dem Gefühle gänzlicher Leerheit. Der Ausbruch der Krankheit beginnt mit vermehrten Stuhlgängen, die bis zum erschöpfenden Durchfalle gesteigert werden.

Das Ausgeleerte ist wässerig, erregt im After ein Brennen wie von heißem Wasser. Fast zu gleicher Zeit entsteht ein Würgen, worauf unmittelbar ein häufiges Erbrechen ähnlicher Flüssigkeit mit Klumpen von Schleim erfolgt. Merkwürdig bleibt es aber, daß das Erbrochene ganz im Gegenteile mit den anderen Arten der Cholera nie nach Galle schmeckt, wodurch sich deren Gegenwart verriete. Noch merkwürdiger bleibt es, daß diese Krankheit ganz im Gegensatze des gewöhnlichen Durchfalles nie in einem geringen Abgange der Exkremente besteht, sondern die entleerte Flüssigkeit ist im Verhältnisse des genossenen Getränkes ungewöhnlich reichlicher und fast unglaublich groß, so zwar, daß das auf jedesmal Ausgeleerte mehrere Pfund beträgt und daß es daher den Anschein gewinnt, als ob der ganze Körper bloß in jauchigem Wasser zerfließen möchte. Je häufiger die Ausleerungen, desto bedeutender ist das Einschmelzen der Kraft. Das Atemholen wird mehr und mehr beeinträchtigt, wird seltener, tiefer, stöhnend, ja nicht selten von asthmatischen Beschwerden beinahe bis zur Erstickung hintangehalten.

Nun erwacht eine Hitze in der Brust und Bauchhöhle mit einem namenlosen Schmerze und Drang zum Brechen und Durchfall. Der Durst wird unauslöschlich, die nach kalten Getränken lechzende Zunge trocken, borkenartig, rissig. Allmählich erlischt die Kraft, die Augen erscheinen gerötet, wie mit Pulver eingestreut, das Gesicht ändert sich, fällt ein, es erfolgen Ohnmachten, der Puls sinkt, die Extremitäten erkalten unter einem namenlosen Schmerz und Reißen, die Lippen und die Nägel färben sich blau, die Haut wird blutlos und runzlicht, vorzüglich an den Fingern und Zehenspitzen. Nun treten Krämpfe, Zuckungen, ja nicht selten ein allgemeiner Starrkrampf ein. Der Kranke kann nur verzweifelnd stöhnen, der Körper erstarrt, der Kreislauf und das Atmen wird aussetzend und das hippokratische Gesicht schließt die Szene. Jedes Schmerzgefühl erlischt; man bemerkt im Gesichte, auf dem Rumpfe und den Extremitäten häufige Totenflecke, kurz, das Leben erstarrt.

Merkwürdig bleibt es aber, daß die Harnexkretion im ganzen Verlaufe der Krankheit bis zu einer unbezwinglichen Harnverhaltung gesteigert wird.

Dieses wären die gewöhnlichsten Erscheinungen, die, wenn sie gleich nicht in derselben Reihenfolge und bei jedem Individuum dieselben beobachtet werden, dennoch am häufigsten vorkommen. Die Länge und Ausdauer derselben differiert nach Umständen, je nachdem der Verlauf der Krankheit höchst oder minder akut ist. Denn der Zyklus derselben wird bei einigen Individuen in einigen Stunden, bei anderen erst nach einigen Tagen vollbracht. Eine zweckmäßige, schnell angedeihte Hilfe kann die Symptome auch größtenteils hintanhalten, weil die kunstgemäß Besorgten auch ebenso schnell der Gefahr entrissen werden können.

III.
Ursachen.

Die englischen Ärzte waren in Ostindien die ersten, die sich in der Auffindung der Ursachen der Cholera morbus beinahe erschöpften. Da sie von dem Standpunkte ausgingen, die Krankheit müsse von klimatischen Einflüssen unmittelbar abhängen: so konnte es nicht anders kommen, als daß sie streng die Lokalverhältnisse Ostindiens ins Auge faßten. Sie hatten in Hinsicht der primitiven Entwicklung des Übels nicht so ganz unrecht.

Das Jahr 1817 war in Rücksicht der Witterungskonstitution in Ostindien ganz regelwidrig. Denn man beobachtete, daß die sonst gewöhnliche heißeste Zeitperiode ungewöhnlich neblicht und kühl begann; plötzliche Gewitter und Regengüsse erfolgten in dem sonst gewöhnlichen Zeitraume der größten Dürre und verursachten bedeutende Inundationen in der ganzen Gegend der Ausmündung des Ganges; die sonst kühlere Regenzeit erschien mit einer ungewöhnlich gesteigerten Hitze, welche durch kühle Nächte die Gesundheit der Einwohner zu gefährden begann.

Der Reis, den sonst die erste Ernte ziemlich reichlich zu liefern pflegte, verdarb größtenteils, schrumpfte ein und lieferte eine beinahe unserm Mutterkorn ähnliche Frucht. Diese Erscheinung verführte daher die beobachtenden Ärzte, den Ursprung der Epidemie, wofür man sie allgemein hielt, den häufigen Überschwemmungen, dem größten Wechsel der Temperatur und den verdorbenen Nahrungsmitteln zu imputieren. Die Bestrebungen der Ostindischen Kompagnie, den Grund des Übels auszumitteln, scheiterten fruchtlos an den Widersprüchen der Ärzte.

Einzelne erhoben ihre Stimme für die ansteckende Natur der Krankheit und führten den Grund an, daß ein im Ganges in einem Rutenkorbe aufgefangener Leichnam ein ganzes Dorf angesteckt und vertilgt haben soll.

Man brachte aber die Kontagionisten durch das Entgegenhalten mancher Tatsachen zum Schweigen, vorzüglich als es kund wurde, daß das österreichische, nach China segelnde Schiff, die Carolina, schon am Vorgebirge der guten Hoffnung (also lange vor seinem Erscheinen in Ostindien) mit der Cholerakrankheit zu kämpfen hatte.

Zum Unglück blieb also die wahrscheinliche Ansteckung der Krankheit noch immer problematisch; zum Unglück, sage man, faßten die russischen Ärzte diese durch Tradition bis zu ihnen herabgelangte Idee der Non-Kontagiosität des Übels und erachteten es für überflüssig, zur Abwehrung des Eindringens derselben Quarantäneanstalten zu errichten. Da man sie in Indien für bloß epidemisch hielt, da man wie eben dort glaubte, daß sie sich durch die Atmosphäre mitteilte, da man diese Behauptung auf die Bemerkung stützte, daß der Zug der Krankheit meistens gerade Richtungen und den Lauf der Flüsse verfolgte; da man ferner überzeugt zu sein wähnte, daß die Krankheit nur sumpfige Gegenden, nie aber hochgelegene Orte heimsuche, so war es nicht zu verwundern, wenn man das Einhalten der Krankheit unter die unmöglichen Dinge zählte.

Selbst die ersten Berichte russischer Ärzte enthalten immer die Behauptung, daß die Krankheit bloß epidemisch sei, und gerade diese Behauptung benahm auch die Idee, Gesundheitskordons zu ziehen und Quarantäneanstalten zu schaffen.

Allein ein so gefährlicher Irrtum konnte die unbefangenen Beobachter des Übels nicht lange blenden.

Eine aus Medizinalräten und den vorzüglichsten Ärzten der Hauptstadt zusammengesetzte Kommission kam mit einer Stimmenmehrheit von neun Zehnteilen überein, daß die Krankheit wirklich ansteckend sei und sich nur darin von der Pest unterscheide, daß diese letztere notwendig und immer, die Cholera aber meistens kontagiös sei. Für diese Behauptung sammelte man schlagend zuverlässige Tatsachen, welche hie und da selbst die verborgensten Spuren des ansteckenden Übels nachwiesen. Schon in Orenburg will man bemerkt haben, daß sie zuerst in denjenigen Ortschaften erschien, wo die Kaufleute aus China und der Bucharei bei ihrer Durchreise zur Messe in Nischnejnowgorod einkehrten. Ein Kreishauptmann begab sich mit noch fünf Begleitern in das von der Cholera heimgesuchte tartarische Dorf Nowjeschalti; in zwei Tagen erkrankte er, jeden Tag erkrankte ein anderer seiner Begleiter, der einzige Wundarzt blieb verschont.

Der Arzt Pupuroff erzählt von einem Tartaren, daß er seinem cholerakranken Bruder Umschläge gemacht und denselben mit lauwarmem Wasser gewaschen habe, er erkrankte plötzlich und starb binnen 24 Stunden. Eine ganze Hochzeitsgesellschaft, die von einem gesunden Orte in ein von der Cholera morbus angestecktes Dorf kam, starb bei der Wiederkehr bis auf den letzten Mann hinweg. Eben derselbe Arzt behauptet, daß die Krankheit überall zu wüten anfing, wo die Kranken Zuflucht suchten oder wo sie starben; daß ferner alle jene von ihr ergriffen wurden, die die Leichen der Verstorbenen berührten, und er erzählt, daß von der Leiche eines Generals in Orenburg sechs Personen angesteckt wurden.

Noch schlagender sind folgende amtliche Berichte: daß in einem kleinen Orte am Don, Nowiczerkask, der zur Hälfte von Russen, zur Hälfte von Tartaren bewohnt ist, der Ortsvorsteher aus freiem Antriebe die Russen absperrte, wodurch dann alle Tartaren, unter denen die Krankheit ausbrach, zugrunde gingen, aber nicht ein einziger russischer Kosake starb. In Tiflis wanderten die Einwohner größtenteils nach höher gelegenen Orten aus, allein sie brachten gerade die Sterblichkeit in die bisher verschonten Orte hin. In einer Stadt im Gouvernement Astrachan wurde ein über Bord geworfener Leichnam aufgefangen; die Leute, die ihn berührten, erkrankten und starben. Ein Soldat desertierte aus Furcht vor der Krankheit aus Gourjew im Gouvernement

Orenburg; er brachte, ohne selbst der Krankheit zu unterliegen, den Peststoff in ganz gesunde Ortschaften, in welchen später die Krankheit ausbrach. Den Hauptbeweis liefert wohl die Absperrung der Herrnhuter in Savegta, welche die Gemeinde aus eigenem Antriebe besorgte und von der Krankheit verschont blieb.

Diese auf amtliche Dokumente gestützten Tatsachen erweisen wohl sattsam, daß das in Frage stehende Übel ansteckend sei.

Was nun all die übrigen Kausalmomente betrifft, die die Entwicklung der Epidemie veranlaßt haben sollen, so kann man sie wohl als die Disposition befördernd, aber nie als an und für sich selbst die Krankheit erzeugend ansehen; denn wenn man nur die klimatischen Verhältnisse der Indischen Cholera mit der identischen Russischen vergleicht, so fallen auf den ersten Anblick alle übrigen Krankheitsursachen hinweg. Bengalen liegt unter dem zwanzigsten Grade vom Äquator; Sumatra und Borneo unmittelbar unter dem Äquator selbst, Orenburg und Moskau aber zwischen dem sechzigsten, und eben deshalb müssen dann die klimatischen Einflüsse höchst verschieden sein.

Allerdings haben auch Beobachtungen bewiesen, daß folgende Umstände die Verbreitung der Epidemie oder vielmehr die Ansteckung selbst begünstigen könnten; nämlich feuchte und kalte Nachtluft nach sehr heißen Tagen; Speisen und Getränke, die nicht gehörig gekocht sind; hauptsächlich solche, die leicht in Gärung übergehen, als nämlich: Met, Wein, Quaß, Milch, gesalzene und nicht frische Fische, unreife Früchte, Filze usw. Übermaß im Essen und Trinken sowie überhaupt die Unmäßigkeit und Trunkenheit selbst, ferner niedrig gelegene sumpfige Gegenden, enge und unreinliche Wohnungen, Vernachlässigung der Hautkultur, Mißbrauch des Beischlafes; ebenso als anstrengende, den Körper erschöpfende Arbeiten, niederdrückende Affekte, als: Unruhe, Angst, Furcht, Zorn usw.

IV.
Behandlungsweise.

Diese ist bisher trotz der Mannigfaltigkeit und ungeheueren Anzahl der Erkrankten noch nicht hinreichend ausgemittelt, obwohl man es schon dahin gebracht zu haben glaubt, daß bei schnell angewandter Hilfe eine glückliche Rettung vorhanden sei. Schon die englischen Ärzte gaben einen weit besseren Fingerzeig für die rationelle Behandlung des Übels als selbst die spanischen. Erstere betrachteten das Wesen der Krankheit als ein höchst akutes, nervös-entzündliches Fieber. Letztere vermeinten ein Abbild des Westindischen gelben Fiebers zu erblicken, und differierten daher im schroffsten Gegensatze durch Reizmittel von der streng antiphlogistischen Behandlung der Engländer, die mit weit glücklicherem Erfolg ihre Kunst übten. Es scheint also außer allem Zweifel zu liegen, daß der Aderlaß und die Ansetzung der Blutegel bei Bekämpfung der Krankheit den ersten Platz verdienen, um so mehr, wenn die Hilfe des Arztes zeitlich genug in Anspruch genommen wird. Denn man erzählt Wunder von frühzeitig gemachten Venäsektionen, worauf die glückliche Genesung fast ebenso rasch als wie bei Vernachlässigung derselben der Tod erfolgt.

Nach Maßgabe der Umstände soll der Aderlaß reichlich, und zwar von einem bis anderthalb Pfunden, auch wohl darüber gemacht werden, vorzüglich, wenn der Kranke durch die empfundene Erleichterung den Arzt selbst ermuntert. Die Anwendung dieses Mittels beschränkt sich aber nur auf den ersten Zeitraum der Vorboten und auf den Zustand der übermäßig aufgeregten Kraft. Sinkt diese, wird der Puls klein und aussetzend, die Extremitäten kalt, so ist der Rettungsaugenblick vorüber, es fließt kein Blut mehr und der Tod müßte eben dadurch nur um so früher herbeigeführt werden. In demselben Zeitpunkte des Beginnens empfiehlt man außerdem schleimige lauwarme Getränke, Waschungen mit lauem Wasser, Umschläge mucilaginöse Klistiere, Hautreize durch Senfteige, sogar durch Bespritzung mit siedendheißem Wasser, und, wo es tunlich ist, mittels des Glüheisens selbst.

Der große Sydenham, der im Jahre 1669 eine mörderische Choleraepidemie in London mit seinem tiefen Forschungsgeiste zu beobachten Gelegenheit hatte, rät ein vortreffliches Mittel an, welches aus einer äußerst dünnen Fleischbrühe von einem Huhn besteht, das man in einer großen Menge Wasser kochen müsse, damit die Flüssigkeit kaum den leisesten Fleischgeschmack verrate. Die Brühe soll in großer Menge auch selbst dann abgereicht werden, wenn sie der Kranke fortwährend wegbricht; man könne auch dieselbe in Form eines Klistiers beibringen.

Der schon erwähnte Dellonius ärgerte sich in Ostindien über das ihm allzu roh scheinende empirische Verfahren der dortigen Einwohner, die mit einem glühend gemachten Stück Eisen den kallosen Teil der Ferse des Kranken bis zur Schmerzäußerung brannten; doch hat ihn bald die Erfahrung belehrt, daß diese Methode glücklicher · anschlug als seine eigene. Als er selbst erkrankte, ließ er sich auch mit Glüheisen die Fersen brennen und genas. Er gab nach Art großer Männer der Wahrheit die Ehre und versicherte, Hunderte auf diese Art gerettet zu haben.

Ist aber der Zeitraum der aufgeregten Kraft einmal vorüber, dann greifen die Ärzte zur Abreichung des versüßten Quecksilbers, in ziemlich heroischen Gaben, wo sie dann fünfzehn, zwanzig bis dreißig Gran pro dosi in kurzen Zeiträumen abreichen und dann zur Anwendung der Opiate, vorzüglich des Laudani liquidi schreiten. Dieses letztere Mittel wird sowohl durch den Mund als auch durch den After beigebracht. Fangen an die Extremitäten zu erkalten, bricht ein kalter Schweiß auf der ganzen Oberfläche des Körpers aus, so empfiehlt man aromatische Mittel als Bähungen, versüßte Mineral-Naphthen, vorzüglich aber den verdünnten Salmiakgeist, zum äußerlichen Gebrauche. Überhaupt ist die Beibringung der Wärme auf alle Art ein unerläßliches Postulat der Kunst. Zur Stillung des unlöschbaren Durstes empfiehlt man Gerste-, Reis-, arabischen Gummischleim und Salep, zur Befreiung des betäubten Kopfes erwähnte Hautreize jeder Art, zur Stillung der Diarrhöe vorzüglich in dem Zeitpunkte, wo ein dunstartiger Schweiß auf dem ganzen Körper ausbricht, und sich zugleich etwas gallig gefärbte Exkremente einzustellen anfangen (welche beide Erscheinungen als empirisch gute prognostische Kennzeichen zu betrachten sind), schleimige, aromatische Klistiere, Auflösungen von gelatinösen Substanzen, vorzüglich aus Reis, Hühnerbrühe verfertigte Enemata, auch wohl innerlich etwas stärkende, aus Zimt, Rheum in äußerst gebrochenen Gaben und Gewürzen verfertigte Arzneien. Jede andere Behandlungsweise stellt man der Klugheit des Arztes anheim.

V.

Verhütungsmittel.

Im allgemeinen schlägt dieser Gegenstand mehr in die medizinische Polizei ein, findet aber auch hier zum Teil seinen angewiesenen Ort.

Strenge Einschließung der angesteckten Orte und unausgesetzte Wachsamkeit über Prävarikanten jeder Art, Verhinderung des Entsendens oder Fortschickens ungereinigter Effekten, Aufmerksamkeit darauf, damit niemand in freier Luft schlafe oder ohne Fußbekleidung ausgehe, rohe Früchte, Bier, Quaß, Met im Übermaße zu sich nehme, gehören zu den unerläßlichen Verhütungsmaßregeln. Ebenso empfehle man, vor Überladung des Magens mit Speisen, besonders zur Nachtzeit, vor schneller Unterdrückung der Transpiration oder wohl gar des Schweißes sich sorgfältig zu hüten, eine angemessene, besonders den Wohlhabenderen zusagende Flanellkleidung zu tragen, nicht nach dem Schwitzbade in die offene Luft zu gehen, sich in erhitzten Badestuben mit kaltem Wasser nie zu begießen, auch nie unmittelbar nach Erhitzungen kalt zu trinken. Empfehlungswert ist der Genuß eines Tees von Kamille, Krausemünze, Melissen, Salbei und anderen aromatischen Kräutern. Sorgfältige Reinigung des ganzen Körpers und, wo es tunlich ist, tägliches Reiben des Stammes und der Extremitäten mit wollenen Tüchern, hauptsächlich aber Gemütsruhe, die ihren Grund in festem religiösen Vertrauen und in der Zuversicht auf die Vorsehung findet.

Die Versammlung Deutscher Naturforscher und Ärzte in Wien 1832.

Einleitendes.

Es lag an den politischen Verhältnissen der den Befreiungskriegen folgenden Zeit, daß nach der Stiftung der Naturforscherversammlung (1822) noch Jahre verstreichen mußten, bevor ihre erstmalige Tagung in Wien ernstlich ins Auge gefaßt werden konnte, und es blieb das Verdienst des Grafen Kaspar Sternberg[1]), namentlich aber des allgewaltigen Staatskanzlers, des Fürsten Metternich, die entgegenstehenden Bedenken endlich entkräftet zu haben. Dem langgehegten Wunsche wurde durch Allerhöchste Entschließung vom 15. Dezember 1829 stattgegeben, und im Herbst des kommenden Jahres durfte der Gesellschaft, welche damals in Hamburg tagte, durch den Grafen Sternberg die Mitteilung überbracht werden, „daß Kaiser Franz die Absicht, Wien als nächsten Versammlungsort zu bestimmen, sehr freundlich aufgenommen und erklärt habe, daß er sich innig freuen werde, den ehrenwerten Verein in seiner Hauptstadt zu sehen." Schon waren von den beiden Wiener Gelehrten, welche man mit der Geschäftsführung der zehnten Naturforscherversammlung betraut hatte, dem Chemiker und Botaniker Josef Franz Freiherr von Jacquin und dem Astronomen Johann Littrow, alle Vorbereitungen zu einem würdigen Empfang getroffen[2]), als neuerdings ein

---

[1]) Graf Kaspar Maria von Sternberg (1761 bis 1838) war ein hervorragender Naturforscher (Botanik, Geographie), der mit Goethe im Briefwechsel stand.

[2]) Die Einladung lautete:
„Mit Allerhöchster Genehmigung Sr. k. k. Majestät wird die zehnte Versammlung deutscher Naturforscher und Ärzte i. J. 1831 in Wien stattgehaben. Die Sitzungen beginnen am 19. und enden am

Hemmnis auftrat, das wieder eine Verschiebung herbeiführte: das Herannahen und der Einzug der Cholera im Spätsommer des Jahres 1831[3]).

27. September dieses Jahres. Die Herren Mitglieder werden ersucht, sich vom 12. bis 18. September, vormittags von 9 bis 11 Uhr und abends von 1 bis 6 Uhr, in dem Universitätsgebäude, Bäckerstraße Nr. 765, einzufinden, wo die unterzeichneten Geschäftsführer anwesend sein werden, um die Mitglieder einzuschreiben, ihnen die Aufenthaltsscheine zu ertheilen und sie mit den vorhandenen Wohnungen sowohl, als auch mit den näheren Einrichtungen der Gesellschaft bekannt zu machen.

Wien, am 31. May 1831.   Joseph Freiherr von Jacquin
J. J. Littrow."

[3]) Die Einladung mußte am 24. August 1831 zurückgenommen und auf das nächste Jahr verschoben werden. Die Cholera war in Wien vereinzelt schon im August aufgetreten, im September wurde der Ausbruch amtlich bekannt gemacht, in den Wintermonaten schien sie verschwunden zu sein, trat aber im folgenden Frühjahr neuerdings heftig auf. Am 12. Juni erging eine neuerliche Einladung zur Versammlung der Naturforscher und Ärzte. Die Cholera raffte von der Bevölkerung Wiens, die damals etwa 330.000 Menschen betrug (bei 4362 Erkrankungen) 2188 Menschen hinweg. Unter den Todesopfern waren auch die Primarchirurgen Gassner und Sidorowicz.

Es ist hier nicht der Ort, um auf Grund fachmännischer Berichte den Gang der Seuche zu schildern und auf die Abwehrversuche der Sanitätsbehörden, auf die praktische Tätigkeit der Ärzte, die medizinische Literatur usw. einzugehen. Es seien bloß einige interessante Mitteilungen aus Laienkreisen angeführt.

Das Tagebuch eines Wiener Magistratsbeamten (Stadtbibliothek) berichtet über die Cholera in Wien 1831 folgendes:

„Am 15. September ist nach einem anhaltenden starken Regenwetter von wenigen Tagen die Cholera, und zuerst in der Stadt selbst, ausgebrochen, wiewohl schon seit 15. August sich in der Stadt und in den Vorstädten einzelne Fälle ereigneten, die, wie, es hieß, bloß mit der sporadischen Cholera befallen gewesen waren. Der erste Fall war in der Stadt im tiefen Graben im Totenbeschreibamte, wo ein Diener der Rannersdorfer Papiermühle plötzlich erkrankt und gestorben ist.... Der ganze k. k. Hof hatte während der Choleradauer hier in Wien, im Lustschloß Schönbrunn, seinen Aufenthalt. Die äußeren eisernen Gitter an den Eingangstüren und die hier und da zwischen den Mauerpfeilern angebrachten Eisengitter wurden mit Brettern verschlagen... Auf gleiche Weise war das Belvedere versichert. Im letzteren sowie in Schönbrunn war ein Bataillon Militär verlegt, teils, damit es in den Kasernen nicht so gedrängt wohnen

So konnte denn die Eröffnung der Versammlung erst am 18. September 1832 in den Räumen des damaligen Universitätsgebäudes vollzogen werden, aber zur Entschädigung für die lange Verzögerung übertraf sie an äußerem Glanze wohl alle bisherigen Vereinigungen.

Um zu beweisen, daß in Österreich der Wissenschaft nicht minder freundliche Aufnahme zuteil werde als anderswo,

---

mußte, teils aber auch, weil man im allgemeinen Unruhe und Bewegungen besorgte, wenn mit Ausbruch der Krankheit aller Verkehr abgesperrt werden sollte. Es geschah letzteres auch wirklich. Wie die Krankheit in Ungarn sich immer mehr ausbreitete, fing der Verkehr zu stocken an. Die meisten Fabriken wurden geschlossen, und von den Professionisten die Gesellen entlassen... Wiewohl von seiten der Polizei und von seiten des Magistrats eine bedeutende Menge arbeitsloser Menschen von hier weg und in ihre Heimat geschafft wurde, so gab es doch eine bedeutende Zahl, die hierher zuständig war und arbeitslos wurde... Um diese Leute zu beschäftigen, wurde der Bau des schon seit mehreren Jahren im Antrag gewesenen Hauptunratskanals längst dem rechten Wienflußufer begonnen und hierbei gegen 5000 Menschen Arbeit verschafft. Fast zu gleicher Zeit, also im Sommer 1831, wurde aus gleicher Ursache das Schießstättengebäude zusammengerissen und der Bau zu dem neuen Kriminalgerichtshause angefangen; auch bei Nußdorf wurde ein Damm aufgeführt. Am 17. November 1831 ist der k. k. Hofstaat von Schönbrunn in die k. k. Burg hereingezogen. Vormittags um 9 Uhr fuhren Se. Majestät bei der Mariahilfer Linie herein über die Mariahilfer Hauptstraße, wo die Bürgermiliz bis in die Burg Spalier machte. Gleich bei der Linie empfing Ihre Majestäten die Schottenfelder Geistlichkeit mit dem Kreuze, auch bei der Mariahilfer Kirche empfing Hochdieselben die Pfarrgeistlichkeit, bei der Stiftskirche die Armenier. In allen Kirchen der Stadt und der Vorstädte wurde um die neunte Stunde mit allen Glocken geläutet. Auch die Schuljugend machte Spalier von der Linie bis in die Burg. Ende Februar 1832 hörte die Cholera in Wien gänzlich auf, und am 27. März 1832 wurden in allen Kirchen für die daran Verstorbenen Requiem und am 18. darauf für die Abwendung dieser Krankheit Dankämter gehalten." (Jahrbuch der Grillparzer-Gesellschaft, redigiert von Carl Glossy, 3. Jahrgang, Wien 1893, Seite 256 und 257.) Der Dichter J. F. Castelli (1781 bis 1862) schreibt in seiner Selbstbiographie „Memoiren meines Lebens" (2. Band): „Im Jahre 1831, als die Cholera in Wien wütete, schrieb ich eine populäre Broschüre über diese Krankheit, welche hauptsächlich für das Landvolk berechnet war und worin ich es mir zur Aufgabe machte, das Volk mit dem Wesen der Krank-

waren auf Metternichs Befehl die sonst üblichen Vexationen des vormärzlichen Polizei- und Zollwesens für die Gäste außer Kraft gesetzt worden, und nach dem vom Hofe gegebenen Beispiel bemühten sich Adel und Bürgerschaft, „die Fremden nicht nur alles wiederfinden zu lassen, was sie überall gewohnt waren, sondern außerdem noch das, was sie sonst nirgends gefunden hatten".

heit bekannt zu machen, ihm die Mittel an die Hand zu geben, sich vor derselben zu wahren, und wenn sie jemand trifft, ihm zu sagen, was er im ersten Augenblicke, bevor noch der Arzt erscheint, zu tun habe. Daß ich diese Aufgabe glücklich löste, beweist ein Brief des Herrn Hofrates Ohms, mit welchem er mir das mit dem Admittatur versehene Manuskript zurückstellte. Es heißt darin wörtlich: Dieses gelungene Produkt hat auch von seiten der k. k. vereinigten Hofkanzlei eine rühmliche Anerkennung gefunden und verdiene nach dem Urteile der medizinischen Fakultät als Volksschrift, wegen Gediegenheit des eigentlichen ärztlichen Inhaltes sowie wegen seltener Verständlichkeit, den ersten Platz unter allen Schriften über die Cholera. Als die niederösterreichischen Landstände dieses Urteil lasen, beauftragten sie mich, das Manuskript einstweilen in 10.000 Exemplaren drucken zu lassen, und sandten dieselben an alle Dominien des Landes. Von allen Beteilten gingen Dankschreiben und Berichte über die gute Wirkung des Werkchens ein, welche mir als Anerkennung zugestellt wurden und welche ich noch besitze. Der Kaiser ließ mir durch die Polizeistelle sein Wohlgefallen ausdrücken." — Der Titel von Castellis Schrift lautet: „Wohlgemeinte Worte an Österreichs Landvolk über die jetzt allgemein herrschende Seuche Cholera morbus, über ihre Entstehung, ihre Verbreitung, Kennzeichen, ihre Ursachen, Schutz- und Heilmittel dagegen, in einem für den Landmann faßlichen Stil zu dessen Nutzen und Aufklärung über dieses Übel", von J. F. Castelli, niederösterreichischständischem Rechnungsrate, Wien 1831. — Grillparzer erzählt: „Die Cholera ist in Wien. Als sie entfernt war, fürchtete man sich; als sie zögerte zu kommen, ward man leichtsinnig, als sie eintrat und von einzelnen wenigen Erkrankungsfällen mit einem ungeheuren Sprunge an einem Tage anderthalb Hundert erkrankten und verhältnismäßig viele daran starben, und noch dazu fast alle aus den besseren Ständen, ward das Entsetzen allgemein. Ich verhielt mich ziemlich gleichgültig. Aber, als ich im Gasthause mich an den Tisch setzend plötzlich höre, daß der Advokat Dr. Götz, mit dem ich seit fünf Jahren täglich zu speisen gewohnt war und auch noch den Tag zuvor gespeist hatte, denselben Morgen nach einem kurzen Übelbefinden gestorben sei, schlug es plötzlich grauenhaft um mich.

Die Zahl der eigentlichen Teilnehmer betrug 462, worunter 333 Österreicher waren; dazu kamen aber noch 635 „Zuhörer", so daß die Versammlung tatsächlich aus 1097 Teilnehmern bestand. Im Namensverzeichnis — der offizielle Bericht bringt im Anfang die eigenhändigen Unterschriften in lithographischem Umdruck — stößt man auf Gelehrte hohen Ansehens, auf junge, aufstrebende Talente, die in der späteren wissenschaftlichen Entwicklung eine Rolle spielten, auf politisch interessante Persönlichkeiten und auf Angehörige

---

Ich konnte nicht essen, und die folgende Nacht bekam ich selbst einen Anfall, der, obschon nicht heftig, doch schon ein bedenkliches Symptom zeigte. Die rechte Hand nämlich war für einige Augenblicke eiskalt und bewegungslos geworden, sie erwärmte und belebte sich aber bald wieder. Mit diesem Anfalle war aber auch mein bewegter Zustand vorüber. Widerlich war mir eigentlich nur gewesen, daß ich glaubte, der Choleratod trete infolge ungeheurer, unleidlicher Schmerzen ein und die Idee, wie ein verwundetes Tier sich krümmend, sinnlos, im Schmutz ekelhafter Leibesentleerungen aus der Welt zu gehen, empörte mich. Aber als der Arzt, über meinen Krankheitsanfall viel mehr erschreckt als ich selbst, die irrige Idee über die den Tod begleitenden Zufälle genommen hatte, schien es mir gar nicht mehr so schlimm, mitten in einer allgemeinen Kalamität, unbemerkt, kaum bedauert, das Los vieler zu teilen. Ja, als ein neuer Anfall, obwohl unendlich schwach und bald vorübergehend, mich verflossene Nacht aus dem Schlafe weckte, dehnte ich mich mit einer Art Wollust bei dem Gedanken eines so schnellen Überganges in das unbekannte Land. Ich hegte gleichsam die Empfindung des erwachten Grimmens im Unterleibe, schlief aber darüber ein und erwachte gesund und diesseits. Ich glaube nicht, daß ich an dieser Krankheit sterben werde; sie nimmt wohl nur die, die noch gerne dableiben möchten." (Aus dem Grillparzer-Archiv: Tagebuchblätter. Jahrbuch der Grillparzer-Gesellschaft, 3. Jahrgang, Seite 193 und 194.) — Die Wiener Schriftstellerin Caroline Pichler (geb. Greiner, 1769 bis 1843) teilt in ihrer Selbstbiographie („Denkwürdigkeiten aus meinem Leben", Wien 1844, Band IV, Seite 124 ff. und 180 ff.) Eindrücke aus der Cholerazeit mit, auf die wir hier verweisen. — Der Dichterarzt Justinus Kerner verfaßte in dankbarer Erinnerung an Wien das Gedicht

Szene aus Wien im Jahre 1831.
Der Tod kalt durch die Erde geht,
Die Ähren und die Saat er mäht,
Der Bleiche schreitet nimmersatt
Durchs Ungarland zur Kaiserstadt.

des Hochadels. Dagegen waren von deutschen Gelehrten leider Alexander v. Humboldt, der zu dieser Zeit seinen König nach Teplitz begleitet hatte, und Oken[4]), der sich in Hamburg sehr warm für die Wiener Zusammenkunft eingesetzt hatte, nicht erschienen, und ganz merkwürdig berührt die Abwesenheit des Staatsrates Freiherrn v. Stifft, des kaiserlichen Leibarztes und Protomedikus, der ein Entschuldigungsschreiben sandte[5]).

> O Toter! Wie bist du allein!
> Kein Bruder folget deinem Schrein,
> Gedungene Träger, stumm und kalt,
> Fortschleppen dich ohn' Aufenthalt.
>
> Und wo der Zug erscheint, da weicht
> Das Volk zur Seite und erbleicht.
> Hier auch kommt so ein Zug heran,
> Sie tragen einen Bettelmann.
>
> Kein Aug' auf dieser Welt dem weint,
> Dem folgt am wenigsten ein Freund.
>
> Erschrocken weicht das Volk zurück,
> Nur einer bleibt, Mitleid im Blick,
> Und schnell gewandt zum Sarge, geht
> Der hintennach, still, mit Gebet.
>
> Ich bin ein fremder Wandrer hier,
> Wer ist der Mann? O sagt es mir!
> Ist das nicht hier der beste Christ,
> Wenn es nicht gar ein Engel ist?
>
> „Ja, Wandrer, du bist fremd hier ganz;
> Der Mann dort — ist ja unser Franz!"

[4]) Lorenz Oken (1779 bis 1851), der große Naturphilosoph und Begründer der Naturforscherversammlungen (1822), welcher nach Niederlegung seiner Jenaer Professur (1819) eine Zeitlang als Privatgelehrter in Jena, sodann als Privatdozent in München tätig gewesen, war damals ordentlicher Professor in München, folgte aber noch im gleichen Jahre einem Rufe nach Zürich.

[5]) Schreiben Sr. Exzellenz, des Herrn Staats- und Konferenzrates, ersten Leib- und Protomedikus, Direktors der medizinischen Studien usw., Andreas Freiherrn v. Stifft:
Ich danke verbindlichst für die werte Einladung zu den allgemeinen Versammlungen der deutschen Naturforscher und Ärzte.

Das reichhaltige wissenschaftliche Programm wurde in drei allgemeinen Versammlungen und 32 Sitzungen der fünf Sektionen erledigt — es gab eine zoologisch-anatomisch-physiologische, eine botanische, eine mineralogisch-geognostische, eine physikalisch-chemische, eine medizinisch-chirurgische Sektion. Die stärkste Beteiligung wies die medizinisch-chirurgische Sektion auf — 243 Mitglieder.

Die erste Wiener Tagung der Naturforscherversammlung hat vielfach fördernd auf den wissenschaftlichen Fortschritt gewirkt, und im persönlichen Verkehr ist damals manches Vorurteil geschwunden, welches über österreichische Gelehrte im Umlauf war. Ihre Regsamkeit machte alle Pamphlete über das „Böotien an der Donau" zu Schanden. Was die fremden Gäste aber geradezu in Entzücken setzte, war die Stadt mit ihren Kunstschätzen und mit ihrer herrlichen Umgebung, waren die „biederherzigen, glücklichen und lebensfrohen" Bewohner. In der Tat, alle Kreise der Gesellschaft hatten das Ihrige getan, um den ausländischen Gelehrten den Aufenthalt in Wien, der sich vom 18. bis zum 27. September erstreckte, so angenehm wie möglich zu machen. Den Besuch von Museen, wissenschaftlichen Anstalten und Bibliotheken, die Ausflüge, die gemeinsamen Mahlzeiten in den Sälen des Augartens, die abendlichen Zusammenkünfte im Kasinosaal am neuen Markt, die Einladungen in die Häuser vornehmer Bürger und in die Salons der hohen Aristokratie — das allein schon bildete ein Programm. Dazu kam ein glänzendes Diner beim Fürsten Metternich, dem auch die geistreiche Fürstin Melanie anwohnte, sowie das nicht

---

So sehr ich gewünscht hätte, allen drei Versammlungen beizuwohnen, so ist dieses doch leider unmöglich. Ich werde aber, so groß auch die Zahl der täglich eingehenden Geschäftsstücke noch ist, welche am Tage des Eingehens beantwortet sein müssen, nach meinem Vermögen trachten, wenigstens einmal an der Ehre teilzunehmen, einer so überaus interessanten Versammlung beizuwohnen.

Ich habe die Ehre mit besonderer Hochachtung stets zu verharren usw.

Schönbrunn, am 18. September 1832.

minder glänzende Diner im Palais des Grafen Mittrowsky, Präsidenten der Studienkommission. Dichterlinge und Dichter wie Castelli feierten die Naturforscher in begeisterten Versen, und die Stadt Wien ließ ihnen zu Ehren eine silberne Medaille prägen, auf deren Avers man sieht, wie Danubius die Naturwissenschaft bekränzt (Umschrift Vindobona Physiologis), während der Revers die Inschrift: χαιρειν mit einem Kranze von Franziszeen trägt. Am 23. September unternahmen die Naturforscher in 39 Eilpostwagen unter Begleitung von Postoffizieren eine Fahrt nach Baden, einer Einladung des dortigen Magistrats folgend, wobei sie die Ehre hatten, von Erzherzog Karl, dem Sieger von Aspern, in der Weilburg begrüßt zu werden. Den Höhepunkt der Festlichkeiten bildete aber die Einladung seitens des Hofes nach Laxenburg, wohin die Gäste am 25. September in 75 Eilpostwagen reisten. Nach der Besichtigung des Schlosses wurde ihnen ein wahrhaft kaiserliches Diner geboten, das sich unter den Klängen Straußscher Musik äußerst animiert gestaltete.

Aus „Mitteilungen über Wien in naturwissenschaftlicher und ärztlicher Beziehung
und die sämtlichen allgemeinen und speziellen Verhandlungen der neuerlich daselbst stattgehabten zehnten
Versammlung deutscher Naturforscher und Ärzte."
Berlin 1832[1]).

Von jeher hat der Österreicher über seine Leistungen zum Heile seiner leidenden Mitbürger sowohl, als zur Volksbildung überhaupt, wenig gesprochen, aber desto mehr getan. Daher lernt der Ausländer das Großartige der vielen seltenen, schönen und weitausgedehnten Kunstschätze, Bildungsanstalten und Heilinstitute erst kennen, wenn er sie sieht. Auf Wien, der längst berühmten Pflanzschule deutscher Ärzte, ruht unter dem jetzigen, in jeder Popularität unvergleichlichen Kaiser Franz immer noch der Geist und der Segen seines großen Vorgängers, des ebenso genialen als menschenfreundlichen Kaisers Joseph II; hier folgte einem weltberühmten de Haen ein fast noch würdigerer Maximilian Stoll, und in der Bahn des großen Joh. Peter Frank, Valentin Hildenbrand und des ihnen viel zu früh gefolgten Raimann wirken noch viele wahrhaft würdige Männer immerfort und fort. Wer, näher vertraut mit dem Nosokomialwesen Österreichs, wollte nicht zugeben, daß dieses als Muster allen zivilisierten Staaten vorleuchten kann! Wer könnte beim historischen Verfolg der vielfachen seitherigen Verbesserungen des preußischen Medizinal- und Sanitätswesens verkennen, daß unser überaus verdienstreicher Präsident usw., Rust, bei denselben fast überall sich von den der österreichischen Medizinalverfassung zugrunde liegenden Prinzipien leiten ließ! ...

Kommen nun die Nachrichten von der unübersehbaren Menge öffentlicher und Privatinstitute der österreichischen Kaiserstadt so äußerst sparsam zu uns — nach Norddeutschland, und ist es vorauszusehen, daß, da Oken nicht mit anwesend war, auch der ehestens wie immer noch nach jedem bisher stattgehabten Naturforscherkongresse erscheinende amtliche Bericht sich nur über die

---

[1]) Abdruck aus der von J. J. Sachs redigierten „Berliner medizinischen Zeitung".

Vorträge und Verhandlungen in den Plenar- und Privatsitzungen verbreiten wird, so will Referent auf Wunsch der verehrten Redaktion des Blattes nicht in sich verschließen, was er daselbst gesehen und erfahren. ...

Mit dem Namen Wien bezeichnet man sowohl die innere Stadt mit ihren 55.000 bis 56.000 Einwohnern, als die 34 Vorstädte mit 265.000 bis 266.000 Einwohnern, so daß die ganze Bevölkerung in 8000 Wohngebäuden etwa auf 322.000 Einwohnern (ohne 15.000 Mann Militär und Fremde) sich beläuft, von denen weibliche Individuen an 13.600 mehr als männliche sein sollen. Man zählt ferner 30.000 männliche und weibliche Dienstboten, Pferde 10.000 und Hunde gar 20.000. Die Gegenden um Wien sind fruchtbar und reich an Naturschönheiten, dagegen ist das Klima großen Veränderungen unterworfen, die Witterung nicht selten an einem und demselben Tage in bedeutenden Übergängen von Wärme zur Kälte und umgekehrt, und auch das Trinkwasser ist in den niedrigen Teilen der Stadt nicht vorzüglich; der Fremde muß sich erst daran gewöhnen. Die lebenslustigen Einwohner haben auffallend viele Anstalten und Häuser zur Erheiterung und Belustigung, fünf Theater und viele öffentliche und Privatgärten, Wirts- und Gasthäuser usw.

In medizinisch-statistischer Hinsicht diene die Bemerkung: daß sich im vorigen Jahre die Zahl der Getrauten auf 2133 Paare, der Geborenen auf 13.536 lebende und 422 tote Kinder belief, unter welchen ersteren 6853 Knaben und 6683 Mädchen; der Gestorbenen auf 17.206, worunter an Lungenkrankheiten 2740. Im Oktober starben die mehrsten und im Dezember die wenigsten. Unter den Toten waren 5240 Männer, 5181 Weiber, 3327 Knaben und 3036 Mädchen unter 10 Jahren; 24 Personen zwischen 90 bis 100, eine Person von 101, eine von 103, eine von 104 und eine von 108 Jahren...

Das Gebäude der k. k. Universität bildet ein freistehendes längliches Viereck auf dem Universitätsplatze von zwei Stockwerken, dessen Haupteingang zur Seite mit zwei Springbrunnen geziert ist. Das anatomische Theater und das chemische Laboratorium befinden sich im Erdgeschoß. Der große schöne Versammlungssaal und der mechanische Hörsaal mit vielen künstlichen Modellen und Instrumenten sind im ersten Stock. Den medizinischen Hörsaal im zweiten Stock zieren die Büsten des Kaisers Joseph II., des Freiherrn van Swieten, Verfassers des neuen Studienplanes, aus Bronze von Messerschmidt, und des v. Stifft, aus Marmor von Kiessling; auch findet man dort eine merkwürdige Sammlung anatomischer Präparate von Albin, Lieberkühn, Mayer, Prochaska, Ruysch u. a. Die Universität ist eingeteilt in die bekannten vier Fakultäten und in vier Nationen, die österreichische, ungarische, sächsische und rheinische. Die Dauer eines jeden Kursus und die Kollegiengelder sind festgesetzt. ... Der medizinische Kursus ist auf fünf Jahre bestimmt, Kollegiengeld 30 Gulden. ... Österreich hat auch für die Bildung tüchtiger Militärärzte ein eigenes treffliches Institut — die medizinisch-chirurgische Josephs-Akademie, die 1822 eine neue Einrichtung erhielt. Sie ist selbständig und erteilt vollständigen Unterricht und Doktorwürden in der Medizin und Chirurgie. Sie ist auf 200 Zöglinge berechnet, welche die philosophischen Vorlesungen bereits auf einer inländischen Universität besucht haben müssen. Der Lehrkurs dauert zwei Jahre. Das Institutsgebäude ist eines der prächtigsten in Wien, mit einem anatomischen Theater und botanischen Garten versehen. Es bewahrt eine ausgezeichnete Bibliothek und eine kostbare Sammlung chirurgischer Instrumente, Maschinen, Knochen, Wachspräparate, letztere von Fontana und Mascagni aus Florenz. ...

Die Sammlung der anatomischen Präparate der Universität hat sich, seitdem ihre ausführliche Beschreibung in den medizinischen Jahrbüchern der Universität 1824 niedergelegt ist, sehr vermehrt. Auch das anatomisch-pathologische Museum im Allgemeinen Krankenhause hat gegen 4000 Präparate aufzuweisen. Dasselbe ist 1794 von den Primarärzten des Allgemeinen Krankenhauses als Privatsammlung begründet; ihm ward schon 1796 unter Peter Frank Allerhöchste Unterstützung und enthielt es im Anfange dieses Jahrhunderts bereits 500 wertvolle Präparate. Darauf kam es in Verfall, und erst 1812 wurde es so gut wie neu organisiert. 1819 ward der Prosektor als Professor für pathologische Anatomie dabei eigens angestellt; derselbe erhielt auch bald darauf zwei Assistenten, und 1823 tritt das Museum schon in schöner anatomisch-nosologischer Ordnung vor Augen. Die Zahl der besseren Präparate beläuft sich auf zirka 5000. Der verstorbene verdienstvolle Professor Wagner, welchem dasselbe 1828 übergeben ward, ging besonders von dem Grundsatze aus, bloß mangelnde Präparate oder ausgezeichnete Duplikate seltener Organisations- und vorzugsweise Texturfehler aufzustellen. In neuester Zeit erhielt das Museum einen wertvollen Zuwachs durch die Harrachsche Präparatensammlung, welche aus 155, teils physiologischen, teils pathologischen Stücken besteht (vgl. Mediz. Jahrb. des k. k. österr. Staates 1832, Band 12, Seite 1). Sehr interessant sind auch die Prochaskaschen mikroskopischen Einspritzungen nach Lieberkühn, die gleichfalls schon oft öffentlich besprochen wurden. ...

— — — — — — — — — — — —

Ehe wir uns nun zu der ärztlichen Abteilung der Versammlung wenden, wollen wir noch einige Blicke auf die ungemein zahlreichen und zweckmäßigen Sanitätsanstalten Wiens richten. Hier steht obenan das von Kaiser Joseph II. 1784 Saluti et solatio aegrorum errichtete Allgemeine Krankenhaus, gegen dessen Bauart und Form gar vielerlei noch einzuwenden sein möchte, dessen gegenwärtige innere Einrichtung und Verwaltung von Schiffner, Güntner [2]) u. a. aber allen Krankenanstalten Deutschlands den Vorrang streitig machen dürfte. Es ist ein ungeheures, 60 Fuß hohes Gebäude mit neun Höfen, 111 geräumigen und hohen Krankenzimmern von verschiedener Größe; die meisten derselben sind etwa 26 Fuß lang und 17 Fuß breit, und sind 61 dem männlichen und 50 dem weiblichen Geschlechte gewidmet. Es ist auf 2000 Betten berechnet, eines von dem andern 2½ Fuß entfernt, und in jedem Krankenzimmer liegen etwa 16 bis 50 Kranke. Außer jenen Zimmern sind noch einige für besondere Krankheitsfälle bestimmt, und die Zahl der hier jährlich aufgenommenen Kranken beträgt 18.000. ... Das im ersten Hofe freistehende geräumige Nebengebäude ist für die praktische Lehrschule bestimmt. Der Unterricht wird hier am Bette der dahin gebrachten Kranken erteilt. Es befinden sich daselbst auch die Sektionszimmer mit allen nötigen medizinischen und chirurgischen Gerätschaften. Diese treffliche und großartige Anstalt hat einen Ober- und Vizedirektor, vier Primarärzte, drei Primarwundärzte, acht Sekundarärzte, drei Sekundarwundärzte und 20 chirurgische Praktikanten, wovon zehn besoldet sind. Die Kliniken der Wiener Universität und der chirurgischen Schule befinden sich in diesem Universalhospital. Die Zahl der Kliniken ist fünf, und zwar zwei medizinische (für Studierende und Chirurgen), eine chirurgische, eine ophthalmologische und eine geburtshilfliche. Die Augenklinik besteht seit 1816 im dritten Hofe des Allgemeinen Krankenhauses und enthält außer dem großen Lehr- und Operationssaal zwei ungemein reinlich gehaltene Krankenzimmer für etwa 50 Kranke mit genauer Berücksichtigung aller Bedürfnisse des Auges. Im Hörsaale befinden sich in Glaskasten sehr schöne Wachspräparate für das pathologische Auge und eine reichhaltige Bücher- und Instrumentensammlung. Der Direktor Professor Rosas ist ein ebenso liebenswürdiger als kenntnisreicher Lehrer. Die Irrenheilanstalt in der Nähe des Allgemeinen Krankenhauses ist ein rundes, turmartiges Gebäude mit fünf Stockwerken. Jedes hat 28 Zimmer mit gewölbten Decken. In jedem dieser Gemächer stehen ein bis zwei Betten und neben diesen

---

[2]) Schiffner hatte 1830 interimistisch die Direktion geleitet, Güntner wurde 1831 Direktor.

sind Vorrichtungen zur Anlegung von eisernen Ketten angebracht. Die Aufseher wohnen in der Mitte, und die Wärme wird im Winter durch Röhren verbreitet... Unter der speziellen Leitung des verdienstreichen Güntner hat Herr Dr. Habel die Aufsicht, und wird auf lobenswerte Weise bei der Behandlung auf somatische und psychische Seite der Unglücklichen zugleich Rücksicht genommen. In das 1784 errichtete **Gebärinstitut** (in einem abgesonderten Lokale des Allgemeinen Krankenhauses) finden Schwangere auf ein Zeichen mit der Glocke zu jeder Stunde des Tages und der Nacht, verschleiert oder nicht, Eingang ... Die Anstalt hat in drei Abteilungen ebensoviele Klassen ... Die Gebärzimmer der dritten und vierten Klasse lassen an innerer Einrichtung in mannigfacher Art noch viel zu wünschen übrig; die hier oft bemerkte Epidemia febris puerperalis ist auffallend [3]). Im letzten Winter sollen hier an einem Tage sechs bis acht Wöchnerinnen daran gestorben sein. Es kommen hier jährlich nahe an 3000 Geburten vor. Wer von reisenden jungen Ärzten also, in kurzer Frist, Erfahrungen sammeln will, findet hier reiche Gelegenheit. Das **Handlungskranken- und Verpflegsinstitut** ist in einem ganz abgesonderten und sehr zweckmäßig eingerichteten Gebäude des Allgemeinen Krankenhauses. Es besteht seit dem Jahre 1745 und hat vier Krankenzimmer (die äußerst eleganten Wohnzimmern gleichen) mit 18 Betten und nimmt die kranken, des Vermögens und der Unterstützung beraubten Mitglieder des Handelsstandes auf. Einige Seitenzimmer enthalten eine Handbibliothek von Trost- und Erbauungsbüchern, eine kleine, aber sehr reiche Hauskapelle, mit einem schönen Altarblatte von Pellegrini, und einige Badewannen. Es werden hier etwa 40 bis 50 Kranke alljährlich aufgenommen [4]). Das Verpflegsinstitut bezweckt die Versorgung derjenigen Mitglieder des Handelsstandes, die ihres Alters oder körperlicher Gebrechen wegen zu fernerem Erwerb ganz unfähig gewor-

[3]) An der Klinik Kleins forderte das Kindbettfieber immense Opfer, so daß fremde Ärzte hier die beste Gelegenheit fanden, Studien über die Krankheit zu machen. So veröffentlichte Ed. Martin 1835 in der „Neuen Zeitschrift für Geburtskunde" (Band II, Seite 350) eine Arbeit „Über Puerperalfieber, nach Beobachtungen im Allgemeinen Krankenhause zu Wien während der ersten Hälfte des Jahres 1834".

[4]) Das 1745 gegründete Krankeninstitut der Handlungsdiener brachte seine Kranken zuerst in Extrazimmer des Spitals der Barmherzigen Brüder, sodann in einem gemieteten Krankenzimmer des Spanischen Hospitals, darauf im „Strudelhof", schließlich 1784 in einer gemieteten Lokalität des Allgemeinen Krankenhauses unter. 1835 bezog es sein eigenes Gebäude.

den sind, und besteht auch schon seit 1795. Am äußersten Ende des Allgemeinen Krankenhauses ist mit dem Institute für Leichenöffnungen, in welchem der Fremde leider nur zu sehr den verstorbenen Wagner vermißt, auch das Lokal für gerichtliche Leichensektionen verbunden, denen stets Studierende beiwohnen. Vorzüglich genau wird hier die oft ein bis zwei Stunden dauernde Lungenprobe der Neugeborenen vorgenommen. Der sehr großartig eingerichteten Spitalapotheke mit vier Ladentischen in einem sehr schönen Lokal sei hier noch besonders rühmlichst gedacht. Unter der Direktion des Allgemeinen Krankenhauses steht auch das Findelhaus mit seinen zehn bis zwölf Zimmern, in welchen sich je nach der Größe derselben zehn bis sechzehn Ammen, jede mit zwei Kindern, befinden... Bald nach der Aufnahme werden die Findlinge gegen einen bestimmten Verpflegungsbetrag vom Institut in die Vorstädte oder auf das Land in Verpflegung gegeben und dabei mit Leinenwäsche und Kleidungsstücken versehen... Täglich wird vom Institut aus ein Verzeichnis über die aufgenommenen, verstorbenen oder entlassenen Kinder sowie ein Bestandausweis der Findlinge und Ammen der Direktion zugestellt, die ihn an die Regierung befördert. Es werden hier jährlich gegen 2000 Findlinge aufgenommen, und sollen von 100 Aufgenommenen nach Dr. Martin etwa 48 sterben [5]). In Verbindung mit dem Findelhause stehen: a) das Säugammeninstitut... b) die allgemeine Schutzpockenanstalt. Nächst diesem steht als erstes Privatinstitut für arme kranke Kinder und öffentliche Kuhpockenimpfung das unter der Direktion des Dr. Löbisch [6]) ... Öffentliche Kuhpockenimpfungen werden auch von anderen Ärzten in Wien, wie in allen großen Städten, verrichtet.

Das schon über 50 Jahre bestehende Priester-, Kranken- und Defizientenspital ist das Privatinstitut eines Vereines von Weltpriestern... Das Spital und das Rekonvaleszentenhaus des Ordens der barmherzigen Brüder sind ganz vorzüglich gut eingerichtet; es werden hier jährlich gegen 3000 unentgeltlich aufgenommen und verpflegt... Das Invalidenhaus mit der nachgemachten Inschrift: „Patria laeso militi" ist ein schönes, großes und reinliches Gebäude, worin für 1000 Mann Platz sein soll. Das Krankenhaus der Elisabethiner-Nonnen, seit 1710 errichtet, steht

---

[5]) Anselm Martin, „Die Kranken- und Versorgungsanstalten Wien, Baden, Linz und Salzburg in medizinisch-administrativer Hinsicht betrachtet", München 1832.

[6]) Elias Löbisch dozierte seit 1828 über Frauen- und Kinderkrankheiten.

unterm Schutze der Regierung, wiewohl es eine Privatanstalt ist. Es faßt zwei Krankenzimmer mit 25 Betten für Frauen... Die Zahl der aufgenommenen Kranken beträgt jährlich über 500. Zur Pflege und Wartung derselben sind 48 Nonnen nebst einigen Novizinnen und Mägden bestimmt; es läßt aber im Vergleich zu andern Krankenhäusern gar viel zu wünschen übrig[7]). Auch ein **Institut der barmherzigen Schwestern** wurde mit des Kaisers Entschließung vom 12. November 1831 zu errichten gestattet, und demnächst sind die weiteren Bestimmungen noch zu erwarten[8]). Die **Privatirrenheilanstalt**, in welcher zirka 30 Kranke aufgenommen werden können, verdankt ihre Entstehung Dr. Bruno Goergen, welcher früher Primararzt im Allgemeinen Krankenhause war... Über die als treffliche, weit und breit bekannte Anstalt hat der Stifter selbst in einer Druckschrift ausführliche Nachricht gegeben[9]).

Das k. k. Militärhauptspital und die Kliniken der Josephinischen chirurgisch-medizinischen Akademie mit großen geräumigen Sälen, sind auf etwa 1200 Kranke eingerichtet, von denen in der Regel nur 500 bis 700 besetzt, und mit einer Apotheke, einem chemischen Laboratorium und einer Badeanstalt ausgestattet sind. Es wohnen in denselben auch eine große Anzahl chirurgischer Praktikanten, die teils als noch Lernende bewilligte Stipendien, teils später als Unterärzte den ihrem Range in der österreichischen Armee angemessenen Sold beziehen. Die Krankenwärter sind Halbinvaliden. Das ganze Krankenhaus ist außer den sechs Kliniken in vier Abteilungen für Syphilis und Skabies, für Geschwüre, Frakturen und Kontusionen, akute und chronische Krankheiten geteilt. Abteilungen der Letztgenannten bilden noch die Augenkranken und die zwei Zimmer der Kadetten, Ärzte und Offiziere. In jeder Abteilung besorgt der Oberarzt eines in Wien garnisonierenden Regiments abwechslungsweise die Ordination. Ein von zwei zu zwei Monaten abwechselnder Regimentsarzt ist Chefarzt des Spitals; er revidiert die Ordination der Oberärzte und berät sich mit ihnen in zweifelhaften Fällen. Das Haus besitzt eine treffliche Bibliothek, eine eigene Na-

---

[7]) Seit der Gründung der Anstalt (1710) diente ein langer, gewölbter, niederer, mit kleinen Fenstern versehener Saal (52 Betten) zur Unterbringung der Kranken. 1833 wurden Sammlungen für den Bau eines Spitals eingeleitet, welches 1837 eröffnet worden ist.

[8]) Der Orden der barmherzigen Schwestern wurde 1831 nach Wien verpflanzt; das Spital wurde in Gumpendorf errichtet.

[9]) Dr. Görgens Privatheilanstalt (1809 gegründet), welche sich vordem in Gumpendorf befunden hatte, wurde 1831 nach Oberdöbling verlegt.

turaliensammlung, ein vollständiges Armamentarium chirurgicum und ein seinesgleichen suchendes pathologisches Kabinett mit weltberühmten anatomischen Wachspräparaten. In lateinischer Sprache hält medizinische Klinik der würdige Herr Professor Bischoff und in äußerst instruktiver Weise chirurgische Klinik lehrt als Nachfolger Zangs — Professor Hager in deutscher Sprache, und sind die Vorträge derselben nicht minder angemessen und lehrreich. In der ophthalmologischen Klinik werden täglich von dem nicht genug zu preisenden, wahrhaft menschenfreundlichen Professor Jäger 24 Kranke behandelt. Jäger ist und bleibt einer der ersten Diagnostiker, Operateurs und was mehr sagen will, zugleich der Ophthalmotherapeutiker Europas. Die geburtshilfliche Klinik ist wenig frequentiert, und fallen im ganzen auch nur zirka 60 Geburten daselbst vor. Man findet hier aber jene Unreinlichkeit lange nicht, welche die Wiener Zivilgebäranstalten vor allen auszeichnet.

Das Arrestantenspital (im Strafhause) dient zur Aufnahme kranker Züchtlinge und derlei Arrestanten aus den anderen Stadtgefängnissen, mit Ausnahme der wegen Schulden Verhafteten, und hat einen eigenen Arzt. Es sollen täglich daselbst an 150 Kranke behandelt werden.

Das Spital der Israeliten, gegen das Ende des vorigen Jahrhunderts vom Legate einer reichen jüdischen Familie gestiftet[10]), nimmt jährlich mehr als 100 kranke (einheimische sowohl als fremde) Juden zur Heilung und Verpflegung auf. Die Anstalt ist gut bis auf das Fehlen der Luftverbesserungsapparate.

Die Rettungsanstalt für Totscheinende wurde 1803 auf Kosten der Landesregierung errichtet. Es werden hier auch von Professoren in dieser Beziehung Vorlesungen gehalten, deren Besuch die zu kreierenden Ärzte attestiert haben müssen. Außer den Gesellen und Lehrlingen der Wundärzte sind auch die Fischer und Schiffer angewiesen, sich in dem Rettungsgeschäft unterrichten zu lassen.

Um die Wiederbelebung der Verunglückten möglichst schnell zu befördern, sind mehrere sogenannte Notkasten, mit Rettungswerkzeugen und Arzneien versehen, in der Stadt bei der Polizeioberdirektion, bei den Wundärzten, in den Vorstädten, bei jedem Richter daselbst, in der Wohnung eines jeden Polizeidirektors, dann

---

[10]) Begründer des Krankenhauses in der Vorstadt Roßau war Samuel Oppenheimer, „der Röm. kaiserl. Majestät Oberkriegsfaktor und Hofjud" (wie der Titel unter seinem, 1704 in Kupfer gestochenen Bildnis lautet). Der Neubau des durch Überschwemmungen und andere zerstörende Ereignisse hart mitgenommenen alten Krankenhauses erfolgte 1793.

auf den beiden Ufern der Donau an zehn verschiedenen Plätzen verteilt[11]). Noch gedenken wir hier gern des zweckmäßigen Totenbeschreibungsamtes, das vom Arzte des Verstorbenen eine schriftliche Anzeige vom Tauf- und Familiennamen, vom Alter und der Krankheit, durch welche der Tod erfolgt ist, erhält und alsdann zur Besichtigung des Gestorbenen den Totenbeschauer anordnet. Der Zweck dieser Totenschau ist teils die Ermittlung, ob etwa wegen einer ansteckenden Krankheit Gefahr vorhanden oder der Tod nicht auf eine gewaltsame Weise herbeigeführt sei.

[11]) Lichtenthal berichtet in seiner Schrift „Ideen zu einer Diätetik für die Bewohner Wiens" (Wien 1810) folgendes: „Um die Kenntnis zur Rettung solcher Menschen, die man ertrunken, erstickt, erhängt, erfroren findet und für scheintot hält, zu verbreiten, werden auf der hiesigen Universität alljährlich Vorlesungen für jedermann frei gehalten. Alle Kandidaten der Medizin und Chirurgie müssen darin unterrichtet werden, auch die Schiffer, die es oft mit Ertrunkenen zu tun haben, können nicht eher das Meisterrecht erhalten, als bis sie in diesem Gegenstande unterrichtet und geübt sind. Jede wundärztliche Offizin erhält eine Rettungstafel, worin kurze Anweisungen über diesen Gegenstand enthalten sind. Notkästchen, worin alle Rettungswerkzeuge und Arzneien, nebst einem Unterricht zu deren Gebrauche vorhanden sind, findet man in der Stadt bei der Oberpolizeidirektion und sieben andere in Offizinen von Wundärzten; in den Vorstädten auf jedem Grunde bei dem Richter und in der Wohnung eines jeden Polizeidirektor; dann an den beiden Ufern der Donau an zehn verschiedenen Plätzen. Außerdem sind noch besondere Tragkörbe angeschafft, um die Verunglückten an einen zum Rettungsversuche bestimmten oder bequemen Platz zu tragen. Für die wirkliche Wiederbelebung wird dem Retter eine Belohnung von 25 Gulden abgereicht; sein Name und seine Tat wird mit Ehren durch die Zeitung bekanntgemacht und mit einem Belobungsdekret von der Landesstelle ausgezeichnet. Diejenigen, welche die ersten und die tätigsten bei einer solchen Rettung gewesen sind, werden verhältnismäßig belohnt und den Besitzern jener Wohnungen, welche sie zur Unterbringung der Verunglückten im Notfalle hergegeben haben, auf ihr Verlangen eine billige Entschädigung bezahlt.

Aus dem Bericht über die Versammlung deutscher Naturforscher und Ärzte in Wien im September 1832
von Freiherrn von Jacquin und J. J. Littrow, Wien 1832[1]).

Vorträge der Sektionen.

Physikalisch-chemische Sektion.

Herr Professor Stampfer[2]) erklärte ein neues, von ihm erfundenes Instrument, Optometer genannt, dessen Zweck ist, die Brennweite der für jedes Auge nötigen Brille unmittelbar anzugeben. Das Instrument wurde unter einem vorgezeigt. Es ist bereits im letzten Bande der Jahrbücher des k. k. polytechnischen Institutes in Wien beschrieben.

Herr Professor v. Spěcz[3]) hielt einen Vortrag über die Temperatur der Schwefelquellen bei Baden.

Herr Dr. v. Holger teilte seine Untersuchungen über die Zusammensetzung der Granatwurzelrinde mit und gab als deren wirksame Bestandteile nur Gärbestoff und Gallussäure an, welch letzterer er die Wirkung gegen den Bandwurm zuschreibt.

Zoologisch-anatomisch-physiologische Sektion.

Professor Czermak widerlegte die Theorie über die Verbindung zwischen dem Kinde und der Mutter und zeigte injizierte Präparate vor, an welchen durchaus nichts von einer Verbindung zu sehen ist.

---

[1]) In dem folgenden Auszug aus dem offiziellen Versammlungsbericht werden nur die Angaben über die von Wiener Ärzten und Naturforschern in den einzelnen Sektionen gehaltenen Vorträge angeführt. In den allgemeinen Versammlungen sprachen außer den Geschäftsführern Jacquin und Littrow die Wiener: Wawruch in lateinischer Sprache über das Alter der Cholera (im Druck erschien die Rede unter dem Titel Disquisitio medica Cholerae, cujus mentio in sacris bibliis occurrit, Vindobonae 1832), Czermak über die Spermatozoen und Ferd. Graf Palffy über den Nutzen der Naturforscherversammlungen.

[2]) Simon Stampfer (1792 bis 1864), Professor am Polytechnischen Institut in Wien.

[3]) Dr. med. und Professor der Chemie am Theresianum.

Herr Professor Berres[4]) erklärte, er habe viele Vivisektionen an Hunden und Kaninchen in dieser Absicht vorgenommen und hierbei durchaus keinen Übergang der Gefäße gesehen.

Professor Czermak zeigte Injektionen verschiedener Teile von verschiedenen Tieren durch ein neues großes Plösselsches Mikroskop und machte jene Injektionsmasse, welche aus Kopalfirniß, Terpentingeist und Mastix besteht, bekannt.

Professor Römer[5]) las über Membrana pupillaris und zeigte Abbildungen und Präparate vor.

Herr Professor Czermak reihte eine Abhandlung über denselben Gegenstand an, die er ebenfalls mit Abbildungen erläuterte.

Herr Professor Friedrich Jäger erzählte einen Fall von einer durchsichtigen Pseudomembrane, welche er bei einem erwachsenen Menschen mit dem Pupillarrande verwachsen gefunden habe, und legte die Frage zur Entscheidung vor, ob diese Membrane für das Stehenbleiben der Pupillarmembrane oder das Produkt einer krankhaften Metamorphose angesehen werden soll. Die Herren Professoren Rosas und Czermak, dann Dr. Karl Jäger sowie Herr Hofrat Burdach aus Königsberg und Herr Obermedizinalrat v. Froriep[6]) aus Weimar teilten hierüber ihre Ansichten und Erfahrungen mit. Die Mehrzahl entschied sich für die Annahme, daß diese Membrane für ein krankhaftes Gebilde im Auge zu betrachten sei.

[4]) Josef Berres, vorher Professor in Lemberg, hatte nach dem Tode Mayers 1831 die Professur der Anatomie an der Wiener Universität übernommen. Durch seinen lebhaften, geistvollen Vortrag und durch seine praktische Lehrmethode gelang es ihm bald, die unter seinem Vorgänger vernachlässigten Studien zu beleben. Unter seiner Leitung blühte auch das neugeordnete anatomische Museum auf. Bei den zahlreich herbeiströmenden Schülern erwarb er sich aufrichtige Verehrung, bei den Fachgenossen durch seine anthropometrischen und mikroskopischen Studien verdiente Anerkennung. Besonders wertvoll wurden seine Untersuchungen über das kapillare Gefäßsystem, über die physiologische Bedeutung der intermediären Gefäßsysteme, die Drüsensekretion sowie über die Verbindung derselben mit dem Lymphgefäßsystem. Er bediente sich des Hydrooxygenmikroskopes und verwendete als einer der ersten die Heliographie zu wissenschaftlichen Zwecken. Um die leicht verwischbaren Bilder dauernd zu fixieren, ersann er ein eigenes photomechanisches Verfahren (Ätzen auf der Silberplatte).

[5]) Vgl. Seite 101.

[6]) Ludwig Friedr. v. Froriep (1779 bis 1844), ehemaliger Professor der Chirurgie und Geburtshilfe in Tübingen, lebte seit 1816 in Weimar.

Herr Professor Römer sprach über die regelwidrige Bildung des Herzens und der großen Gefäße und legte Abbildungen vor. Herr Professor Czermak verteilte unter die anwesenden Fremden eine Abhandlung: „De Respiratione et glandulae thyroideae functione" des Herrn Dr. v. Vest aus Wien im Namen des Verfassers [7]). Herr Professor Fischer [8]) zeigte die abnorme Niere eines ungarischen Schweines vor. Derselbe machte auf die äußeren und inneren Unterschiede, besonders im Baue des Saugorganes, aufmerksam, die er bei Untersuchung der gebräuchlichen Blutegel gefunden. Er glaubte drei verschiedene Arten unterscheiden zu können, und legte dieselben in Abbildungen vor. Herr Fitzinger [9]) erklärte diese Egel nur zu zwei verschiedenen Arten der Savignyschen Gattung Sanguisuga gehörig, deren eine unter der Benennung medicinalis, die andere unter dem Namen officinalis bereits beschrieben worden sind. Herr Inspektor Kollar bestätigte diese Ansicht und teilte die Unterschiede dieser beiden Arten mit.

Herr Professor Berres las eine Abhandlung über die Netzhaut und das Sömmeringsche Loch im Auge.

Herr Professor Czermak sprach über die Reproduktion der Kiemen und des Schwanzes bei Proteus anguineus und zeigte ein lebendes Exemplar dieses Tieres vor.

Herr Dr. Julius v. Vest [10]) hielt einen Vortrag über die Lichtgestalten im Auge, bei Fixierung desselben auf einen Lichtpunkt, und suchte dieselben durch die sich im Auge erzeugende Feuchtigkeit und das Sinken derselben nach abwärts zu erklären. Herr. Dr Friedr. Jäger und Herr Professor Czermak und Herr Professor Schneider aus München widerlegten diese Ansicht und erklärten jene Lichtgestalten durch den Reiz und die Bewegung der Pupille.

Herr Dr. Julius v. Vest teilte Beobachtungen mit über eine in vielen Symptomen der Cholera ähnliche Epidemie unter dem zahmen Geflügel. Herr Professor Berres bestätigte die Glaubwürdigkeit derselben durch Erfahrungen, die er während der Cholera in Galizien gemacht, und machte auf die Löserdürre aufmerksam, welche in mehreren Ländern der Cholera unmittelbar vorausging. Er erzählte auch das Faktum, daß beim ersten Ausbruche der Cholera

---

[7]) Vindobonae 1831. **Der Verfasser schreibt darin der Schilddrüse eine chemische Funktion zu, welche eine Umwandlung des Blutes hervorbringt.**

[8]) Casp. Fischer, seit 1823 Professor der Naturgeschichte am Josephinum.

[9]) Konservator am k. k. Naturalienkabinett.

[10]) Vgl. oben Anmerkung 7.

die Vögel aus manchen Gegenden von Galizien weggezogen, bei Abnahme der Krankheit aber wieder zurückgekehrt seien.

Herr Professor Töltenyi [11]) sprach über die naturphilosophische Bedeutung der Blutzirkulation. Er verteidigte den Übergang der Arterien in Venen und glaubt denselben mit Hilfe des Mikroskops bestätigen zu können. Herr Professor Römer aus Wien suchte die Richtigkeit dieser Ansicht durch Aufzählung mehrerer Fälle von Injektionen an lebenden Tieren zu beweisen. Herr Professor Czermak aus Wien bot sich an, diesen Übergang der Arterien in Venen jedem Mitgliede bei Salamander-Embryonen aufs deutlichste zu zeigen.

Herr Prosektor Jeitteles [12]) forderte die Mitglieder der Sektion zur Begründung einer vergleichenden Psychologie und Zoopsychologie auf.

Herr Professor Berres sprach über die Notwendigkeit fortzusetzender Untersuchungen des menschlichen Gehirns.

Herr Professor Czermak sprach über das Zyklopengehör eines zweileibigen Schafes und wies sowohl die Präparate als Abbildung desselben vor.

Herr Professor Czermak sprach über das Boërsche Bläschen. Derselbe sprach über den Kreislauf der Pflanzensäfte und legte eine Zeichnung vor, welche denselben bei Vallisneria spiralis darstellt. Derselbe machte seine Beobachtungen über die Abnahme des bebrüteten Hühnereies bekannt. Er hat die Versuche zu wiederholten Malen durch 21 Tage fortgesetzt und erhält als Maximum der Abnahme eine Differenz von 3 Drachmen 6 .Granen. Derselbe zeigte Abbildungen von Mißbildungen bei Säugetieren nach Zergliederungen, als eine Janusmißgeburt eines Schafes und eine Doppelmißgeburt eines Kalbes. Derselbe machte auf einen Typus tertianus beim Winterschlafe des Myoxus Glis aufmerksam. Derselbe teilte seine Bemerkungen über die Peyerschen und Brunnerschen Drüsen mit; vorzüglich nach Untersuchungen an Choleraleichen.

Medizinisch-chirurgische Sektion [13]).

Herr Professor Herrmann [14]) erklärte sich gegen die Notwendigkeit und das angeblich dringende Bedürfnis einer allgemeinen deutschen Nationalpharmakopöe. Er schilderte die Schwierigkeiten,

---

[11]) Stanislaus Töltenyi, seit 1827 Professor der allgemeinen Pathologie und Therapie am Josephinum.

[12]) Vgl. Seite 127.

[13]) In dieser Sektion präsidierte ständig der Kliniker Hofrat Professor Christ. Friedr. Harless aus Bonn (1773 bis 1853), als Schriftführer fungierten Professor Herrmann und Dr. Rud. v. Vivenot.

welche der Ausführung eines solchen Unternehmens im Wege stehen, und erklärte sich in Ansehung der in Pharmakopöen festzusetzenden Nomenklatur für Beibehaltung der alten Nomenklatur und in Berücksichtigung der Fortschritte der Chemie in neuerer Zeit für jene der preußischen Pharmakopöe, welche schon eine gewisse Allgemeinheit errungen habe.

Herr Professor Wawruch [15]) sprach ebenfalls für die Beibehaltung der alten Nomenklatur wegen leicht möglicher Verwechslung der Arzneistoffe und deutete darauf hin, daß diese alten Benennungen zugleich die Träger und Erhalter mancher in der Wissenschaft glänzender Namen seien.

Herr Professor Töltenyi erklärte, er könne die angegebenen Schwierigkeiten bei Einführung einer allgemeinen gesetzlichen deutschen Pharmakopöe keineswegs für unbesiegbar halten, und machte darauf aufmerksam, daß durch dieselbe das in den einzelnen Ländern so verschiedene Medizinalgewicht geregelt würde.

Herr Professor Wattmann [16]) entwickelte diagnostische Erörterungen über die Koxalgie.

Herr Professor Carabelli [17]) leitete die Aufmerksamkeit der Versammlung auf einige von ihm ersonnene und ausgeführte technische Verbesserungen bei der Bildung und Anlegung künstlicher Zähne und ganzer Gebisse, welche er vorzeigte. Derselbe sprach über den technischen Apparat bei Krankheiten der Mundhöhle und insbesondere bei vorhandenem Substanzverluste in den festharten Gebilden.

Der Vorsitzende überreichte den fremden Mitgliedern die von Herrn Dr. Carl v. Hieber [18]) zur Verteilung übergebene Dissertation: „Sistens observationem specialem Fibro- et Osteochondroseos-Uteri". Derselbe stellte der Versammlung den vom Kunsthändler Müller aus Wien zur Einsicht eingesendeten Plan der Stadt Wien vor, auf welchem durch Bezeichnung mittels Stecknadeln der Gang und die Verbreitung der Choleraepidemie in dieser Stadt versinnlicht war.

Herr Dr. Rokitansky bestätigte die bedeutende Anschwellung

In der Diskussion nahmen entsprechend den Erfordernissen des Tages und den Zeitströmungen die Themen Cholera (Kontagionisten und Nichtkontagionisten) und Homöopathie einen breiten Raum ein.

[14]) Leopold Herrmann, seit 1815 Professor der theoretischen Medizin für den niederen Kurs der Wundärzte.

[15]) Vgl. Seite 67.

[16]) Vgl. Seite 66.

[17]) Carabelli dozierte Zahnheilkunde seit 1821 an der Universität.

[18]) Hofarzt.

der Brunnerschen Drüsen, sowohl einzeln als zusammengehäuft in Leichen, gerade in Fällen, wo der Tod in höchstentwickelter Krankheit endete.

Herr Professor Bischoff [19], teilte ebenfalls seine Beobachtungen über diesen Gegenstand mit. Auch er sah jene graulichen, grießähnlichen Körper, selbst von der Größe eines Hanfkornes, an Leichen, wo der Tod in der Höhe der Krankheit rasch eintrat. Ebenso beobachtete derselbe die hanfkornähnlichen Erhabenheiten an der Oberfläche der Zunge bei Cholerakranken. Herr Professor Berres fügte die Bemerkung bei, daß auch ihm diese Anschwellungen auf der Zunge, wiewohl äußerst selten, bei Cholerakranken vorgekommen seien. Derselbe wies durch Vorzeigung von Präparaten die durch die Cholera hervorgebrachten verschiedenen krankhaften Veränderungen in der Schleimhaut des Gedärmorganes nach. In Leichen, wo der Tod bei schnellem Kollaps der Lebenskraft eintrat, konnte er nie diese Knötchen auffinden, ebensowenig im höchsten Stadium der Cholera. Am häufigsten fand er sie im Stadium der Reaktion und sah sie beim Eintritt des nervösen oder putriden Zustandes wieder verschwinden. Er hält diese Körper, welche ihrem Sitze nach den Brunnerschen und Peyerschen Drüsen entsprechen, für Gestaltungen der geronnenen plastischen Lymphe, da sie in so reichlicher Anzahl vorhanden sind, daß sie die Menge dieser Drüsen weit übersteigen.

Herr Dr. Draut[20] glaubt sich durch genaue Sektionen vor, während und nach dem Erscheinen der Cholera berechtigt, anzunehmen, daß diese Pseudoorganisationen auch an anderen Leichen sich darstellten, und daß sie demnach als keine eigentümliche Erscheinung der Cholera anzusehen wären. Diese Körper sind seiner Ansicht nach Brunner-Peyersche Drüsen, die aber auch so verändert bei anderen Krankheiten erscheinen. Er fügte noch hinzu, daß diese Arrosionen in dem Gedärmorgane nur die Folge von Nachkrankheiten seien und keineswegs der Cholera als etwas Ausschließliches zugerechnet werden können.

Herr Professor Jäger reihte an diese Erörterungen eine vergleichende Darstellung der Cholera mit der ägyptischen Augenentzündung und schloß in bezug auf den Stand der Cholera mit der Bemerkung, daß auch sie, wie die ägyptische Augenentzündung, nur eine vorübergehende, für uns immer exotische Erscheinung sei und daß, wenn auch hie und da noch einzelne Individuen sich für diese Krankheit bilden, sie doch nie den primitiven Charakter in sich tragen, sondern nur degenerierte Wesen seien.

---
[19] Vgl. Seite 79.
[20] War später Assistent Rokitanskys.

Herr Professor Bischoff erörterte die Anzeigen des Aderlasses in der Cholera und sprach für die Anwendbarkeit desselben in dieser Krankheit.

Herr Dr. Obersteiner [21]), Herr Dr. Wirer [22]) und mehrere andere Mitglieder der Sektion gaben die Andeutung, daß die von Herrn Professor Bischoff erwähnten entzündlichen Lokalaffektionen, welche drei- bis viermaligen Aderlaß erfordern, sich nur im Reaktionsstadium der Cholera entwickeln, daß sie demnach als Nachkrankheiten keineswegs der Cholera exquisita selbst angehören und der Ausspruch der wiederholten Aderlässe daher nur von ihnen, nicht aber von der Cholera selbst gelten könne.

Herr Professor Berres entwickelte hierauf die anzeigenden Momente des Aderlassens in dieser Krankheit.

Herr Professor Wawruch [23]) suchte durch die Darstellung seiner eigenen Krankheitsgeschichte die selbst im Beginne der Krankheit so notwendige Anzeige für Blutentleerungen zu begründen.

Herr Dr. Bittner [24]) wollte dagegen die Aderlässe, denen nicht jeder günstige Erfolg zur Seite stehe, in der Cholera beschränkt wissen.

Herr Dr. Joh. Sterz machte hierauf den Übergang zur Behandlung der Cholera mittels Brechmitteln und schilderte sein Heilverfahren.

Herr Professor Herrmann bestätigte die Wirksamkeit dieser Heilungsmethode bei einem Krankheitsfalle, den er gemeinschaftlich mit Dr. Joh. Sterz während des ersten Ausbruches der Cholera in Wien beobachtete, und gab einen Umriß derselben, jedoch von ihm modifizierten Heilungsart der Cholera exquisita.

Herr Professor Rosas sprach über den Markschwamm des Auges und legte sowohl Präparat als Zeichnung vor.

Herr Dr. Mojsisovicz [25]) teilte Nachrichten über die eigentümlichen Wirkungen des Szliatscher Bades in der Soler Gespan-

---

[21]) Benedikt Obersteiner.

[22]) Franz Wirer (1771 bis 1844), einer der gefeiertsten praktischen Ärzte Wiens, der sich namentlich um Ischl, dessen Bedeutung er als Heilbad zuerst erkannte (1821), die größten Verdienste erworben hat.

[23]) Vgl. Seite 67.

[24]) Felix Bittner, damals Bezirksarzt in der Josefstadt, später Primararzt.

[25]) Georg Mojsisovicz wurde 1832 Primachirurg, machte sich später besonders um die Einführung der Jodtherapie bei Syphilis verdient.

schaft in Ungarn mit, das den kalinischen E:senbädern anzugehören scheint, und ging zur Entwicklung der Krankheitsformen über, welche den Bädern eines solchen Charakters entsprechen.

Herr Dr. Wirer machte die Versammlung auf eine sehr einfache und sinnreiche Vorrichtung zu Bädern aufmerksam, welche bei Kranken in Anwendung gebracht werden kann bei denen veränderte horizontale Lage der unteren Extremitäten Konvulsionen bewirkt, und versinnlichte dieselbe durch Vorzeigung einer Abbildung.

Der Vorsitzende verteilte das von Herrn Dr. Wirer zu diesem Behufe übergebene Werk ,,Ischl und seine Solenbäder" unter die Mitglieder des Auslandes. Derselbe übergab den Mitgliedern der Versammlung das zur Verteilung eingesendete Gedicht des Herrn Zensors Rupprecht ,,Der Herzschlag" zur Erinnerung an den Vortrag des Herrn Hofrates Burdach aus Königsberg bei dieser Versammlung. Der Vorsitzende übergab den Mitgliedern der Sektion die von Herrn Dr. Zimmermann zum Geschenke dargebrachten Exemplare seiner Abhandlung ,,Über den Markschwamm, mit besonderer Beziehung auf das Auge".

Herr Dr. Friedrich Müller trug eine Abhandlung über die Anwendung des Sthetoskopes vor und suchte den Wert desselben zur richtigen und scharfen Diagnosierung des Krankseins der in der Brusthöhle gelagerten und dem Tastsinne entzogenen Organe zu bestätigen[26]).

Herr Professor Herrmann stellte seine Ansichten und Beobachtungen über eine naturgemäßere Behandlung einer Reihe verwandter Krankheitsformen der Atrophien dar und empfahl bei gänzlicher Beseitigung des Arzneiapparates vorzugsweise den Gebrauch von ernährenden Bädern mit gleichartig geregelter Diät.

Herr Dr. Wirer gab Winke über die instinktartigen Äußerungen der Kinder bei Atrophie.

Herr Professor Wagner[27]) zeigte der Versammlung einen verbesserten Schlundstoßer vor.

Der Vorsitzende übergab den fremden Mitgliedern die vom Professor Wawruch zur Verteilung bestimmte: Oratio parentalis in memoriam Hartmanni und teilte unter die anwesenden Mitglieder des Auslandes die von Herrn Professor Schmidt vorgelegte Schrift: ,,Neue Methode, das Badner Bad zu gebrauchen", aus.

---

[26]) Von der Einführung des Sthetoskopes in die Klinik war man noch sehr weit entfernt!

[27]) Peter Wagner, Professor der Staatsarzneikunde am Josephinum.

Herr Dr. Hempel stellte der Sektion einen Kranken vor, der vor elf Jahren durch einen Fall Sprache und Gehör verlor, welche Funktionen sich während der Hauptkrise eines inflammatorisch-rheumatischen Fiebers wieder herstellten, und trug seine Krankheitsgeschichte in lateinischer Sprache vor.

Auf die Anfrage, ob und wie die Blindheit durch den Genuß von heißem Reis bedingt werden könne, erklärten Herr Professor Jäger und Professor Rosas, niemals Blindheit auf den Reisgenuß erfolgen gesehen zu haben, und letzterer glaubte während der mehrjährigen Ausübung der Augenheilkunde in Padua Beweise sogar vom Gegenteil erhalten zu haben und erklärte unter Beistimmung der ganzen Sektion den Reis für unschädlich.

Herr Professor Jäger verwies die ganze Lehre der Homöopathie in das Gebiet des Glaubens und verbannte dieselbe aus dem Reiche des Wissens. Er teilte drei Fälle von Lungenentzündung mit, wo der ganz dem Heilbestreben der Natur überlassene Kranke am schnellsten in die Genesung trat, als einen Beweisgrund gegen die Homöopathie.

Herr Dr. Anton Schmit gab einige apologetische Andeutungen über Homöopathie.

Herr Professor Herrmann schloß die Diskussion über Homöopathie mit der durch Gründe unterstützten Bemerkung, daß der Kampf der Homöopathie und der Allopathie bis jetzt noch zu keinem entscheidenden Resultate führe, noch jemals leicht führen könne.

Herr Professor Wawruch las seine „Observationes clinicas de Taenia" vor, welche er zur öffentlichen Mitteilung bestimmt hatte.

Herr Dr. Wirer wies auf den hohen Nutzen orthopädischer Institute hin[28]) und führte den Beweis über den notwendigen Verein solcher Anstalten mit Erziehungsanstalten, mit methodisch geleiteter Entwicklung der körperlichen Kraft durch gymnastische Übungen und vorzugsweise durch Schwimmschulen.

---

[28]) Ein Institut für Heilgymnastik und Orthopädie wurde in Wien im Jahre 1838 von Dr. Zink (in der Alservorstadt) errichtet. Dasselbe lag mitten in einem Garten und bestand aus einem Wohngebäude mit 22 Zimmern, einem großen Saal, Badehause und einer chirurgisch-orthopädischen Werkstatt. Dort konnten Zöglinge aufgenommen werden und erhielten außer der nötigen Behandlung und Übungstherapie auch Schulunterricht.

Aus Burdachs „Rückblick auf mein Leben".
(Leipzig 1848, Seite 402 bis 403[1])

Am 18. September war die erste öffentliche Versammlung. Nachdem der Baron Jacquin als erster Geschäftsführer die Eröffnungsrede gehalten und Direktor Littrow[2]) als zweiter Geschäftsführer die auf die Versammlung bezüglichen Nachrichten mitgeteilt hatte, trat ich mit einem Vortrag auf, der auch alsbald im Druck erschien. („Über den Schlag und Schall des Herzens.") Der Gegenstand war gut gewählt, und so bedurfte es nur einer passenden Art des Vortrages, um einen rauschenden Beifall einzuernten[3]). Meine Vorlesung wurde durch ein Gedicht von Rupprecht und durch ein Distichon vom Grafen Mailatti gefeiert. Teils aus wirklicher Achtung, teils um meinen Freunden, besonders aber

---

[1]) Die Selbstbiographie des großen Gehirnanatomen und Physiologen Karl Friedrich Burdach (1776 bis 1847), Professors in Königsberg, bildet einen Band seines Werkes „Blicke ins Leben" (Leipzig 1842 bis 1848) und gewährt einen ausgezeichneten Einblick in die Zeitgeschichte. Mit Wien, wo er mehrmals längeren Aufenthalt nahm, verknüpften Burdach Familienbande.

[2]) Josef Johann v. Littrow (1781 bis 1840), Astronom, wirkte in Wien seit 1819 als Professor und Direktor der Sternwarte.

[3]) B. suchte zu beweisen, daß die Meinung irrig sei, wonach „nur die selbsttätige Zusammenziehung der Herzkammern deren Spitze gegen die Brustwand treiben könne", er finde dagegen diese Kraft in der einströmenden Blutmasse, was erstens aus den beobachteten Zeitverhältnissen des Herzschlages zu den stoßweisen Bewegungen des Blutes in den Adern und zweitens aus unmittelbaren Versuchen an lebendig geöffneten Tieren hervorgehe. Im zweiten Teile seiner Rede, wo er darzutun suchte, daß der erste Schall vom Einströmen des Blutes in die Herzkammern durch Zusammenziehung der Vorkammern, der zweite vom Einströmen in die Anfänge des Arterienstammes durch Zusammenziehung der Herzkammern herrühre — wies er auf das eminente Verdienst, welches sich der Wiener Arzt Auenbrugger erworben hat.

meiner Frau eine Freude zu machen, erbat ich mir die Erlaubnis, dem Kaiser diesen Aufsatz überreichen und ihm den Dank der versammelten Naturforscher darbringen zu dürfen. Ich erhielt diese Audienz am 26. September und hatte dabei Gelegenheit, von dem wahrhaft väterlichen Benehmen des Kaisers gegen die sich ihm nahenden Untertanen jedes Standes ein Augenzeuge zu sein.

Spaßhaft war mir der Auftritt bei der Wahl des Präsidenten für die anatomisch-physiologische Sektion; die mir wohlwollenden Wiener Ärzte hatten trotz meines Deprezierens mich dazu ausersehen und dadurch einige Fremde nicht wenig erschreckt, die, um dies zu vereiteln, nun nach Kräften für anderweitige Wahlen warben. So genoß ich denn die mir zugedachte Ehre bloß in der ersten Sitzung, indem jede folgende ihren eigenen Präsidenten erhielt, wobei denn meinem Ehrgeize volle Genüge geschah.

Von meinen alten Freunden fand ich den Hofrat Isfordink[4]) in einem traurigen Zustande; er hatte infolge eines Verdrusses mit Stifft einen apoplektischen Anfall gehabt, wovon eine lähmungsartige Schwäche zurückgeblieben war; dagegen gewann ich einen neuen Freund an Professor Czermak[5]), den ich früher nur oberflächlich kennen gelernt hatte und der jetzt mit großer Lebhaftigkeit sich mir anschloß, auch nachher noch eine Zeitlang Briefe mit mir wechselte.

Über das Festliche, was für die versammelten Ärzte und Naturforscher bereitet war, habe ich in der Zeitung für die elegante Welt (1832, Nr. 205 bis 207) berichtet[6]).

---
[4]) Vgl. Seite 97.
[5]) Vgl. Seite 95.
[6]) Einleitend heißt es dort: „War die Versammlung in Hinsicht auf Zahlenverhältnisse nicht die glänzendste, so wurde sie doch ohne Zweifel die bedeutungsvollste durch die ehrenvolle Aufmerksamkeit, welche der Staat ihr schenkte. Es waren die vielfältigsten Veranstaltungen getroffen, um den Gästen ihren Aufenthalt in Wien nützlich und angenehm zu machen; die hohen und höchsten Staatsbeamten bewiesen sowohl ein lebhaftes Interesse an den Verhandlungen der

Aus dem Tagebuch der Fürstin Melanie[1]
(geb. Gräfin Zichy-Ferraris 1832).

18. September.

Clemens[2]), Sedlnitzky[3]), Mama und ich machten uns auf den Weg nach der Universität, um der ersten Versammlung der Naturforscher beizuwohnen. ...Wir mußten uns in einen Saal begeben, wo die Luft erstickend war, um eine Abhandlung eines Dresdener oder Berliner Professors über die Herzbewegungen, den Blutumlauf usw. anzu-

Gesellschaft als auch die ausgezeichnetste Humanität gegen einzelne Glieder derselben; den Gelehrten wurden Feste gegeben, wie sie sonst nur den Großen der Erde zuteil werden, deren Pracht aber den an eine einfache, glanzlose Lebensbahn gewohnten Gästen nicht drückend werden konnte, da die ungekünstelte, wohlwollende Freundlichkeit der hohen Wirte auch die leiseste Spur von Zwang entfernte. In der Tat, Österreichs Regierung hat auf eine ihr angemessene, das heißt großartige Weise gezeigt, wie sie die Wissenschaft ehrt; sie hat in der Nation die Einsicht in den Wert wissenschaftlicher Bestrebungen befördert; sie hat die gegenwärtigen wie die abwesenden Forscher durch das erhebende Gefühl gefundener Anerkennung zu neuen Anstrengungen ermuntert und gekräftigt. Sie hat mit einem Worte bewirkt, daß die diesjährige Versammlung in Sinn und Tat bleibende Früchte für das Fortschreiten geistiger Entwicklung bringen wird". — Am Schlusse wendet sich B. gegen die Spötter über die Völlereien und sagt: „In der Tat haben wir in Wien unendlich mehr gefunden als wohlbesetzte Tafeln, mehr Gehalt als Schein, mehr Gelehrte als Skribenten; mit so manchem wissenschaftlichen Gewinn kehrten wir von da zurück, und wenn die Äußerlichkeiten des Festes unserem ästhetischen Sinn zusagten, so erkannten wir auch die wahrhafte Bedeutung derselben für die wissenschaftliche Kultur."

[1]) Dritte Gemahlin des Fürsten Metternich.
„Aus Metternichs nachgelassenen Papieren"..., Wien 1882, Seite 241 ff.

[2]) Fürst Clemens Lothar Wenzel v. M. (1773 bis 1859), der österreichische Staatskanzler.

[3]) Graf von Sedlnitzky, Präsident der obersten Polizeihofstelle, die rechte Hand Metternichs.

hören⁴). Unsere Ärzte werden finden, daß dieser Fremde sie nicht viel Neues lehrte. Nachdem er über anderthalb Stunden gesprochen, hielt ein hiesiger Professor eine lange lateinische Rede, um zu beweisen, daß die Cholera keine neue Krankheit sei, sondern schon in der Bibel vorkomme und genannt werde, was Rothschild uns bereits vor zwei Jahren sagte. Da diese Rede lang und ermüdend war, so entfernten wir uns sehr gelangweilt in der Mitte derselben, nicht aber, ohne manche recht ergötzliche Beobachtung gemacht zu haben. So verstand zum Beispiel mehr als die Hälfte der Anwesenden kein Wort von dem Gesprochenen, mochte es deutsch oder lateinisch sein. Diese waren von der Sitzung nicht sehr erbaut und viele schliefen ein⁵).

⁴) Es war dies der Vortrag des Königsberger Professors Burdach, vgl. Seite 187.
⁵) Gemeint ist der Vortrag des gelehrten Wawruch (vgl. Seite 67). Der Anfang, welcher gründliche lateinische Sprachkenntnisse, namentlich bei den Ärzten voraussetzen zu können behauptete, lautete:
Χαιρειν
Salvere vos et bene valere exopto!
Poscor. En, ultro lubens obedio. Occasio quippe, in tam Illustri et Amplissimo doctorum virorum consensu, verba publice faciendi, est certe honorifica; quid inquam? Imo honorificentissima! Augustissimi enim Imperatoris et Regis Francisci I. (quem Nestoreos in annos incolumem servent superi!) regalis, imo pene divina munificentia, Illustrissimique ac Excellentissimi Archiatrorum ejus comitis, medicinae Austriacae statoris singularis quaedam in eruditos benevolentia, haec nobis otia fecit, quod donum insigne meritis laudibus depredicare vel dissertissimae facundiae vires exsuperat. — Latina offero. Numne tantorum virorum auctoritate dignius idioma seligere potuissem? Equidem gaudeo, quod affirmare ausim, rem litterariam nondum eo calamitatis devenisse, quin inveniantur medici, numero permulti, quos certe, ut cum Romano loquar, puderet, nescire latine. Inclitus enim medicorum ordo, jam dudum ante renatas litteras, in ipsis prisci aevi tenebris castae genuinaeque latinitatis semper existit vindex oppido strenuissimus. Assertum hoc omnis aevi affatim comprobant monumenta medica. Idcirco, nec huic, quam vivimus aetati, licuit esse tam infelici, ut penuria romani idiomatis laboraret, licet undiquaque crepitent vernacula. Medicorum Germaniae, Italiae et Hungariae doctos proceres latine alloquens, spe fretus vivo, nec thema, quod tracto, nec linguam, qua utor, vitio versurum iri." Im

21. September.
Clemens hatte gestern eine Konferenz... Heute frühstückte er um 8 Uhr bei mir, um dann der Naturforschersitzung beizuwohnen, was für meinen Mann in den Mühen seines Geschäftslebens eine Art geistiger Erholung ist[6]).

22. September.
...Kaum hatte ich Zeit, meine Kleine zu sehen, so meldete man mir die Gelehrten, welche schon in meinem Salon versammelt waren[7]). Niemand, der sie vorstellen konnte oder sollte, war noch gekommen, und so befanden wir uns diesen Herren gegenüber, ohne einen einzigen zu kennen. Endlich kam die Sache allmählig in Ordnung, und mir zu Gefallen übernahm es Professor Dr. Jäger[8]), die Honneurs des Hauses zu machen. Ich hatte mir so fest vorgenommen, mit dieser ganzen Versammlung langweiliger Gelehrter artig und liebenswürdig zu sein, daß ich mir zu diesem Zwecke alle mögliche Mühe gab. Ich hatte für jeden einige Worte: das schlechte Wetter, manchmal die Botanik, dann aber hauptsächlich meine oft sehr pikanten Scherze mit den Ärzten bildeten meinen Gesprächsstoff. Die Herren waren von mir entzückt und verglichen mich mit allen Göttinnen der Mythologie. Übrigens geschah mir nur nach meinen Verdiensten, denn ich mühte mich um diese lange Abend-

---

Verlauf seiner Rede kommt W. zum Ergebnis, daß im Pentateuch (Num., cap. XI, vers. 18, 19 seqq.) eine Krankheit Cholera erwähnt wird, die aber von der gegenwärtigen Cholera, wie aus der ganzen Erzählung hervorgehe, verschieden war.

[6]) Fürst Metternich wohnte der 3. Sitzung der botanischen Sektion am 21. September bei, der 3. Sitzung der mineralogisch-geognostischen Sektion am 24. September (er sprach selbst über den Vorteil, welcher durch die Wahl eines geognostischen, bei allen Karten gleichbleibenden Farbenschemas erwachsen würde), am gleichen Tage auch der 5. Sitzung der zoologisch-anatomisch-physikalischen Sektion.

[7]) Am Abend des 22. September war die ganze Gesellschaft zu einer Soiree in dem Gebäude der k. k. Haus-, Hof- und Staatskanzlei geladen.

[8]) Metternichs Leibarzt.

gesellschaft, die von sieben bis zehn Uhr dauerte, gehörig ab. Die Gesellschaft war wirklich merkwürdig; von Gelehrten zum Beispiel hatten sich alle unsere Ärzte eingefunden, Vivenot, Hussian[9]), der berühmte Zahnarzt Carabelli[10]) usw.

Clemens war mit seiner Soiree zufrieden; die Gelehrten finden ihn nicht nur liebenswürdig, sondern auch außerordentlich vielseitig und gründlich unterrichtet, und dies macht ihm Vergnügen und unterhält ihn.

25. September.

Mama, Leontine, Hermine und Victoire Odescalchi samt einigen Herren fuhren mittags nach Laxenburg, wo der Kaiser den Gelehrten ein großes Diner gab. Ich begab mich mit Clemens und Sedlnitzky um 1 Uhr dahin. Riedel[11]) war mit der Anordnung beauftragt, und das Diner gestaltete sich zu einer großartigen und schönen Festlichkeit. Man hatte ein Zelt errichtet, worin drei Tafeln aufgestellt waren, an denen 500 Personen Platz fanden. Es gab Blumen im Überfluß, die Beleuchtung war prächtig, und das Ganze machte einen herrlichen Eindruck. Die besten Köche von Wien besorgten das Diner, welches ausgezeichnet war, so wie auch die Weine nichts zu wünschen übrig ließen. Wurmbrand[12]) vertrat die Stelle des Kaisers, der leider nicht erschien. Jacquin führte den Vorsitz an einer Tafel, an welcher sich mein Mann befand, und Littrow an einer anderen, wo Nadasdy[13]) saß. Die übrigen Minister und höchsten Würdenträger waren unter die Gelehrten gemischt, welche geschmeichelt und besonders zufrieden waren. Die Gesundheit des Kaisers wurde mit ungeheurer Begeisterung ausgebracht.

---

[9]) Raphael Ferd. Hussian, Schüler Kerns und Boërs, einer der gesuchtesten Geburtshelfer Wiens, Arzt des Hofes und der Aristokratie und des höheren Bürgerstandes.

[10]) Vgl. Seite 182.

[11]) Der k. k. Schloßhauptmann.

[12]) Graf Wurmbrand.

[13]) Der Staats- und Konferenzminister Graf Nádasdy.

Clemens kam erst um 8 Uhr zurück und konnte nicht genug den Eindruck dieses Festes auf alle diese Herren schildern.
28. September.
Ich hatte 46 Gelehrte zu Tisch, die Mehrzahl Ärzte[14]). Clemens trank auf das Wohl des Kaisers und dann auf jenes unserer Gäste. Sternberg[15]) brachte die Gesundheit meines Mannes aus und schließlich ein Arzt, ich glaube Dr. Otto aus Breslau[16]), die meinige mit wirklich zum Herzen gehenden Worten. Nach Tisch setzten mir alle Ärzte zu, um mich und mein homöopathisches System auf das lebhafteste anzugreifen[17]). Ich verteidigte mich kräftig und mutig, ohne mich durch ihre Zahl einschüchtern zu lassen. Sie waren um 5 Uhr gekommen und nahmen erst um halb 10 Uhr Abschied[18]).

[14]) Am 28. September war die Gesellschaft zum Diner beim Fürsten Metternich geladen.
[15]) Graf Caspar Sternberg, vgl. Seite 161.
[16]) Der königlich preußische Medizinalrat Professor A. W. Otto aus Breslau.
[17]) Vgl. Seite 120.
[18]) Es sei hier bemerkt, daß sich in den ,,Nachgelassenen Papieren Metternichs" zahlreiche Stellen auf Ärzte beziehen.

Aus Karoline Pichlers „Denkwürdigkeiten"[1].

Am 23. September (1832) sollten die Naturkundigen — die fremden Gäste sowohl als die Einheimischen, die sich unter allerlei Titeln an sie schlossen, nach Baden kommen, um dort die Gegend, die Heilquellen und was von geschichtlichen Notizen über diesen Ort existierte, kennen zu lernen. Von unserem Kaiserhofe wurde eine hinreichende Anzahl größerer und kleinerer Eilwagen ihnen zur Verfügung gestellt, und in Baden erwarteten Einwohner und Badegäste, Ärzte und Nichtärzte sie mit Neugier. Im Redoutensaal war ihnen ein stattliches Diner bereitet, an dem auch die Bewohner Badens zu 2 fl. C. M. die Person, Anteil nehmen konnten, und alles harrte ihrer Ankunft, welche uns zwischen 11 und 12 Uhr verheißen war... Die Messe war beinahe zu Ende, als auf einmal das herannahende Rollen vieler Wagen sich hören ließ — und ein Geflüster: Sie sinds! Sie kommen! — sich murmelnd unter den Anwesenden verbreitete. Nun lief alles aus der Kirche, wo zum Glück schon das letzte Evangelium gelesen wurde, und es erschien der endlose Zug von Wagen, in welchen man nebst vielen gänzlich Unbekannten doch auch einige befreundete Wiener erblickte. Auch die Zuseher eilten nach Hause; man kleidete sich um, man dachte daran, den berühmten Gästen bei ihren Spaziergängen durch Baden zu begegnen. Wirklich machten sie auch, von den Badeärzten bewillkommt und begleitet, die Runde bei den Bädern, prüften deren mineralische Gehalte, hörten Reden an, die bei dieser Gelegenheit gehalten wurden, und begaben sich dann nach der Weilburg, um dem Erzherzog Karl ihre Aufwartung zu machen... Mittlerweile hatte Baron Jacquin, der um meinen Aufenthalt in Baden wußte und

---

[1] Herausgegeben von F. Wolf (Wien, 1844), Bd. IV, Seite 145 ff.

mit dem ich seit meiner Kindheit bekannt war, zu uns geschickt, um meinen Mann und mich zum Diner einladen zu lassen... Die Tafel war gut, sehr reichlich, aber, wie es denn bei so vielen Gästen nicht anders möglich ist, nicht eben sehr elegant. Das Vorzüglichste war die vergnügte Stimmung der Gäste. Es wurden Gesundheiten ausgebracht auf den k. k. Hof, die Versammlung, mancher einzelner Gäste — sogar meiner Wenigkeit war gedacht, was mich vor so vielen Menschen in nicht geringe Verlegenheit setzte... Während wir noch saßen, wurden mir Prof. Dr. Froriep aus Weimar, Burdach aus Königsberg, Harleß aus Bonn und Zeune aus Berlin vorgestellt, und es freute mich sehr, solche ausgezeichnete Menschen persönlich kennen zu lernen. Mit Froriep dauerte das Gespräch am längsten und lebhaftesten, denn unsere Erinnerungen begegneten sich in dem Buchhändler Bertuch (Sohn) in Weimar, den ich in der Kongreßzeit in Wien kennen und schätzen gelernt hatte und der, soviel ich weiß, mit Froriep verwandt ist [2]). Professor Harleß aber sprach mir von meiner Freundin, der Gräfin Zay, deren schöne Kenntnisse in der Arzneikunde er rühmend anerkannte und mir auch versprach, ihr ein Buch zu senden, worin sie nebst anderen Frauen, welche sich um die Naturwissenschaft verdient gemacht, angeführt war [3]). Professor Burdach, mit dem ich indes nur während der Bewegung, die nach dem

---

[2]) Froriep war der Schwiegersohn des Weimarer Schriftstellers, Buch- und Kunsthändlers Friedrich Justin Bertuch, der sich durch seine Zeitschriften (Jenaische allg. Literaturzeitung, Journal des Luxus und der Moden u. a.), seine Bemühungen um die Einführung der spanischen Literatur und durch die von ihm begründeten Institute verdient machte. Nachdem Froriep schon einige Zeit seinen Schwiegervater in der Leitung des Industriekontors unterstützt hatte, übernahm er nach dessen Tode die Leitung desselben (1822).

[3]) Gemeint ist das, 1830 in Göttingen erschienene Buch: „Verdienste der Frauen um Naturwissenschaft, Gesundheits- und Heilkunde". Gräfin Maria Elisabeth Helene Zay v. Czömör (1779 bis 1842), deutsche Dichterin, wirkte als Gutsherrin in Zay-Ugrocz, Bucsan und Ödenburg ungemein wohltätig. Da es auf dem Lande nur äußerst wenig Ärzte gab, so spendete sie jedermann ärztlichen Rat und Hilfe,

Aufstehen von der Tafel entstand, wo ich an B. Jacquins Arme mit den übrigen in einen anderen Saal geführt wurde, um den Kaffee zu nehmen, flüchtige Worte gesprochen, war mir darum wichtig, weil er es war, der in dieser Versammlung und wohl schon früher, eine alte Hypothese, durch Klopfen an der Brust sich von dem Zustand der Lungen zu überzeugen, wieder ans Licht gezogen und zu einem Gegenstand wissenschaftlicher Untersuchung gemacht hatte. Diese Hypothese aber war in meiner Kindheit und ersten Jugend von einem hiesigen, übrigens ganz unbedeutenden Arzt, Dr. Auenbrugger, zuerst vorgebracht, damals aber von Ärzten und Laien als eine unhaltbare Chimäre verlacht worden[4]). Und siehe da! Nach mehr als einem Jahrhundert kommt unser alter Landsmann aus dem Staube der Vergessenheit zu medizinischen Ehren, und das Horchrohr spielt seitdem in der Hand unserer Ärzte eine bedeutende Rolle... Abends kehrten die fremden Gäste in demselben langen Wagenzuge, wie sie gekommen waren, unter Fackelschein wieder nach Wien zurück... Einige Tage nach diesem Fest in Baden ließ der Hof den Naturforschern ein glänzendes Fest in Laxenburg bereiten... Die Bewirtung war kaiserlich, und die Kutscher, welche die Gäste nach Laxenburg und wieder zurück brachten, machten den Wiener Witz, daß sie die Geleerten (Gelehrten) hinaus und die Gefüllten wieder zurück gebracht hätten. Häufig auch wurden diese vom Volke, aus Unverstand, statt Naturforscher, Naturmenschen genannt.

---

zu welchem Zwecke sie — selbst stets kränklich — medizinische Bücher studierte, und mit besonderer Vorliebe für den Magnetismus und das homöopathische Heilverfahren ausübte. In der Vorhalle ihres Schlosses drängten sich die Kranken wie in den Vorzimmern gefeierter Ärzte.

[4]) Man sieht, welches Verdienst sich Burdach dadurch erwarb (vgl. Seite 187), daß er auf die epochale Leistung des alten, damals nahezu vergessenen, ,,unbedeutenden''(!) Wiener Arztes, Auenbrugger, aufmerksam gemacht hat. Das war 71 Jahre nach dem Erscheinen des ,,Inventum novum'' und 24 Jahre nach dem Erscheinen der durch Corvisart veranstalteten Übersetzung des Werkes!

Aus K. E. Hasses[1]) „Erinnerungen aus meinem Leben".

Die medizinische Klinik in dem gewaltig großen Allgemeinen Krankenhause fand ich überfüllt von Zuhörern, und da ich zugleich wahrnahm, daß dort die Wissenschaft von einem bereits überwundenen Standpunkte aus gelehrt wurde, kehrte ich nicht wieder dahin zurück[2]). Auch bei den für den Unterricht nicht angestellten Primarärzten war nicht viel zu gewinnen. Sie gestatteten zwar sehr bereitwillig, daß man ihnen in ihre Abteilungen folgte, aber sie gaben keine Belehrung und durften auch den fremden Gästen keine Untersuchung der Kranken erlauben. Es fehlte sonach jede Anregung, man ermüdete an der großen Anzahl von Betten vorüberzugehen, ohne nähere Einsicht der Fälle zu bekommen; nur Nennung von Krankheitsnamen und einförmige therapeutische Verordnungen kamen zu Gehör. Offenbar befand sich hier die medizinische Wissenschaft

---
[1]) 2. Aufl., Leipzig 1902 (Seite 114 bis 135).

Der nachmalige Professor der pathologischen Anatomie, beziehungsweise medizinischen Klinik an den Universitäten Leipzig, Zürich, Heidelberg, Göttingen, Karl Ewald Hasse (1810 bis 1902) begab sich nach seiner Promotion auf eine Studienreise, die ihn nach Paris und Wien führte. In der Kaiserstadt traf er im Spätherbst 1834 ein und verweilte daselbst bis nach Ostern 1835, noch Zeuge des Leichenbegängnisses des Kaisers Franz I. War auch lediglich die Medizin Zweck des Aufenthaltes, so nützte er diesen doch auch dazu, um im Anblick der Meisterwerke der Malerei, Skulptur, Architektonik seine künstlerischen Neigungen zu befriedigen und sich dem Theatergenusse hinzugeben. Namentlich Raimunds Zauberdramen und Nestroys Possen — Lumpacivagabundus war eben 1833 geschaffen — fesselten sein Interesse, auch sah er Holtei als armen Poeten in „Lorbeerbaum und Bettelstab".

[2]) Kliniker war Franz Xaver v. Hildenbrand (seit 1817), dessen schwere Erkrankung des Zentralnervensystems schon lange ihre Schatten vorauswarf. Bereits in Studienjahre 1836/37 mußte Wawruch für ihn supplieren.

in einem Zustande der Stockung. Es waren bei meinem damaligen Aufenthalte in Wien nur erst Spuren jener lebhaften schöpferischen Tätigkeit vorhanden, welche in den folgenden Jahren sich entwickelte und die Wiener medizinische Schule auf eine so hohe Stufe des Ruhmes erhob. Diese Spuren fanden sich an einem sehr unscheinbaren Orte des Allgemeinen Krankenhauses, in der Leichenhalle, in welcher Rokitansky bereits in jener Zeit den Grund zu seiner nachmaligen Berühmtheit legte [3]). Nur wenige fanden sich in dem damals sehr ungemütlichen und beschränkten Raum ein, in welchem täglich zahlreiche Leichenöffnungen gemacht wurden und wo man, bei der außerordentlichen Fülle des Materials, binnen kurzer Zeit den größten Teil der wesentlichsten pathologisch-anatomischen Vorkommnisse zu Gesicht bekommen konnte [4]). Unter so günstigen Bedingungen würde ein beredter Mund die trefflichste Gelegenheit gehabt haben, eine ausgezeichnete Lehrtätigkeit zu entwickeln. Leider war Rokitansky, wenigstens zu meiner Zeit, wortkarg, verschlossen, fast mürrischen Wesens. Man mußte schon recht vorgebildet sein, um von dem, was man zu sehen bekam, auch die rechte Belehrung davonzutragen. Da nun auch nur ausnahmsweise, und dann noch sehr mangelhaft, etwas über die Beziehungen des toten Materials zu den Ereignissen im Verlaufe der vorausgegangenen Krankheit zu erfahren war, so fehlte der lebendige Zusammenhang, um einen vollständigen wissen-

---

[3]) Rokitansky, der mehrere Jahre als Assistent Joh. Wagners tätig gewesen war, fungierte seit dessen Tode (1832) als Prosektor des Allgemeinen Krankenhauses, Kustos des pathologisch-anatomischen Museums und Gerichtsanatom; im Jahre 1834 wurde er außerordentlicher Professor.

[4]) „Das Bethlehem der neuen, den Erdball umspannenden pathologischen Doktrin" (Löbel) war, wie Rokitansky in seiner Festrede zur feierlichen Eröffnung des neuen pathologisch-anatomischen Institutes (1862) sagte: „ein Blockhaus, bewohnt von einigen wenigen Ansiedlern, heimgesucht von einigen wenigen vertrauten Freunden, welche einen langen Kampf unverdrossen gegen offene und versteckte Mißgunst durchgekämpft haben".

schaftlichen Erwerb einzuheimsen. Von Einheimischen traf man bei den Sektionen nur die Assistenten, von denen Kolletschka[5]) sich am zugänglichsten zeigte, und einen oder den anderen der strebsamsten Sekundarärzte aus den zahlreichen Abteilungen des Krankenhauses. Ein ziemlich kleiner und (damals) sehr magerer junger Mensch zeichnete sich unter den Besuchern als besonders rührig und durch eine verständnisvolle Teilnahme an den Beobachtungen aus. Es war Skoda, der eben seine Studentenzeit vollendet hatte und sich nur wenige Jahre später bereits einen wohlbegründeten berühmten Namen erwarb[6]). Fremde Ärzte stellten sich häufig zu dauerndem oder vorübergehendem Besuche ein, und man fand Gelegenheit, angenehme Bekanntschaften zu machen. Am meisten befreundete ich mich mit Dr. Steindorf aus Flensburg, dem nachmals tätig hervorragenden schleswig-holsteinschen Patrioten, der mich durch sein frisches Wesen und seine lebhafte Wißbegierde anzog. Der Senior unter den auswärtigen Doktoren war Gietl, der Leibarzt des damals zu Wien sich aufhaltenden Kronprinzen von Bayern (nachmaligen Königs Maximilian II.). Mit diesen beiden fand ich gelegentlich Zutritt in dem Wirtshause der Alservorstadt, in welchem Rokitansky mit Kolletschka, Skoda und anderen ihm näher Stehenden zu verkehren pflegte. Hier zeigte sich Rokitansky gesprächiger und

---

[5]) Kolletschka war von 1830 an mit kurzen Unterbrechungen zehn Jahre lang Rokitanskys Assistent und hielt in der letzten Zeit dieser Wirksamkeit vielbesuchte Privatkurse über pathologische Anatomie, in denen er ein glänzendes Lehrtalent entwickelte. Mit Skoda publizierte er 1839 in den Med. Jahrb. d. österr. Staates die berühmte Arbeit über Pericarditis.

[6]) Josef Skoda studierte seit 1825 in Wien, promovierte 1831, wurde 1833 Sekundararzt im Allgemeinen Krankenhause. Schon 1837 begann er mit der Veröffentlichung jener grundlegenden kritischen Studien über die physikalische Diagnostik, welche in sein epochemachendes Werk über die Perkussion und Auskultation (Wien 1839) mündeten. Dieses Werk begründete seinen späteren Weltruf, nachdem ihm schon vorher seine Kurse einen Namen gemacht hatten.

gemütlicher als im Krankenhause. Ich vermute, daß sein dort oft so verdrießliches Wesen von dem Gefühl des bisherigen Mangels an Anerkennung und der seiner Bedeutung nicht entsprechenden öffentlichen Stellung, wahrscheinlich aber auch von öfterer Kränklichkeit abhing...

Eine andere Stätte, wo frisches Leben sich bewegte, war die Augenklinik von Friedrich Jäger, dem Schwiegersohn und Nachfolger von Beer. Jäger lehrte am Josephinum, jener großen medizinisch-chirurgischen Akademie für Militärärzte, welche eine förmliche medizinische Fakultät war und auch das Recht besaß, Doktoren zu promovieren. Die ophthalmologische Klinik der Universität leitete Rosas, ein tüchtiger, gewissenhafter, als Lehrer aber etwas trockener Mann. Jäger dagegen zog schon durch seine liebenswürdige Persönlichkeit die Schüler an sich. Er verstand aber auch, sie dauernd zu fesseln, indem er bei der Anleitung zur Untersuchung der Kranken unermüdlich war, bei den praktischen Übungen alles anschaulich zu machen wußte und jeden auf die nötigen Handgriffe einzuschulen keine Mühe scheute. Er selbst operierte mit großer Gewandtheit, Ruhe und Sicherheit, verfuhr sehr sorgsam bei der Nachbehandlung und hatte daher auch ausgezeichnete Erfolge. In der Auffassung der pathologischen Verhältnisse war Jäger vielfach originell und geistreich, so daß er mit Recht der Schönlein der Augenheilkunde genannt wurde. Albrecht von Gräfe, selbst sein Schüler[7]), hat ihn allerdings nachmals in allen Richtungen überstrahlt. — Da ich von der medizinischen Klinik nichts zu erwarten und mich auch längst von weiteren Studien in der Chirurgie und Geburtshilfe abgewendet hatte, so wollte ich wenigstens die vorzügliche Gelegenheit, die Augenheilkunde eingehender kennenzulernen, nicht unbenützt lassen. Dies hier um so mehr, als Jäger bei den

---

[7]) Die erste Abteilung des ersten Bandes des Archivs für Ophthalmologie von A. v. Graefe (1828 bis 1870) trägt die Widmung „meinem verehrten Lehrer Friedrich Jäger"

Krankheiten des Auges möglichst auf die pathologischen Verhältnisse im Gesamtorganismus Bezug nahm. Ich beteiligte mich sogar an einem Operationskursus. Dabei konnte ich so recht wahrnehmen, welch ein vortrefflicher Lehrer Jäger war, dem die Ausbildung seiner Schüler als eine wirkliche Herzensangelegenheit galt. Gerade auch in dieser Beziehung habe ich viel von ihm gelernt.

... Ein reges Leben waltete in Wien unter den Vertretern der beschreibenden Naturwissenschaften. Durch eine Empfehlung meines Schwagers, Professor Pöppig in Leipzig, war ich bei einem der rührigsten und vielseitigsten Arbeiter in dieser Richtung eingeführt worden. Ich meine Endlicher, der damals als Kustos an der Kaiserlichen Hofbibliothek angestellt war und später Professor der Botanik an der Universität und Direktor des Botanischen Gartens wurde[8]. Endlicher, der Sohn eines hervorragenden Arztes in Preßburg, hatte sich ursprünglich dem geistlichen Stande widmen sollen. Seine Neigung war aber schon früh den Naturwissenschaften zugewendet, und die Anstellung an der Bibliothek hatte er auch gerade für die Vertretung der naturgeschichtlichen Fächer überhaupt erhalten... Es waren damals von Ammon und Gescheid die Befunde von tierischen Parasiten im Auge bekanntgemacht worden und hatten meine Aufmerksamkeit erregt. Die Gelegenheit, teils auf der Jägerschen Klinik kataraktöse Linsen, teils im naturhistorischen Museum frische Tieraugen zu bekommen und ein Plößlsches Mikroskop benutzen zu dürfen, ließ ich mir nicht entgehen, um diesen Verhältnissen nachzuforschen. Leider waren die Ergebnisse nur sehr dürftig, für die Befunde der menschlichen Augen sogar ganz negativ, ebenso bei Vögeln und mehreren Säugetieren; nur beim Schwein fand sich einmal ein Cysticercus unter der Bindehaut. Dagegen waren meine Freunde und

---

[8] Stefan Ladislaus Endlicher (1804 bis 1849), Natur- und Sprachforscher, wurde 1840 Professor der Botanik in Wien und Direktor des Botanischen Gartens.

ich erstaunt, zu finden, daß bei Fischen Trübung der Kristalllinse außerordentlich oft vorkam und fast immer durch Distomen bedingt war... Im benachbarten mineralogisch-geognostischen Museum sind große Schätze angehäuft, insbesondere reich ist die Sammlung von Meteoren. Hier walteten der berühmte Mineraloge Mohs[9]) und der Geognost Partsch. Ersterer hielt für ein gemischtes Publikum Vorlesungen über Kristallographie, denen ich ein paar Monate beiwohnte. Ich war verwundert, unter den Zuhörern eine ziemliche Anzahl eleganter Damen zu finden, für welche doch eigentlich ein so streng wissenschaftlich vorgetragener, trockener Gegenstand kaum Anziehungskraft haben konnte. Man belehrte mich aber, daß die Mode es verlange, bei Mohs gehört zu haben. Es sei bei der vornehmen Welt in Wien eine alte Überlieferung, sich mit naturgeschichtlichen Gegenständen zu beschäftigen — das entferne ja auch strebsame Geister von der Politik. — Schon unter Maria Theresia hatte der Baron Jacquin die Aristokratie in die Botanik eingeführt. Sein Sohn, der zweite Jacquin, lebte noch zu meiner Zeit, starb aber, hochbetagt, ein paar Jahre später[10]). Er hatte wöchentlich einen Empfangsabend, an welchem er die neuesten botanischen Werke seinen vorzugsweise hochvornehmen Besuchern vorlegte und erklärte. Einem seiner Empfänge, bei denen man im Frack und mit weißer Binde zu erscheinen hatte, habe ich noch beigewohnt.

Bei weitem sachgemäßer und ungezwungener ging es bei dem Vorstand der kaiserlichen Hofmuseen, dem Herrn von Schreibers her, in dessen behaglichen Räumen die Angestellten der Sammlungen am Samstag abend zusammenkamen... Hier verkehrten auch öfters andere einheimische oder fremde Fachgelehrte. Ich versäumte nur selten diese

---

[9]) Friedrich Mohs (1773 bis 1839), einer der Begründer der naturhistorischen Methode in der Mineralogie (Härteskala), namentlich hervorragend als Kristallograph, gehörte 1827 bis 1835 dem Lehrkörper der Wiener Universität an.
[10]) 1839.

Abende und hatte dadurch Gelegenheit, manche bedeutende Persönlichkeit kennenzulernen. Franz von Siebold war wiederholt ein Gast bei Schreibers. Er bereitete damals den Nippon, sein großes Werk über Japan vor und suchte überall Teilnahme und Subskribenten dafür zu gewinnen...[11])

... Von jüngeren Besuchern muß ich noch Unger nennen, der sich später durch seine Pflanzenpaläontologie einen bedeutenden Namen gemacht hat...[12]) Öfters stellte sich bei Herrn von Schreibers der Baron Reichenbach aus Blansko in Mähren ein, ein lebhafter, geistreicher Mann und eifriger Meteorensucher. Später wendete er sich, trotzdem er im metallurgischen Fach nüchterne und gründliche Arbeiten geliefert hat, der Schwärmerei für tierischen Magnetismus zu. Sein dickleibiges Buch über das „Od" ist ein merkwürdiges Zeugnis von solcher Verirrung[13]). In jener Zeit spielte überhaupt der tierische Magnetismus in Wien eine große Rolle und hatte besonders in der vornehmen Welt viele Anhänger. Ludwig Schnorr von Karolsfeld[14]) (Bruder des Münchner Julius und Sohn des Leipziger Veit Schnorr), der als anerkannter Maler in Wien lebte, galt für eine große magnetische

---

[11]) Philipp Franz v. Siebold (1796 bis 1866), der berühmte Forscher, war 1829 aus Japan verwiesen worden und begann in den folgenden Jahren die Ausarbeitung seiner grundlegenden Werke.

[12]) Franz Unger (1800 bis 1870), berühmter Botaniker und Paläontolog, war eine Zeitlang Arzt in Stockerau und Kitzbühel und wurde 1836 Professor der Botanik in Graz, 1850 Professor der Pflanzenphysiologie in Wien.

[13]) Karl Frh. v. Reichenbach (1788 bis 1869), der 1821 auf den Eisenwerken zu Blansko (in Mähren) großartige industrielle Schöpfungen ins Leben gerufen und in der Nähe von Blansko eine Runkelrübenzuckerfabrik errichtet hatte, war der Entdecker des Paraffin. Er legte eine wertvolle Meteoritensammlung, Herbarien usw. an. Später auf Schloß Reisenberg bei Wien lebend, erregte er großes Aufsehen und lebhaften Widerspruch durch seine „Odischen" Studien, die insbesondere in den Schriften „Odisch-magnetische Briefe", „Der sensitive Mensch und sein Verhalten zum Od", Aphorismen über Sensitivität und „Od" niedergelegt sind.

[14]) Ludwig Ferd. Schnorr von Carolsfeld (1788 bis 1853), Kustos der Belvederegalerie.

Kraft und versammelte um sich einen Kreis von Anhängern aus der männlichen und weiblichen Aristokratie. Einer der fremden jungen Doktoren, Trettenbacher aus München, war für diese Sache begeistert und vertrat sie mit großer Beredsamkeit. Er versuchte auch, den Professor Jäger dafür zu gewinnen, der entzog sich indessen mit humoristischen Ausreden allen Zumutungen. Mir kam die Art, wie das Magnetisieren betrieben wurde, sehr verdächtig vor und doch mußte ich zugeben, daß etwas Wahres dahinter sein könnte. Deshalb gab ich auch dem Zureden Trettenbachers nach und gestattete ihm, einen Versuch zu machen, mich selbst in magnetischen Schlaf zu versetzen. Vergebens aber war sein Streichen mit den Händen, sein Auflegen der Fingerspitzen auf Stirne und Herzgrube, vergebens auch mein anhaltend starrer Blick in die dunklen, mystisch glühenden Augen Trettenbachers, ich blieb hell wach und wurde nach wiederholten, stets vergeblichen Versuchen, als völlig unempfänglich für das geheimnisvolle Agens erklärt...

...Von der so regen und so viel gepriesenen Wiener Geselligkeit habe ich nur sehr wenig erfahren. Die mitgebrachten Empfehlungen wiesen mich an Ärzte und Naturforscher, welche der eigentlichen Gesellschaft fernestanden... Am behaglichsten war es bei Professor Jäger, der mich und ein paar meiner Kollegen in seine Familie einführte und bei dem in der Faschingszeit auch wohl getanzt wurde. Unter den jungen einheimischen Gästen im Jägerschen Hause zeichnete sich Dr. Gergens, Sohn und späterer Nachfolger des Begründers der berühmten Privatirrenanstalt in Ober-Döbling, besonders aus[15]). Seine praktische Tätigkeit und heitere Begabung machten ihn vorzüglich geeignet zur Unterstützung seines Vaters in der ebenso reizend gelegenen als trefflich eingerichteten Heilstätte.

---

[15]) Der Sohn Dr. Bruno Görgens, Dr. Gustav Görgen.

Aus der anonymen Schrift:
„Briefe aus Wien von einem Eingeborenen"[1]).

Der Wiener pflegt sich gern und nicht ohne Stolz über den sogenannt blühenden Zustand der hiesigen Medizin zu äußern. Sehen wir, wie es mit dem diesfälligen Unterrichte bestellt ist.

Was anatomische Studien betrifft, so ist den Studierenden sowohl an der Universität als am Josephinum hinreichende Gelegenheit zum Sezieren dargeboten. Die bei letzterem befindliche Wachspräparatensammlung, wodurch besonders der Verlauf der Nerven schön dargestellt wird, ist eine wahre Zierde Wiens. Dem ungeachtet darf sich die Residenz keines hervorragenden Namens im Bereiche der Anatomie rühmen. Einen Albinius[2]), Loder[3]), Soemmering[4]), Weber[5]), Bock[6]) vermag Österreich nicht aufzuweisen. Im Fache der höheren Anatomie ist übrigens ein verdienstvoller Mann namens Berres aufgetreten, der sich besonders durch mikro-

[1]) I. Bd., Hamburg 1844, Siebenter Brief (Seite 241 bis 248). Verfasser war der Journalist Josef Tawora (1811 bis 1871).

[2]) Bernhard Siegfried Albinus (1692 bis 1770), Hauptrepräsentant der Leydener Schule, Herausgeber eines berühmten Atlanten der Anatomie.

[3]) Christian Loder (1753 bis 1832), Professor in Jena, Halle und Moskau, gleich groß als Anatom wie als Chirurg.

[4]) Samuel Thomas von Soemmering (1755 bis 1830), bekannt durch seine klassischen Arbeiten über das Gehirn, seine musterhaft ausgeführten Kupfertafeln, sein fünfbändiges Werk: Vom Bau des menschlichen Körpers (1791 bis 1796).

[5]) Eduard Wilhelm Weber (1806 bis 1871) in Göttingen, bekannt durch sein Werk über die Mechanik der menschlichen Gehwerkzeuge (1836).

[6]) Karl Ernst Bock (1809 bis 1874) in Leipzig, bekannt als Verfasser anatomischer Handbücher.

skopische Untersuchungen auszeichnet, und beiläufig sei es erwähnt, mit dem bekannten Verbesserer der daguerreotypischen Methode ein und dieselbe Person ist⁷). Die Physiologie, der Hauptzweig alles medizinischen Wissens und Strebens, wird unbedeutend kultiviert. Seit

---

⁷) Nach Mayers Tode, 1831, übernahm Josef Berres die Professur der Anatomie in Wien und bekleidete sie bis Ende des Jahres 1844. Seine Anthropotomie oder Lehre vom Bau des menschlichen Körpers (2. Aufl., Wien 1834) und seine Anatomie der mikroskopischen Gebilde des menschlichen Körpers (Wien 1830) hatten ihm in Fachkreisen einen geachteten Namen erworben. In Wien übte seine Lehrtätigkeit große Anziehung auf die Studierenden aus, das anatomische Museum ordnete er neu und bereicherte es durch selbst gefertigte mikroskopische Präparate. Er bediente sich des Hydrooxygenmikroskopes und zur Vervielfältigung der Bilder verwendete er bereits die Heliographie. Um die Lichtbilder dauernd zu fixieren, ersann er eine Methode, welche großes Aufsehen erregte. (Ätzen auf der Silberplatte.) Hyrtl, der eine Zeitlang unter Berres als Prosektor gedient hatte, schreibt unter anderem folgendes über ihn: „Wer Berres persönlich kannte, mußte ihn hochschätzen. Er hatte wohl heimliche Neider, aber keinen offenen Feind. Mit welcher Verehrung seine Schüler an ihn hingen, hat das von ihnen bei seiner Genesung von schwerer Krankheit, am 6. März 1843 gefeierte akademische Fest bewiesen. Wäre ihm von der Vorsehung ein längeres Leben beschieden gewesen, er würde sicher bei der Aufrichtung einer neuen staatlichen Ordnung in Österreich in die höchste Sphäre der Verwaltung berufen worden sein. Seine Tätigkeit als Lehrer wurde von der Universität mit dem Doktortitel honoris causa belohnt. Der Staat ehrte ihn durch die Verleihung der großen Medaille für Kunst und Wissenschaft und erhob ihn in den Adelstand mit dem Prädikate: Edler von Perez. Ein altes vergilbtes Pergament in seinem Besitze wies auf spanischen Ursprung seiner Voreltern hin. Mir war Berres ein treuer und wahrer Freund. Ich werde bis an mein Ende sein Andenken im dankbaren Herzen bewahren. Selbst wenn mich der Verdruß über seine, zuweilen unleistbaren Anforderungen an mich in eine Stimmung versetzte, die ich von meinem Prosektor nicht so ruhig hingenommen hätte, wies er mich nur mit den Worten väterlichen Wohlwollens zurecht. Eine lange, schmerzvolle Herzkrankheit machte am 24. Dezember 1844 seinem tätigen Leben ein allgemein und tief betrauertes Ende. Seine vier Söhne traten in das Militär. Es kommt eine Zeit heran, antwortete er mir auf die Frage, warum er keinen derselben für den ärztlichen Beruf bestimmte, es kommt eine Zeit, wo nur der Säbel in Österreich herrschen wird. Seine Ahnung ist nur zu bald in Erfüllung gegangen."

den Arbeiten des trefflichen Prochaska ist in diesem Felde kaum irgendetwas hervorgebracht worden, was über die Schranken der Mittelmäßigkeit einigermaßen hinausging. Die physiologischen Werke Lenhosseks[8]) sind höchstens gelehrte Kompilationen zu nennen. Dasselbe gilt von Bischoffs neuerlichen Schriften[9]). Der Name des Professors für diesen höchst wichtigen Zweig der vorbereitenden medizinischen Schriften, Czermak[10]), ist zwar, wenigstens in Deutschland, allgemein bekannt. Wer hat von seinen mikroskopischen Beobachtungen, besonders die verschiedenartigen Gestaltungen der Infusorien, die Formen der Spermatozoen, den Blutlauf im Proteus angineus betreffend, von seinen sorgfältig angestellten Untersuchungen in Hinsicht der organischen Wärme der niederen Tiergattungen nicht gehört? Dies ist immerhin etwas, ja viel. Man könnte die Frage aufwerfen, weshalb es dem geehrten Herrn Professor nicht beliebt habe, zur Abfassung eines gediegenen Lehrbuches der Physiologie zu schreiten? Ein Handbuch, welches tief und deutlich diesen Gegenstand wiedergibt, die zerstreuten Fakten durch selbständiges Urteil verknüpft und somit Resultate darstellt, deren Keime in den eigenen Experimenten liegen, ist besonders nach dem glänzenden Vorgange eines J. Müller[11]), Carus[12]), Rud. Wagner[13]) eine überaus

[8]) Michael v. Lenhossek, der Nachfolger Prochaskas, hatte ein Handbuch und ein kleineres Lehrbuch der Physiologie verfaßt.

[9]) Ignaz Rud. Bischoff, der am Josephinum seit 1825 die Professur der innern Medizin innegehabt hatte, war an derselben Anstalt seit 1834 als Professor der Physiologie tätig. Er verfaßte unter anderm: „Grundsätze der Naturlehre des Menschen von seinem Werden bis zum Tode" (Wien, 4 Abteilungen 1838/39).

[10]) Jos. Jul. Czermak erhielt 1825 nach v. Lenhosseks Abgang die Professur der Physiologie.

[11]) Johannes Müllers (1801 bis 1858) epochemachendes „Handbuch der Physiologie des Menschen" erschien 1833 bis 1844.

[12]) Carl Gustav Carus, Leibarzt in Dresden (1789 bis 1869), gab ein „System der Physiologie" 1838 bis 1840 heraus.

[13]) Rud. Wagner, Professor in Erlangen und Göttingen (1805 bis 1864), der Entdecker des Keimflecks im Ei des Menschen, redigierte das große „Handwörterbuch der Physiologie" (1842 bis 1853).

schwierige Aufgabe. Überdem mangelt es in Wien auch auf diesem schönen Felde naturwissenschaftlicher Kenntnis an Vereinigung der Kräfte, an gedeihlichem Zusammenwirken derselben. Mit der regsten und freudigsten Teilnahme vernimmt man dermal von der Bildung physiologischer Institute auf mehreren Punkten Deutschlands, zum Beispiel in Göttingen. Leider scheinen die wissenschaftlichen Tendenzen in Wien bei weitem nicht reif genug, um die Bildung eines solchen Instituts zu begünstigen. Denn die hier kürzlich entstandene Gesellschaft der Ärzte hat sich das gesamte Feld der Medizin zur Bearbeitung ausgewählt und berücksichtigt daher die Physiologie, welche selbst auf die praktische Medizin den mächtigsten Einfluß zu üben vermag, bloß nebenbei[14]). Es soll nämlich die Praxis nicht fürderhin bloße Kunstsache bleiben; sie muß sich im Gegenteil zu wissenschaftlicher Bedeutung zu entwickeln trachten, wie dies

---

[14]) Die Gesellschaft der Ärzte in Wien wurde 1838 gegründet und gab den ersten Band ihrer Verhandlungen 1842 heraus. An der Spitze jener Männer, welche die Stiftung dieser sowohl wissenschaftlichen Zwecken wie der Pflege kollegialer Beziehungen dienenden Vereinigung herbeiführten, stand Franz R. v. Wirer, der schon 1831 unter dem Eindruck der Choleragefahr die ersten Schritte tat. Nachdem die ersten Versuche fehlgeschlagen waren, begannen 1837 die vorbereitenden Sitzungen, an denen Frh. v. Türkheim, v. Raimann, v. Malfatti, Brants, Friedr. Jäger, Sterz sen., v. Vering, Vivenot, Schroff, Güntner und v. Bischoff teilnahmen. Die Statuten wurden mit Allerhöchster Entschließung vom 14. November 1837 genehmigt, die erste Versammlung der Mitglieder fand im Konsistorialsaale der Universität am 22. Dezembar 1837 statt, die feierliche Eröffnungssitzung am 24. März 1838 in Gegenwart der Erzherzoge Franz, Carl und Ludwig, des Staatskanzlers Fürsten v. Metternich, des Staatsministers Kolowrat, des Erzbischofs, hoher Staatsbeamter usw. Auf Grund einer Allerhöchsten Entschließung durfte der Verein als Siegel den kaiserlichen Adler und den Titel: K. k. Gesellschaft der Ärzte zu Wien (Hofkanzleidekret, 7. Mai 1838) führen. Die Zahl der ordentlichen Mitglieder war ursprünglich mit 40 fixiert, als erster Präsident wurde v. Malfatti, als Präsidentstellvertreter Wirer gewählt. Die Gesellschaft zerfiel in vier Sektionen (Pharmakologie, Pathologie, Hygiene und Therapie).

Schönlein in seiner Berliner Antrittsrede so schön auseinandergesetzt. Es darf und soll ferner die Pathologie nicht länger ihre Stelle isoliert von der Anatomie und Physiologie behaupten, sondern muß aus diesen Wissenschaften, als ihrem natürlichen Boden, durch den wärmenden Sonnenstrahl der praktischen Erfahrung als köstliche Blume hervorgelockt werden. Eine derartige Pathologie ist in neuerer Zeit zwar deutschem, aber nicht österreichischem Geiste entsprossen. Der Pathologie des der Wissenschaft und der Wiener Schule zu früh entrissenen Hartmann[15]) darf mit Recht vorgeworfen werden, daß ihr bei vorwiegend spekulativer Richtung und streng systematischem, wiewohl etwas antikem Gepräge die naturwissenschaftliche und besonders die physiologische Grundlage mangle. Erst Jahn[16]), Stark[17]), Schönlein[18]) wußten ihr diese und damit zugleich eine gedeihliche Richtung zu geben. Der Wiener Fakultät blieb lediglich die Ehre der Nacheiferung. Möchte sie nicht gar zu lange ausbleiben. Ich wünsche nicht, daß die häufig so hohlen, naturphilosophischen Anschaungen mancher deutscher Autoren bei uns Platz greifen möchten. Der wissenschaftliche Gang der Medizin soll beständig ein hypothetischer bleiben und darf nie in einen konstruktiven ausarten. Aber je naturgemäßer, bündiger, klarer die Hypothese sich im Lichte der Hilfswissenschaft gestaltet, desto besser und wirksamer!

Die Chemie, insbesondere die organische Chemie, wird mit einziger Ausnahme des verdienstvollen, am polytech-

---

[15]) Vgl. Seite 60.
[16]) Ferd. Jahn (1804 bis 1859), Leibarzt in Meiningen, verfaßte „Ahnungen einer allgemeinen Naturgeschichte der Krankheiten" (1828).
[17]) Karl Wilhelm Stark (1787 bis 1845), Professor in Jena, verfaßte „Pathologische Fragmente" (1824/25).
[18]) Joh. Lucas Schönlein (1793 bis 1865) trat im Jahre 1839 die Professur in Berlin an.

nischen Institute angestellten Professors Meißner[19]) fast gar nicht kultiviert. Riesenhaft sind die Fortschritte, welche die organische Chemie seit' einigen Jahren machte; von ihren wahren Beförderern lebt keiner in Österreich. Dennoch wäre es höchst wünschenswert, diesen wichtigen Zweig der Naturwissenschaft auch hierher zu verpflanzen und dadurch den pathologisch-anatomischen Untersuchungen des vortrefflichen Rokitansky eine feste Stütze zu geben und den nötigen erläuternden Geist einzuflößen. Man sprach vor geraumer Zeit von der Berufung Liebigs an die hiesige Universität; allein sie erfolgte nicht[20]), und somit blieb im Felde der Chemie alles beim alten.

Der Professor der allgemeinen Pathologie Töltenyi[21]) ist durch manche Abhandlungen, besonders durch seinen Versuch einer Kritik der wissenschaftlichen Grundlage der Medizin bekannt geworden. Es ist freilich ausgemacht, daß der ruhig forschende philosophische Geist durch kühnes Loslegen gegen Männer von allgemeinem Rufe, durch hef-

---

[19]) Paul Traugott Meißner (1778 bis 1864) war am k. k. Polytechnischen Institut 30 Jahre hindurch Professor der technischen Chemie und hat sich namentlich um die Aerometrie verdient gemacht. Er war Erfinder der nach ihm bezeichneten Meißnerschen Heizung.

[20]) Justus Liebig (1803 bis 1873) war seit 1824 Professor der Chemie in Gießen, wo er das erste, vorbildlich wirkende chemische Laboratorium für den experimentellen Unterricht eröffnete und seine Universität zum Zentralpunkt des chemischen Studiums erhob. Er wurde ein Reformator der Chemie, Physiologie und Landwirtschaft. Schon seine Schriften der Chemie in ihrer Anwendung auf Agrikultur und Physiologie" (1840), „Die Tierchemie oder die organische Chemie in ihrer Anwendung auf Physiologie und Pathologie" eröffneten dem Physiologen und Mediziner eine ganz neue Welt. — 1839 erschien sein Aufsatz: „Die Zustände der Chemie in Österreich", welcher eine herbe Kritik aussprach. In Wien war er im Herbst 1840, bald nachher begannen Verhandlungen, um ihn für die Wiener Hochschule zu gewinnen, doch führten dieselben trotz glänzendster Anerbietungen und anfänglicher Neigung Liebigs leider zu keinem Ergebnis. Vgl. die Biographie von Volhard und die von Rud. Allers veröffentlichten Briefe Liebigs an v. Ettingshausen (Süddeutsche Monatshefte, April 1913, Seite 52 bis 63).

[21]) Töltenyi wurde 1848 pensioniert.

tiges Bekämpfen gangbarer Hypothesen, an deren Stelle man eben nichts Besseres oder doch minder Problematisches zu setzen weiß, ferner durch bombastischen Stil nicht ersetzt werden kann. Dennoch ist Herr Dr. Töltenyi auf der Bahn der österreichischen Literatur noch immer hervorragend und läßt von seiner wissenschaftlichen Bildung noch manche reife Frucht erwarten.

In Betreff der eigentlichen Praxis sind sowohl die Klinik als die Abteilungen einzeln zu betrachten. Die große Reinlichkeit, welche dort herrscht, ist in der Tat musterhaft. Der gegenwärtige Vorsteher der medizinischen Klinik, Herr Lippich[22], läßt in Hinsicht der Adnotierung der Krankheits-

---

[22] Franz Wilhelm Lippich, ehemaliger Stadtarzt in Laibach, wurde 1841 von Padua, wo er seit 1834 als Professor wirkte, nach Wien berufen und leitete bis zu seinem Tode (1845) die Klinik. Von redlichstem Eifer für die Wissenschaft beseelt, hatte er das Mißgeschick, am Wendepunkt zweier Ären wirken zu müssen, wo die neue (physikalisch-anatomische Richtung) und die ältere (hippokratisch-dogmatische) aufeinanderstießen. Er starb im 46. Lebensjahre. — Von der medizinischen Klinik Lippichs findet sich in der Schrift Herzigs, ,,Das medizinische Wien" (Wien 1844), eine Beschreibung, aus der hier einiges mitgeteilt werden soll. Die Klinik ,,enthält zwei sehr geräumige, in jeder Hinsicht ihrem Zwecke ganz entsprechende Krankensäle, jeden zu 14 Betten. Zum Unterricht in der speziellen Therapie der innern Krankheiten ist ein eigner, von der Klinik nur einige Schritte entfernter Hörsaal vorhanden... Ein angemessener Zwischenraum, der ein kleines Tischchen zum Hinaufstellen der Medikamente und sonstigen Utensilien aufnimmt, trennt die einzelnen Betten. Über der Rückseite eines jeden Bettes befindet sich eine schwarze Tafel, auf welcher die Benennung des Krankheitsfalles nebst einigem andern Erforderlichen in weißer Schrift zu lesen ist. Zur Seite dieser Inschrift hängt eine zweite Tafel, an welcher die von den betreffenden Kandidaten täglich auf tabellenmäßig liniertes Papier geschriebenen Beobachtungen der Symptome des Krankheitsverlaufes Blatt für Blatt angeheftet werden. Die Beheizung der Säle geschieht mittels Meißnerscher Öfen; die Beleuchtung durch Öllampen. Den Wärterdienst besorgen Krankenwärterinnen. Vorstand dieses Klinikums ist Professor Lippich. Ihm zur Seite steht als Assistent jetzt Dr. Zehetmayer, dessen vorzüglichste Berufsobliegenheiten in der täglichen Auswahl der in den Krankenabteilungen des Spitals eingetretenen Kranken für die Klinik, Verteilung derselben an die betreffenden Kandidaten und

erscheinungen strenge Ordnung obwalten, was bei seinem
übrigens ausgezeichneten Vorgänger Hildenbrand[23]) nicht
in der Vornahme des ersten Krankenexamens in deren Gegenwart,
Abhalten der Nachmittagsvisite, Durchsicht der in den Diarien
von den Schülern eingeschalteten Phänomenologie, Durchsicht der
Ordinationen, Führung der Protokolle usw. bestehen. Die neu aufgenommenen Kranken werden der Reihe nach den Schülern zu
praktischen Übungen zugeteilt. Jeder Kandidat stellt in Gegenwart
des Assistenten bei der Nachmittagsvisite das erste Krankenexamen
an und bereitet sich für die am nächsten Tage unter Leitung des Professors festzustellende Diagnose, Prognose und Therapie vor, bringt
das aus dem ersten Examen Hervorgehende nebst der vorläufigen
Ordination zu Papier und liest dasselbe am Tage der Diagnose in
Gegenwart des Professors und der Schüler herab. Hierauf behandelt
er den Kranken durch die ganze Zeit seiner Anwesenheit, referiert
täglich bei der Morgenvisite über das Vorgefallene und verfaßt über
den ganzen Verlauf eine genaue, bis zum Ende ordentlich fortgeführte
Krankengeschichte. Diese liest er bei Beendigung der Kur öffentlich
vor, fügt ihr die allenfalls vorkommende Leichensektion bei und faßt
die während des Krankenexamens zur Sprache gekommenen Erörterungen summarisch zusammen. Acht Tage nach Beendigung der
Behandlung hat der Kandidat die so verfaßte Krankengeschichte
an den Assistenten abzuliefern. Was die Unterrichtsmethode, die
Professor Lippich auf der ihm anvertrauten Klinik anwendet, anbelangt, so ist dieselbe die sokratische, und die Tendenz, die er ihr
unterlegt, keine andere als die rationell-empirische. Im Anfange
des Schuljahres wird jederzeit, in Ansehung der mit dem vierten
Jahrgange in den zweijährigen klinischen Lehrkurs eintretenden
Ankömmlinge, die Art und Weise des klinischen Geschäftes durch
mit beständiger Interpretation vergesellschaftetes, beispielweises
Vorweisen und Verhandeln am Krankenbette praktisch eingeleitet.
Ist man überzeugt, daß die Schüler, um die es sich hier vorzüglich
handelt, von jedem Fundamentalteile des klinischen Geschäftes
den geeigneten Anschauungsbegriff haben, so wird Schritt für Schritt
vor den Demonstrationen, die vom Leichtern zum Schwerern aufsteigen,
über die obschwebenden Fragen ein systematischer Kanzelvortrag
gehalten, der sich über die Einleitung zu dem klinischen Unterrichte
verbreitet. Nachdem dieser beendigt ist, beginnen die Vorlesungen
über spezielle Pathologie und Therapie, für welche im Vorlesungskataloge täglich eine Stunde bestimmt ist... Im Schuljahre 1840/41
wurden auf der Klinik bei 200 Patienten behandelt. Perkussion
und Auskultation sowie die Ergebnisse der pathologischen
Anatomie werden hier fleißig benützt und in Beziehung der Therapie
mit dem Neuesten fortgeschritten...

[23]) Franz Xaver v. Hildenbrand, 1817 bis 1830 Professor in
Pavia, 1830 bis 1841 Professor und Vorstand der inneren Klinik in

immer der Fall war. Er machte selten eine wahrhaft schöne Diagnose. Seine Methode im Examinieren ist sokratisch. Im kränklichen Organismus wird alles genau untersucht. Der Herr Professor und sein Assistent [24]) wissen mit dem Stethoskop recht gut umzugehen. Doch scheint der würdige Lehrer oft zu wenig Zeit zu erübrigen, um seine Zuhörer auf den Verlauf der Krankheiten genauer aufmerksam zu machen. Das Diagnostizieren währt manchmal etwas zu lange, das Lesen der Krankengeschichte nimmt bedeutend Zeit weg, so daß dem Gange der Krankheit, ihrem jeweiligen Zustande, den besonderen Indikationen wenig oder gar keine Auseinandersetzungen zuteil werden. Und doch wäre dies ohne Zweifel die Hauptsache. Das lebendige Anschauen und Anschauenlassen wird durch die toten Buchstaben nichts weniger als ersetzt.

Bei zweckmäßiger Anordnung könnten die Abteilungen die reichste Quelle medizinischer Erfahrungen bilden. Jetzt scheint es schwer, des Waldes wegen die Bäume zu unterscheiden. Ein Primararzt nebst zwei Assistenten hat nahe an 100, ja 130 bis 140 Kranke zu beobachten und zu kurieren. Aber nicht Kranke, sondern Krankheiten muß man sehen, nicht das Partikuläre, sondern das Ganze muß so viel wie möglich untersucht und beobachtet werden. Die Zulassung mehrerer Assistenten, welchen die Krankheiten streng zu überwachen und in dringenden Fällen den Primararzt, bei dessen so äußerst wichtiger Anstellung natürlich alle Protektionsrücksichten wegfallen sollten, zu konsultieren obläge, wäre für die Bildung angehender Ärzte und zugleich für das Heil der Patienten von der segensreichsten Folge. Diese Einrichtung findet in

---

Wien, entfaltete eine ausgedehnte ärztliche und organisatorische Tätigkeit; er zeichnete sich auch als Botaniker aus, doch hemmte später eine schwere Erkrankung des Zentralnervensystems sein Schaffen.

[24]) Zehetmayer, der freilich Skoda sein perkussorisch-auskultatorisches Können verdankte.

den Pariser Spitälern statt. Hier herrscht, so wie beinahe in allen Dingen, ein schläfriger, althergebrachter Mechanismus, des Umstandes nicht zu gedenken, daß die Herren Primärärzte sich zu sehr mit Ökonomie des Spitals befassen müssen und deswegen nicht bloß Heilkünstler, sondern auch Semmel- und Lebensmittellieferanten vorstellen. Im Fache der Chirurgie ist der Operateur, Herr Wattmann[25]), ein bekannter Name, in seiner Kunst wahrhaft geschickt, unerschrocken, geübt, unbarmherzig im schönen celsischen Sinne, der an seine zuströmenden Arbeiten mit Sicherheit geht, dieselben meist glücklich ausführt, doch in dem eigentlichen Medizinieren minder glücklich zu sein scheint.

Im Fache der Augenheilkunde darf sich Wien zweier ausgezeichneter Vertreter rühmen, der Herren Rosas und Jäger, wovon jener bei der Universität, dieser an der Josephsakademie angestellt ist. Doch hat ihre Gelegenheit, in diesem Zweige nützliche Beobachtungen zu machen, bisher, wenigstens für die gelehrte Welt, nur geringe Früchte getragen[26]). — Im Gebär- und Findelhause ist die Reinlichkeit exemplarisch. Welch ergiebige Fundgruben medizinischer Erfahrungen könnten diese Anstalten bilden, und wie sparsam werden sie im Verhältnis ihrer Wichtigkeit benutzt!

Alles zusammengenommen, muß man leider gestehen, daß ungeachtet des reichen materiellen Schatzes, welcher sich hier dem beobachtenden Geiste darbietet, die Medizin samt ihren Hilfswissenschaften dermal keine ausgezeichnet hohe Stelle einnimmt. Ein paar gute Köpfe, allgemein bekannte, akkreditierte Namen können wir allerdings aufweisen — es wäre ja ein Wunder aller Wunder, wenn wir es nicht so weit gebracht hätten. Aber nicht einen einzigen

---

[25]) Jos. Wattmann, Nachfolger Kerns im klinischen Lehramte seit 1824, genoß besonders als Lithotomist einen großen Ruf. Er veröffentlichte wertvolle Abhandlungen über die Verrenkung im Hüftgelenk, über das Heilverfahren bei dem Lufteintritt in die Venen und ein Handbuch der Chirurgie.

[26]) Namentlich für Jäger gilt dies nicht.

großen Mann vermögen wir selbst auf diesem Horizonte, wo van Swieten, de Haen, Stoll, P. Frank, Val. Hildenbrand so lichtverbreitend glänzten, namhaft zu machen. Es kann auch wohl nicht anders sein. Die lächerlichen Annualprüfungen, das Monopol der Professoren, welche durch Nichtzulassung der Privatdozenten sich in bequemer Lethargie wiegen können[27]), der Mangel einer Akademie der Wissenschaften[28]), einer freien wissenschaftlichen Presse, einer höheren Anregung, welche aus anderen Sphären des Geistes auch auf dieses Gebiet sich erstrecken könnte, das jämmerliche Protektionswesen, welches sich bei Besetzung der Katheder nicht minder als bei sonstigen Anstellungen geltend macht: all dies muß notwendig Rückschritte erzeugen. Daher ist auch der Wiener Mediziner, im Durchschnitte genommen, nichts weniger als fleißig. Die Studierenden verlassen nach abgelaufener Stunde gesättigten Geistes die Klinik und verfügen sich wohlgemut in das nächste Kaffeehaus, um dort ihr teures Augenlicht durch anhaltendes Anschauen des grünen Billardtuches zu stärken.

---

[27]) Die Habilitierung von Privatdozenten wurde erst durch den Ministerialerlaß vom 19. Dezember 1848 geregelt.

[28]) Die kaiserliche Akademie der Wissenschaften wurde 1847 gegründet.

Aus Ant. Edl. v. Fröhlichsthals[1]) Schrift:
„Merkwürdiges Fortschreiten der Heilwissenschaft zum Gedeihen der leidenden Menschheit usw."
(Wien 1845).

Neugeborene Kinder wurden nach herkömmlichem Gebrauch gleich nach ihrer Geburt grausam mißhandelt, mit Leinenzeug fest eingewickelt, die Arme mit Windeln umschlungen am Leibe fest angelegt, so daß sie sich nicht bewegen konnten. Dieses Verfahren hat viele Übel herbeigeführt... Ein noch anderer Übelstand waren selbst in höheren Ständen die gebräuchlichen Wiegen, in denen die Kinder nicht selten gewaltsam geschüttelt wurden... Nebstbei herrschte noch eine andere üble Gewohnheit, oft nebst der Muttermilch die schwachen Verdauungskräfte mit Milchbrei zu überladen, wodurch Erbrechen, Durchfälle entstanden. Außerdem setzte man auch großes Vertrauen auf wiederholte Abführungsmittel, wozu die Wehmütter sehr bereitwillig waren, da und dort, wo die Kinder unruhig und schlaflos waren, wurden Opiatmittel gegeben. Dieses hier

---

[1]) Ant. Edl. v. Fröhlichsthal war Hofarzt und übte seine Tätigkeit unter fünf Monarchen (Maria Theresia, Joseph II., Leopold II., Franz und Ferdinand) aus. Als emeritierter Dekan, als Senior der medizinischen Fakultät war es ihm gegönnt, auf das stufenweise Fortschreiten der ärztlichen Bemühungen zurückzublicken, wie es in dieser Schrift geschieht. Ihrem Hauptinhalt nach ist sie eine Tendenzschrift für das Wasserheilverfahren, welches F. in Wien in ganz besonderer Weise gefördert hat. Einleitend bespricht er die Fortschritte der Volksgesundung seit seiner Promotion (1783) und führte diese auf die verbesserte private und öffentliche Hygiene, Gründung des Allgemeinen Krankenhauses (statt der früher unzureichenden kleineren Spitäler), auf die Abkehr der Forschung von der Spekulation, auf die Entwicklung der Chirurgie und der Spezialzweige (namentlich Augenheilkunde) zurück.

beschriebene Bild und noch andere schädliche Einflüsse, mit wenigen Ausnahmen, war zu sehen und zu beobachten. Mit Mühe und nur langsam gelang es den Ärzten, Müttern und Kindsweibern solche gefährliche Mißhandlungen begreiflich zu machen, um eine, jedem Menschenverstande einleuchtende Behandlung der Kinder eintreten zu lassen. Nun werden die Säuglinge, ohne gepreßt zu werden, leicht eingewickelt, erhalten häufiger die Muttermilch und nur wo es erforderlich ist, anstatt dem schädlichen Brei mit Wasser verdünnte Kuhmilch ohne alle weitere Nahrung, und die Folgen solcher naturgemäßen Behandlung sind, daß die Kinder aus den angezeigten Ursachen ungleich weniger erkranken... Noch muß ich bemerken, daß in der früheren Zeit auf die Reinlichkeit durch Waschen oder öfteres Baden nicht sehr geachtet worden ist, noch weniger auf das kalte Waschen, welches zur Verhütung mancher Krankheiten mit Recht empfohlen werden kann. Heutzutage wird die Jugend nach zurückgelegtem ersten Lebensjahre fast durchaus kalt gewaschen, und der gute Erfolg ist nicht zu verkennen... Wie wohltätig die Begründung und Einführung der kalten Bäder durch die allerhöchsten weisen Verordnungen sämtlichen Bewohnern Wiens sind, wird hoffentlich nicht bezweifelt werden, damit aber auch die ganz mittellose Klasse von Menschen teilnehmen könne, sind unentgeltliche Badeanstalten errichtet worden. In diese Reihe von Wohltaten gehören die Schwimmanstalten, die sich erst später entwickelt haben und in mehrerer Hinsicht von unberechenbarem Werte sind. Welchen Einfluß auf bestehende Gesundheit die kalten Bäder für die Jugend und insbesondere für Soldaten haben, läßt sich leicht erachten. Es war mit geringer Ausnahme Gewohnheit, die Jugend in ihren ersten Lebensperioden vom Spätherbst angefangen bis zum Monate Mai so viel wie möglich zu Hause zu behalten, die Fenster selten oder nie zu öffnen, sie überdies übermäßig warm zu kleiden, und so blieben sie durch Monate in verdorbener Luft sorgfältig verwahrt. Bei solcher schädlicher Behandlung gingen Hunderte jährlich zugrunde oder kränkelten durch lange Zeit... Späterhin hat man erst das schädliche Verfahren einzusehen angefangen, den Rat der Ärzte angenommen, die Jugend in allen Jahreszeiten die Wohltaten der freien Luft genießen lassen... Auch die zu warm gehaltene Kleidung erzeugte Unpäßlichkeiten, zuweilen auch Krankheiten, wo schnelle Verkühlung eintrat. Die jetzige Jugend, die sich einer rauheren Witterung und der Winterluft aussetzt, erfreut sich einer besseren Gesundheit.

...Noch ist hier eine nicht unbedeutende üble Gewohnheit anzuführen, die für die Gesundheit der Jugend nicht wenig nachteilig war und die auch unter hohen Ständen beobachtet werden konnte. Nur in wenigen Familien wurden den Kindern die Haare abgeschnitten. Im fünften bis sechsten Jahre wurden die langen Haare mit Pomade geschmiert und eingepudert. Oft blieben sie mehrere Tage, ohne gekämmt und gereinigt zu werden, mit Puder und Pomade bedeckt. Die Folge war, daß die Köpfe der nötigen Ausdünstung beraubt wurden, wobei bald das Ungeziefer überhandnahm. Die Kinder sahen blaß aus, sie waren traurig, unruhig, schlaflos. Man konnte den Kindsweibern und selbst Müttern die Schädlichkeit nicht genug vorstellen, die Köpfe der Kinder wurden mit Schorfen bedeckt, unter denen sich stinkendes Eiter sammelte. Selten nützten die gründlichsten Vorstellungen, bei einigen Familien hatte das Vorurteil so tiefe Wurzeln gefaßt, daß sie mich versicherten, das Ungeziefer sei zur Erhaltung der Gesundheit notwendig, wenn sie auch ihre Kinder wie Schattenbilder umherschleichen sahen... So wie die Mode eintrat, die Haare der Kinder abzuschneiden, ist diese Plage verschwunden... Wie schwer aber eingewurzelte Vorurteile zu bekämpfen sind, kann niemand besser beurteilen als die Ärzte, weil sie die meiste Gelegenheit haben, sie zu bemerken und aufzufinden. In späteren Zeiten hat die Mode, die Haare abzuschneiden und die Köpfe reinzuhalten, das

Siegel zum Gedeihen der Jugend auch in dieser Hinsicht aufgedrückt.

... Was für die Bewohner Wiens seit 60 Jahren Gedeihliches geschehen ist, haben wir einzelnen denkenden, forschenden Ärzten zu verdanken, welche eingewurzelte Mißbräuche, Vorurteile, schädliche Gewohnheiten zu bekämpfen sich bestrebten... Noch vor 50 Jahren grassierten ungleich mehrere Krankheiten in Wien, und zwar häufig sehr schwere, wie der Typhus, typhöse Nerven- und Haut-, Gall- und Schleimfieber, der Skorbut, verschiedene Ausschläge usw. Es wird daher nach den aufzuzählenden Ursachen niemand auffallen, daß ungeachtet der bedeutend geringeren Volksmenge mehr Menschen in Wien starben, als es gegenwärtig der Fall ist; die Krankheiten waren größtenteils endemisch, das ist örtlich bleibend.

Betrachten wir zuerst den Prater, wie er als Wildnis gestaltet war und wie er jetzt gestaltet ist. Schon im Eingange desselben, über eine hölzerne Brücke, befand sich ein stets bleibender stinkender Sumpf, in welchem Vegetabilien faulten, Unken und Kröten sich aufhielten, unerträglichen Gestank verbreiteten. Im Prater selbst befanden sich viele Sümpfe, Moräste und Laken. Hirsche und Wildschweine waren seine einzigen Bewohner. Ebenso sah es im Augarten und der Brigittenau aus. Die Jägerzeile war auf beiden Seiten mit wilden Kastanienbäumen besetzt, neben welchen die ganze Reihe der Straße entlang stinkende Sümpfe vorhanden waren, in die der Unrat verschiedener Art von den dort zwar nicht häufigen Bewohnern ausgeschüttet und geworfen wurde, wodurch die Luft verunreinigt, ja gleichsam verpestet ward. Dieser Übelstand erzeugte weit und breit ungesunde mephitische Luft, folglich häufige Krankheiten, welche besonders im Frühjahr, Sommer und Herbst stationär bemerkbar waren und gefährlichen Verlauf nahmen. In ebenso wildem Zustande waren der jetzige Augarten und die Brigittenau. Der höchstselige Kaiser Joseph hatte nach Anzeige der Ärzte und nach seiner eigenen Ansicht durch Verschüttung und

Austrocknung der Moräste und Sümpfe im Prater und Augarten, durch Ausschnitte und Alleen abgeholfen und sie zu angenehmen, gesunden Parken umgeschaffen, wie sie jetzt zur Lust des Publikums herrlich dastehen und zum Teile bewohnt sind. In der Jägerzeile wurden die Bäume umgehauen, die stehenden stinkenden Pfützen mit Schotter und Erde ausgefüllt, die verwilderte Straße gereinigt. Seit jener Zeit haben sich die Krankheiten, aus diesen Quellen entsprossen, nicht nur vermindert, man könnte sagen, in jenen Gegenden verloren. Der Prater ist nun mit Hütten bebaut und ohne Nachteil der Gesundheit bewohnt. Gleich schädliche Luft duftete aus dem Wienflusse, vielmehr aus der stinkenden Pfütze, die sich nur nach schweren Regen auf kurze Zeit verlor, aus welcher sich unausstehlicher Gestank, selbst einen Teil der Stadt nicht ausgenommen, verbreitete und ihre Wirkung ausübte. Es wurden überdies von den Bewohnern häuslicher Unrat, Mist, Fleischabfälle, selbst tote Katzen und Hunde hineingeworfen, die da in Verwesung übergingen. Besonders war dies der Fall in Gumpendorf, wo sich häufig schwere Krankheiten einfanden, aber Menschen in weiteren Gegenden nach der Richtung der Luft nicht verschont blieben... Den giftigen Ausdünstungen aus dem Wienflusse ist schon seit vielen Jahren durch Anpflanzung der Bäume an beiden Ufern sowie durch teilweise Räumung desselben und das strenge Verbot, keinen Unrat, keinen Mist, keine Knochen und andere Abfälle von stinkendem Fleisch, keine toten Tiere hineinzuwerfen, ein Damm gesetzt worden; löbliche, gedeihliche Maßregeln haben die Ursachen zu Krankheiten in dieser Beziehung fast entfernt. Die gleichen Quellen zur Erzeugung vieler Krankheiten, besonders faulichter Art, fanden sich am Alserbach, wo die Luft von stinkenden Ausdünstungen auch da um so mehr geschwängert wurde, als die Bewohner neben demselben auch nicht ermangelten, Unrat, Mist, Abfälle hineinzuwerfen. Dieser Übelstand wirkte in weitem Umkreise auf die Menschen sehr nachteilig. Auch diesem Übel ist durch weise Verordnungen größtenteils abgeholfen worden, nun wird ihm wohl noch mehr gesteuert... Unsere Glacis waren nackend, ohne Bäume, dort und da glichen sie Mistgestätten, nicht nur Schotter, sondern auch Mist und Unrat anderer Art wurden dort abgeleert, Abfälle von Fleisch, Knochen dahingeworfen; nicht selten wurden tote Hunde und Katzen ohne weiteres auf das Glacis geworfen, wo sie in Fäulnis übergingen. Ich fand einmal sogar einen toten Esel. Alles dies waren Gegenstände, ungesunde Luft zu verbreiten und zur Erzeugung der Krankheiten nicht wenig beizutragen. Nach der Zeit ist dieser Übelstand durch allerhöchste Verordnung weggefallen. Man sehe die Glacis jetzt an, und man wird einsehen müssen, daß in jener Zeit die Bewohner Wiens um so mehr gefährdet waren, als nebstbei im hohen Sommer die Hitze für Menschen, welche die Glacis passieren mußten, nachteilig war. Jetzt sind sie rein gehalten, mit tausenden von Bäumen besetzt, mit den anmutigsten Spaziergängen, mit Schatten versehen. Wahrscheinlich würden in jener Zeitepoche die Krankheiten noch häufiger vorgekommen sein, wenn nicht der wohltätige hier herrschende Wind die mephitische Luft verdünnt und weggeführt hätte...

Nicht ganz zu übergehen sind die offenen Fleisch-, Fleck- und Wildpretbänke, welche besonders im Sommer Gestank verbreiteten, die Luft verunreinigten. Auch diesem Übel ist teilweise abgeholfen worden. Man weiß, daß selbst in späteren Zeiten noch die Abflüsse an sehr vielen Haustoren oder in Höfen, selbst in den Häusern und Kirchen bestanden haben, die durch Wasserabschlagen entstanden sind, unerträglichen Gestank von sich gaben und ekelhaft anzusehen waren. Die Bewohner der Häuser und die Vorübergehenden mußten diesen Gestank dulden, der ihrer Gesundheit gewiß nicht zuträglich war. Auch dieser Quelle ist beinahe ganz abgeholfen worden... Die Erweiterung der Straßen hat manches verbessert...

In großen, volkreichen Städten ist nicht alles, was die Gesundheit der Bewohner untergräbt, zu vermeiden, doch müssen wir das viele, was zur Entfernung der Krankheiten geschehen ist, dankbar anerkennen... Ich wollte nur jene Ursachen anzeigen, welche früher den Ausbruch der Krankheiten und bei der geringen Bevölkerung die Sterbefälle wenigstens um ein Viertel vermehrt haben. Nach dem Verzeichnis der Verstorbenen ist im Durchschnitt die Anzahl derselben bedeutend geringer als sie in jener Zeit war, wo so viele Ursachen zur Erzeugung der Krankheiten noch vorhanden waren. Ferner ist nicht zu übersehen, daß gegenwärtig die Heilart viel einfacher und angemessener ist, und, so läßt sich die geringere Sterblichkeit gegenwärtig in Wien erklären. Sie würde sich noch weit geringer herausheben, wenn nicht tausende alljährlich an der Lungensucht, als an einer stationären Krankheit, zugrunde gingen.

Aus C. A. Wunderlichs[1]) Schrift „Wien und Paris"
(Stuttgart 1841).

...Wien. Es schien seinen alten Ruhm vergessen zu haben oder zu glauben, für alle Zeiten davon zehren zu dürfen. Daß es auch dort hin und wieder einen guten Lehrer, einen scharfsinnigen Pathologen gab, wer wollte das leugnen?

---

[1]) Karl August Wunderlich (1815 bis 1877), der nachmals so berühmte Leipziger Kliniker, hielt sich als junger Tübinger Privatdozent im Herbst des Jahres 1840 in Wien auf, nachdem er schon 1837/38 die neue medizinische Richtung an ihrem Ursprung, in Paris, aufs gründlichste kennen gelernt hatte. Seine sowohl in Paris wie in Wien empfangenen Eindrücke, kritisch untereinander vergleichend, legte er in der Schrift „Wien und Paris" nieder, einem Büchlein, das zu seiner Zeit das größte Aufsehen erregte und eine weit über die Epoche hinausgehende, bewundernswerte geistige Reife offenbart, wie sie einem Jüngling von 26 Jahren wohl selten eigen ist. Wir geben im folgenden einen nur die Wiener Verhältnisse berücksichtigenden Auszug aus dem als klassisch zu bezeichnenden Buche, das als Herold der jungen Wiener Schule gedient hat. In der Vorrede sagt Wunderlich: „.... es bedarf vielleicht einer Rechtfertigung, daß ich die Richtung Rokitanskys und einiger junger Wiener Ärzte als eine neue Schule, als die junge Wiener Schule, bezeichne. Man wird mir mit der Frage entgegenkommen, was denn die großen und durchwegs originellen Wahrheiten seien, die Rokitansky ausspreche? Die absolute Neuheit fällt in heutiger Zeit nur der Torheit und dem Wahnsinn zu: Welche andere Entdeckung in unserer oder irgendeiner Wissenschaft darf sich zum Beispiel mit der überraschenden Neuigkeit des Hahnemannschen Satzes messen: daß die Potenzierung der Wirkung der Mittel mit der Verminderung ihrer Substanz in gleichem Verhältnis stehe? — So gebe ich gerne zu, daß Rokitansky Anknüpfungspunkte nach allen Seiten zeigt, und ich selbst habe mich bemüht, nachzuweisen, wie derselbe nur eine verklärtere Richtung der Laënnecschen Schule darstellt. Vor und neben ihm wurden häufig genug den seinen ähnliche Versuche gemacht. Dessenungeachtet unterscheidet er sich so vielfach und so vorteilhaft von manchen andern deutschen Richtungen, und namentlich von der in seiner nächsten Umgebung herrschenden Tendenz, daß ich die Behauptung seiner Originalität für hinreichend gerechtfertigt halte."

Aber was für andere Verhältnisse genügend gewesen wäre, konnte den Anforderungen, die man an Wien machen durfte, nicht entsprechen. Dabei ging alles so in einem guten alten Geleise fort, neue reformierende Ideen, große Entdeckungen auf dem Felde der Beobachtung blieben aus.

Erst seit wenigen Jahren ist es, daß von dem außerordentlichen Professor der pathologischen Anatomie, Dr. Carl Rokitansky[2]) hin und wieder Aufsätze in den österreichischen medizinischen Jahrbüchern erscheinen, Aufsätze, die nicht nur nach Form, Tendenz und Inhalt mit den meisten übrigen derselben Blätter, sondern auch mit fast allen anderen, wie man sie in Deutschland gewohnt war, frappant kontrastieren[3]). Mit jeder neuen Abhandlung wurde klarer, daß es nicht die wichtigen Beobachtungen für sich waren, die das Interesse in Anspruch nehmen und die am Ende jeder hätte machen können, dem sich die Fälle dargeboten hätten, sondern daß ein eigentümlicher, konsequenter Geist in diesen scheinbar trockenen Artikeln herrschte, der sie belebte und sie hoch über die Stufe gewöhnlicher Sektionsprotokolle erhob. Die Aufsätze folgten sich rasch, sie stellten sich mancher der geläufigen Lehren in Deutschland gegenüber und führten dabei eine imponierende, originelle Sprache, die mit einer überzeugenden Sicherheit auftrat. Ursprünglich

---

[2]) Rokitansky wurde 1834 Extraordinarius, 1844 Ordinarius; erst seit dem Jahre 1844 wurden die Vorlesungen über pathologische Anatomie obligat.

[3]) Außer den Mitteilungen über die Ergebnisse der vorgenommenen Sektionen und die Bereicherung der pathologisch-anatomischen Sammlung hatte Rokitansky Aufsätze veröffentlicht über Darm-Inkarzerationen (Med. Jahrb., Bd. X, Seite 632 bis 676), über Darmeinschiebungen (Bd. XIV, Seite 555 bis 559), über die Knochenneubildung auf der inneren Schädelfläche Schwangerer, über spontane Zerreißung der Aorta (Bd. XVI, Seite 24 bis 32; 219 bis 235), über die sogenannten Verdoppelungen des Uterus (Bd. XVII, Seite 39 bis 77), über Strikturen des Darmkanals und andere der Obstipation und dem Ileus zugrunde liegende Krankheitszustände (Bd. XVIII, Seite 13 bis 58), über das perforierende Magengeschwür (ibid. Seite 184 bis 215).

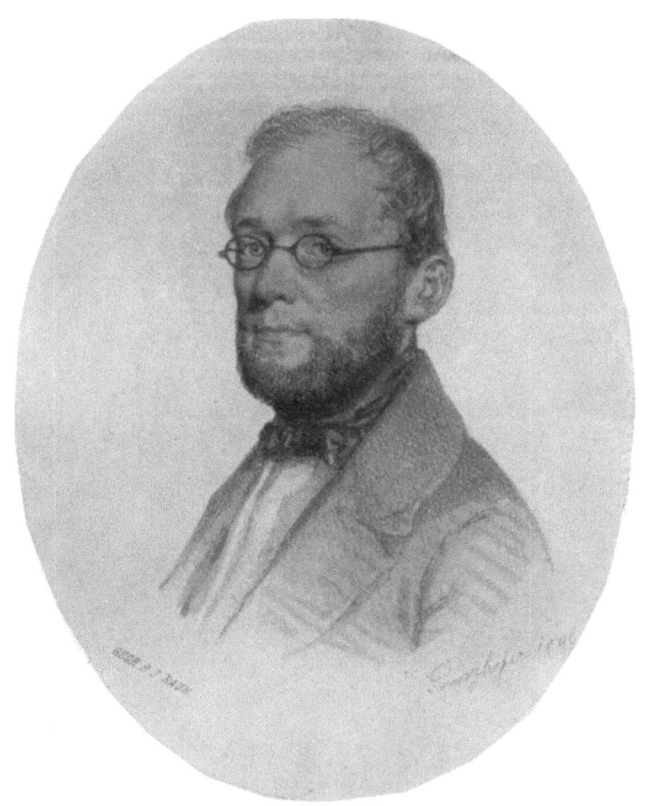

Carl Rokitansky

von Leichenbeobachtungen ausgehend, verbreiten sie sich über allgemeine und spezielle pathologische Fragen und lieferten lichtvolle Andeutungen über therapeutische Indikationen. Sie blieben nicht vereinzelt, vielmehr folgten ihnen von anderen Wienern: Kolletschka [4]), Skoda [5]), Helm,[6]) Schuh [7]) und mehreren Jüngern eine Reihe anderer Aufsätze und größerer Werke, die, in gleichem oder doch ähnlichem

[4]) Kolletschka, Freund und Mitarbeiter Skodas, Assistent Rokitanskys, übernahm 1841 die Leitung des Filialspitals der Barmherzigen Schwestern im Karmeliterkloster und wurde 1843 Professor der Staatsarzneikunde.

[5]) ... Nach dem Aufsatz über die Perkussion (1836) veröffentlichte Skoda eine Abhandlung über den Herzstoß und die durch die Herzbewegungen verursachten Töne (Med. Jahrb. d. österr. St., 1837, Bd. XIII, Seite 227 bis 266), einen Artikel über die Anwendung der Perkussion bei der Untersuchung der Organe des Unterleibes (1837, Bd. XIV, Seite 236 bis 262, Seite 410 bis 439) und deren Resultate, wenn die letzteren erkrankt sind, eine Arbeit über den Abdominaltyphus und dessen Behandlung mit Alumen crudum (1838, l. c., Bd. XV), eine Rezension über Piorrys Werk über die Diagnostik und Semiotik (l. c., Bd. XVI und XVIII), einen Aufsatz über die Untersuchung des Herzens (l. c., Bd. XVIII, Seite 558 bis 559), über Pericarditis (mit Kolletschka, l. c., Bd. XIX, Seite 55 bis 74, 227 bis 242, 397 bis 422).

[6]) Theodor Helm, 1836 bis 1838 Assistent der geburtshilflichen Klinik, veröffentlichte in den Med. Jahrb. d. österr. Staates eine Reihe von Arbeiten über Puerperalerkrankungen, epidemische Brechruhr bei Schwangeren, über Auskultation bei Schwangeren, Metrophlebitis puerperalis usw., sodann eine Monographie über Puerperalerkrankungen (Zürich 1839). Helm verwertete die physikalischen Untersuchungsmethoden an tausend Schwangeren, an welchen er den Fötalpuls und das Plazentargeräusch eingehend studierte; auch betonte er die Wichtigkeit der Perkussion in der Untersuchung der an Puerperalperitonitis erkrankten Patientinnen zwecks Erkenntnis der Exsudation in der Bauchhöhle. In seinen Arbeiten über Puerperalfieber nimmt die Darstellung des pathologisch-anatomischen Befundes den breitesten Raum ein. Helm bezeichnet ausdrücklich Rokitansky, Kolletschka und Skoda als seine Lehrer.

[7]) Franz Schuh war 1837 Primarchirurg geworden und hatte in einer Reihe von Arbeiten die Bedeutung der physikalischen Diagnostik und der pathologischen Anatomie für die Chirurgie erwiesen zum Beispiel zwecks Begrenzung von Ergüssen in die Brusthöhle bei der Vornahme der Parazentese der Brust und Punktion des Herzbeutels, welch letztere von Schuh 1840 wahr-

Sinne geschrieben, von gleicher Grundlage ausgehend, sich über die verschiedensten Fächer der Medizin verbreiteten und Resultate zutage förderten, wie man sie seit Laënnec nicht mehr gewohnt war. — Sichtlich gingen alle diese Arbeiten von einer ersten Quelle aus, und so selbständig sich auch die einzelnen jener Männer entwickelten, so spürte man an ihnen allen die originelle Geistesrichtung, die ihnen augenscheinlich zum Muster gedient hatte.

In die pathologisch-anatomische Anstalt war — seit Rokitansky in ihr wirkte — ein neues Leben gekommen. Fremde Ärzte strömten von Jahr zu Jahr in größerer Menge zu, man konnte jetzt wieder etwas lernen in Wien, es waren Dinge zu sehen, die man an allen Orten vergeblich suchte.

Ich glaube nicht Unrecht zu haben und niemand Unrecht zu tun, wenn ich diese neue Richtung der Forschung in der deutschen Medizin, die, wenn auch von einem Manne eingeleitet, doch Nacheiferer fand, welche zwar nicht durch Zahl, aber durch ihre Qualität, durch das Gewicht ihrer Produktionen imponieren dürfen, als eine neue Schule betrachte, wenn ich die Eigentümlichkeiten dieser Gelehrten, die bei aller individuellen Originalität doch etwas unverkennbar Übereinstimmendes zeigen, unter dem Namen der jungen Wiener Schule zusammenfasse...[8] Die neue Schule ging aus dem Leichenhof hervor, und die Ein-

---

scheinlich zuerst ausgeführt worden ist, Wahrnehmung der Krepitation bei Rippenbrüchen mittels des Sthetoskops. Schuh veröffentlichte seine Arbeiten in den Mediz. Jahrb. d. österr. St. (Bd. XVII, Seite 372 bis 400; 538 bis 595; Bd. XVIII, 218 bis 229 358 bis 371; Bd. XXII, 199 bis 208, 388 bis 406; Bd. XXV, 34 bis 44, 197 bis 214), die Arbeit „Erfahrungen über die Parazentese der, Brust und des Herzbeutels" zusammen mit Skoda.

[8]) In seiner „Geschichte der Medizin" (Stuttgart 1859, Seite 353) sagt Wunderlich mit Recht: „Ich muß mich rühmen, zuerst und zu einer Zeit, in der niemand sonst Ahnung davon zu haben schien,

richtung dieser anatomischen Anstalt hatte vielleicht nicht geringen Einfluß auf die Gestaltung der neuen Richtung. Man liefert dahin die Leichen von sämtlichen Abteilungen des Allgemeinen Krankenhauses und öffnet alle solche, die von dem Oberarzt als interessant bezeichnet oder auch von dem Vorstand der anatomischen Anstalt selbst für geeignet erachtet werden. Die Sektionen macht nicht der ordinierende Arzt, sondern der Professor der pathologischen Anatomie, dem nur die Diagnose und die Umrisse der Krankheitsgeschichte angegeben werden. Es erscheint diese Anordnung vielleicht manchen als ein Mangel, und sie wäre es unter

---

gezeigt zu haben, daß in den Arbeiten der genannten Wiener Pathologen eine neues Leben für die deutsche Medizin angebrochen sei. In einem Schriftchen über die französische Medizin und die junge Wiener Schule habe ich versucht, die neuen Bestrebungen zu charakterisieren und nachzuweisen, wie dieselben als ein Übergangsstadium von der früheren korrupten Anschauungsweise zu einer richtigen und unbefangenen Auffassung der krankhaften Verhältnisse anzusehen seien und wie namentlich die Pathologie Rokitanskys und die Semiotik Skodas nicht nur eine einfache Bereicherung des Tatsächlichen seien, sondern völlig neue und reformierende Gesichtspunkte eingeführt haben." C. A. W. Richter („Dr. Schönlein und sein Verhältnis zur neueren Heilkunde etc.", Berlin 1843) versteigt sich zur kühnen Behauptung, daß die Richtung, „welche Hr. Dr. Wunderlich voll Enthusiasmus mit dem Namen der jungen Wiener Schule zu belegen sich berechtigt fühlt, nur ein einseitig entwickelter Schößling der Würzburger oder Schönleinschen Schule ist, was wohl niemandem klarer sein wird, als dem Herrn Rokitansky selbst, denn dieser, damals Assistent und Prosektor bei seinem verdienstvollen Amtsvorgänger Wagner, wird sich noch sehr wohl der Sensation erinnern, welche Schönleins erste Anwesenheit in Wien hervorbrachte, und des sehr bemerkbaren Aufschwunges, welchen von da ab noch unter Wagner die Sektionen gewonnen; denn dieser achtbare Gelehrte blieb hinfort nicht allein in einem sehr engen Freundschaftsverhältnisse mit Schönlein, sondern lernte dessen Lehre und Ansichten teils aus diesem Umgange, teils aus gut redigierten Kollegienheften, welche ihm aus Würzburg besorgt wurden, fast zuerst und am genauesten von allen deutschen Gelehrten kennen und schätzen. Auch selbst die von Herrn Rokitansky befolgte Einteilung der anatomischen Abnormitäten erinnert den tiefer Eingeweihten schon sehr lebhaft und deutlich an die ursprüngliche Schule und deren Klassifikation, selbst mehr spezielle Ausführungen in dem

anderen Umständen gewiß. In unserem Falle bringt sie fast nur Vorteile... Während man früher nur analytisch zu Werke ging, die als allgemeines Bild aufgefaßte Symptomenreihe und Symptomengruppe in ihrem Konnex zu betrachten, das Folgende aus dem Vorhergehenden abzuleiten suchte, vergaß man dabei, daß man nirgends einen sicheren Punkt hatte, von dem man auszugehen wagen konnte, immer nur flüchtige, mannigfaltig deutbare Phänomene. Statt dessen mußte Rokitansky den entgegengesetzten Weg wählen, er bemächtigte sich dessen, was augenfällig war, des Sektionsbefundes, und schritt nun rückwärts, sich fragend: Wie konnte dies entstehen? Welche verschiedenen physikalischen und physiologischen Möglichkeiten konnten die Alteration herbeiführen, wie sie die Leiche zeigt? Und indem er diese Möglichkeiten gegeneinander abwog, so kam er zuletzt auf eine Wahrscheinlichkeit, und eine solche ist es immer und wird es immer sein, mit der wir uns in der Heilkunde begnügen müssen... Es bedurfte mancher Bedingungen, sollte diese Methode Erfolge haben, und wenn sie bei früheren Versuchen ohne solche blieb, so war wohl der Grund dieses Mißlingens eben der Mangel der nötigen Bedingungen. Eine großartige Erfahrung in pathologisch-anatomischer Hinsicht mußte vor allem zur Basis dienen, sollte das ganze Unternehmen nicht in Schwindelei entarten. Die Wiener Anstalt zählt ihre Leichenöffnungen nicht mehr nach Hunderten, und Rokitansky mag über mehr als eine Krankheit die Protokolle von Tausenden zu Rate ziehen können. Ich glaube nicht, daß irgend eine Anstalt sich in dieser Proportion mit der

Rokitanskyschen Werke, zum Beispiel über Lungentuberkel, werden den Schülern Schönleins durchaus nicht neu sein, doch gestehen wir dem Herrn Rokitansky, der das Gesagte nun anerkennen oder ableugnen und als ihm etwas ganz Neues und Unbekanntes hinstellen mag, sehr gern und aus vollster Überzeugung zu, daß er seine Spezialität, die pathologische Anatomie, auf höchst dankenswerte und bis dahin unübertroffene Weise ausgebildet und vervollkommnet hat, und daß ihm die Wissenschaft dafür für immer verpflichtet bleiben und seinen Namen in ehrendem Andenken bewahren wird." (L. c., Seite 15 bis 16.)

Wiener wird messen können[9]). Allein diese Zahlen wären vergeblich ohne den umsichtigen Blick, ohne den angeborenen und ausgebildeten Geist zum Beobachten. Es genügt, einen einzigen der Rokitanskyschen Sektionsberichte zu lesen, um von der Art, wie er sieht, Achtung zu bekommen. Diese plastische, zeichnerische Sprache, diese Bestimmtheit in den Ausdrücken, diese Bedeutsamkeit und Anschaulichkeit jedes seiner Worte bürgen hinreichend für die Wahrhaftigkeit seiner Erzählungen... Die Anwendung der mechanischen und physiologischen Gesetze erfordert noch höhere Fähigkeiten, soll sie nicht gänzlich eitel und nichtig sein... Allein das wichtigste Bedingnis bleibt, daß der Forscher sich die Fragen der Pathologie und Therapie richtig und scharf stelle und dieser letzten Aufgabe mit klinischem Geist zu entsprechen suche. Zahlreiche, jedoch vereinzelte Andeutungen in Rokitanskys Aufsätzen zeigen auch hierin seine Meisterschaft, wenngleich zugegeben werden muß, daß hierbei noch manches von der Zukunft zu erwarten ist. Allein ist doch der Weg gebahnt, ist doch die Methode gezeigt, ihre Möglichkeit tatsächlich bewiesen und die Wichtigkeit und Gediegenheit der jetzigen Resultate unbestreitbar.

Die Tendenz der jungen Wiener Schule reiht sich somit am nächsten an die ursprüngliche Laënnecs an[10]), wie solche

---

[9]) Rokitansky gebot 1841 schon über 16.000 von ihm und seinen Assistenten nach einheitlichem Plane verfaßte Protokolle.

[10]) René Théophile Hyacinthe Laënnec (1781 bis 1826), welcher durch sein grundlegendes Werk „De l'Auscultation médiate ou Traité du diagnostic des maladies des poumons et du coeur fondé principalement sur ce nouveau moyen d'exploration" (2 vol., Paris 1819), die Auenbruggersche Leistung ergänzt hatte, lieferte auch zahlreiche Abhandlungen über pathologische Anatomie zu dem „Dictionnaire des sciences médicales". Laënnec förderte die Wissenschaft nicht bloß durch pathologisch-anatomische Entdeckungen, sondern vor allem dadurch, daß er durch seine Bemühungen, den Zusammenhang zwischen den Krankheitserscheinungen und den pathologischen Befunden aufzudecken, die pathologische Anatomie zur Basis der Heilkunde machte. Unter den französischen Pathologen war übrigens Andral von größtem Einfluß auf Rokitansky.

freilich in Frankreich beinahe wieder verloren gegangen ist, und selbst von Laënnec nie in ihrer Reinheit angewandt wurde: Objektive, naturhistorische Auffassung der materiellen Veränderungen, rückwärtsgehende Spekulation über ihre Entstehung und die dabei sich kundgebenden Phänomene, dabei Ausschließung jeder Präsumtion, Berücksichtigung aller Möglichkeiten und endlich Benützung der wahrhaft erfahrungsmäßigen und begreifbaren Arzneiwirkungen für die Stellung therapeutischer Indikationen — damit möchte der Weg bezeichnet sein, den Rokitansky und seine Freunde mit so vielem Erfolg betreten haben... Ich bin nicht gerade der Ansicht, daß diese Methode die ausschließliche werden sollte in der Medizin. Manche Fälle, bei denen man in der Leiche so gut als gar keine Abnormität findet, wie so oft bei schneller, spontaner Todesart, sind ihrer Natur nach dieser Methode entzogen. Andersmal ist es wenigstens bis jetzt unmöglich, die Symptome mit apriorischer Notwendigkeit aus dem Leichenbefunde zu konstruieren, weil zu viele und zu verwickelte Verhältnisse ins Spiel kommen; und immer muß man sich erinnern, daß man im Kadaver vielleicht nicht alle Veränderungen gefunden und aufgefaßt hat und daß daher die Resultate durch spätere Entdeckungen modifiziert, berichtigt und selbst umgestoßen werden können. Allein die Methode macht auch nicht auf Unfehlbarkeit Anspruch; immer aber ist sie mindestens ebenso wichtig und bei umsichtiger Anwendung sicherer als jede andere, und ihre Sicherheit muß steigen, je mehr sie sich entwickelt. Und gerade daß Rokitansky und die Wiener Schule zuweilen in ihren Resultaten, die sie auf diesem umständlichen, mühsamen Wege erworben hatten, am Ende mit den Ideen anderer genialer Pathologen, von diesen durch glücklichen Instinkt gefunden, zusammentrafen, gibt der pathologisch-anatomischen Methode eine neue Bürgschaft.

Allein die Methode hat auch ihre Gefahren, und je größer der Nutzen ist, den man sich von ihr versprechen darf, desto eifersüchtiger müssen wir sein, die Irrwege zu beleuchten, in die sie geraten könnte. Und eben weil die Zukunft nicht ferne zu sein scheint, in der Rokitansky eine Autorität für Deutschland werden wird, wie wir sie noch selten besessen haben, müssen wir umso rücksichtsloser untersuchen, ob nicht auch neuer Stoff zum Irrtum durch ihn eingeführt werden könnte. Indem wir uns und Deutschland Glück wünschen, daß unsere vaterländische Wissenschaft um einen selbständigen Geist, um einen vorurteilsfreien Beobachter reicher geworden ist, mischt sich auch eine große Furcht in unsere Freude, und wir können uns der Ahnung nicht entschlagen, daß gewisse Eigentümlichkeiten seiner Anschauungsweise, die bei dem Schöpfer dieser Richtung glänzend erscheinen und durch geniale Ausführung bestechen, von weniger Intelligenten nachgeahmt, zu Verirrungen neuer Art führen möchten. Immer war dies das Los der Reform in der Wissenschaft. Die Schüler Browns, Broussais und Laënnecs haben sich fast mehr an die Fehler ihrer Meister gehalten als an ihre Tugenden. Der wahre Kern der Lehre ging verloren; die glänzende Außenseite, die bequeme, schulgerechte und einladende Form wurde mit Begierde ergriffen, aber unter den Händen unfähiger Nachahmer blieb sie nur eine Form ohne Glanz und ohne Kern. Die bisherigen Jünger der Wiener Schule haben diese Furcht allerdings noch nicht realisiert. Sie stehen selbst noch auf einer zu hohen Stufe, sie sympathisieren noch mit dem Geist der neuen Methode, aber es möchte eine Zeit zu erwarten sein, wo minderfähige Talente die möglichen Verirrungen nackter an den Tag legen.

Die vorzugsweise Erforschung der Krankheitsprodukte, wie sie durch Laënnec begonnen ward und von der Wiener Schule in noch höherem Grade ausgeführt wurde, liefert eine Menge Bereicherungen unserer empirischen Kenntnisse, sie fördert die schärfere Auffassung der Eigenschaften und

Kennzeichen der materiellen Veränderungen, sie führt zu den Entdeckungen der Ähnlichkeit und Gleichheit der Produkte bei einer Erkrankungsweise, zum Beispiel bei der typhösen, pyösen Kachexie, sie vernichtet de facto die altherkömmliche Krankheitsontologie, allein — sie führt eine neue herbei.

Ich glaube, schon bei der Darstellung der französischen Medizin gezeigt zu haben, wie die vorzugsweise Berücksichtigung der materiellen Veränderungen zu einer Ontologie der Krankheitsprodukte geführt, die zwar weniger schädlich als die der Krankheitseinheiten ist, aber die eben immer eine Ontologie, immer ein Zwang ist, den man der Natur auferlegt und dessen schlimme Folgen nicht ausbleiben können...

Rokitansky hat, wie ich glaube, diese Gefahr nicht vermieden, er ist in der Ontologie der Krankheitsprodukte befangen und auch deren Konsequenzen nicht entgangen; wenn dadurch vielleicht seine Darstellungsweise an Klarheit gewonnen hat, so haben seine Resultate, soviel sie auch noch an sonstigem und gewiß ungewöhnlichem Werte behalten, dennoch nicht ganz eingebüßt. Die kecke, plastische, personifizierende Diktion, die Rokitansky so gut ansteht, und die der Ausdruck einer seltenen Genialität ist, ist vielleicht zum Teil die Frucht, zum Teil vielleicht auch eine der Ursachen seiner Anschauungsart, und so wenig wir diese eindringliche Darstellungsweise an ihm missen möchten, so befürchten wir, daß gerade diese originellen Bilder, diese äußeren und ansprechenden Formen von Minderfähigen aufgegriffen, für wesentlich gehalten werden und unter ihrer Hand zur toten Manier entarten könnten. Die neue, lebendigere Ontologie Rokitanskys wird manchen hinreißen, manchem willkommen sein, und sie wird mancher verirrten Richtung zur Nahrung und Stütze dienen müssen. Man wird sich seiner Ontologie bemächtigen und die richtige Tendenz, aus der sie entstanden ist, vergessen. Man wird am Buchstaben kleben und den Geist übersehen. Rokitansky ist freilich für solche Auswüchse nicht verantwortlich, aber zur Gestaltung der Wissenschaft trägt die weniger hell sehende, gedankenlosere Masse so viel bei als die Meister, die die Anregung gegeben; und je einladender, hinreißender und vielversprechender eine neue Richtung ist, desto mehr tut es not, nach den Punkten zu forschen, von denen aus sie schaden, und die Verirrungen zu zeichnen, zu denen sie verführen könnte...

Die unbeschränkte Hochachtung, die ich gegen Rokitansky und diejenigen Männer hege, die nächst ihm die gleiche Richtung befolgen, und der hohe Gewinn, den ich mir von ihren Leistungen für eine bessere Gestaltung der wissenschaftlichen Medizin verspreche, haben mich gerade aufgefordert, mich nicht blenden zu lassen und auf Gefahren aufmerksam zu machen, die vielleicht drohender sind, als man glaubt. — Ich erkenne den Grundsatz nicht an, der in Deutschland heimisch zu sein scheint, und nach welchem Achtung und Dankbarkeit gegen einen großen Mann zu stummer Bewunderung verurteilen. Ich bin stolz darauf, Rokitansky und Skoda meine Lehrer nennen zu dürfen und öffentlich zu bekennen, daß ich ihrem Unterricht viel verdanke; aber ich verzichte darum nicht auf das Recht, eine eigene selbständige Meinung haben und sie freimütig aussprechen zu dürfen; und ich zweifle nicht, daß ich tiefer von den Gefühlen der Achtung und Dankbarkeit gegen jene Männer durchdrungen bin als mancher, der mein Unternehmen für Vermessenheit erklären möchte.

...In der Erklärung der Krankheitsprozesse und bei den teilweise ganz originellen Untersuchungen über Pathogenie scheint mir bei der Wiener Schule das physikalische Element fast das physiologische zu überwiegen. Von den Gesetzen der Physiologie scheinen mir manche noch zu wenig benützt zu sein, wie namentlich die der Nerven-

Sympathien und Reflexwirkungen...[11]) Das Verhältnis der Krankheitsprodukte zu der Art des Prozesses, der sie hervorruft, und der Unterschied in der Gefährlichkeit der begleitenden Erscheinungen, je nach der Stufe jener (zum Beispiel bei eitrigen Produkten, typhösen, eiweißigen Produkten), wurde erst von der Wiener Schule klar erkannt und mit Konsequenz durchgeführt... Die Benützung der Art der Krankheitsprodukte für die Bestimmung der Blutalteration, von der sie abhängen, ist gleichfalls Verdienst dieser Schule[12]. ...Die Frage nach der Kombination und Ausschließung der Krankheitsprozesse ist gleichfalls eine neue, wenigstens noch nie mit Entschiedenheit gestellte Aufgabe der Pathologie, die wir Rokitansky verdanken. ...Fast mehr noch als für die Pathologie hat die neue Richtung für die Semiotik geleistet. Wenigstens sind hier die Arbeiten vollendeter, die Resultate handgreiflicher und die Bereicherungen vielleicht auch anerkannter. Rokitansky (in mehreren Aufsätzen über Unterleibskrankheiten), Skoda und Kolletschka (in der Abhandlung über Perikarditis), Skoda (in vielen kleinen Aufsätzen und in seinem Werk über Auskultation und Perkussion), Helm (in seinen Puerperalkrankheiten) und Schuh (in mehreren Abhandlungen über chirurgische Semiotik) haben für die pathologische Zeichenlehre eine neue Epoche eröffnet... Getreu dem

---

[11]) Wunderlich wurde später der Wortführer der sogenannten „physiologischen" Medizin und hat, wie sein Handbuch der Pathologie und Therapie beweist, das anatomische Denken durch physiologisches zu erweitern getrachtet. Übrigens setzte sich Rokitansky selbst zum Ziel, die pathologische Anatomie zu einer pathologischen Physiologie zu erweitern.

[12]) Daraus ging die später von Virchow so scharf bekämpfte Theorie von den „Krasen" hervor. Auf diese mußte Rokitansky unter anderm gerade dadurch kommen, weil er auf Verwandtschaften und Ausschließungen verschiedener Prozesse starkes Gewicht legte. Auch hierin, in der Krasenlehre, hatte Andral (1797 bis 1876) beispielgebend gewirkt, indem er durch Analysen des Blutes im gesunden und kranken Zustande der Humoral-, beziehungsweise Hämatopathologie eine feste Stütze zu geben suchte.

Gange, den er bei pathologischen und semiotischen Untersuchungen einschlägt, geht Rokitansky auch bei der Stellung therapeutischer Indikationen von dem einzig unbestreitbaren, von den anatomischen Veränderungen aus, und stellt sich die Frage: wie hätte solcher vorgebeugt, wie die ausgebildete wieder zum gesunden Zustand zurückgeführt oder die üblen Folgen ihres Bestehens beseitigt werden können? ... Man muß anerkennen, daß Rokitansky in seinen allerdings noch nicht zahlreichen Versuchen dieser Art der Aufgabe mit großer Umsicht entsprochen hat... Skoda hat in dieser Beziehung über seine Zustände noch nichts veröffentlicht, allein sein Handeln am Krankenbette war mir ein Beweis, daß er mit skeptischer Kritik die bisherigen Satzungen der Therapie betrachtet und sich die Aufgabe der Indikation auf einer der angegebenen ähnlichen Weise stellt[13]).

Eine nicht uninteressante Frage ist es, welchen Einfluß diese neue, lebendige Richtung auf das übrige Wiener medizinische Publikum äußere? — Im ganzen bewährt sichs auch hier, daß der Prophet in seinem Vaterlande wenig gelte. Noch vor kurzer Zeit war Rokitansky der einzige von diesen Männern, der eine nicht subalterne Stellung einnahm. Seit April 1840 wurde auch Skoda ein öffentlicher, selbständiger Wirkungskreis zu Teil durch Errichtung einer Abteilung von etlichen vierzig Betten für Brustkranke[14]). Das soll denn

---

[13]) Daß dieser Weg, der lediglich vom pathologisch-anatomischen Standpunkt ausging und zumeist nur das Endstadium des Krankheitsprozesses berücksichtigte, abgesehen von chirurgischen Indikationen, damals fast stets im therapeutischen Skeptizismus enden mußte, ist leicht verständlich.

[14]) Skoda war seit 1836 Sekundararzt. Seine Leistungen fanden anfangs mehr Spott, namentlich seitens der maßgebenden Kliniker, als Anerkennung. Beschwerden der Kranken, daß sie durch die öftern Untersuchungen des Sekundararztes belästigt wurden, bewogen die Direktion des Allgemeinen Krankenhauses sogar, ihn an die Irrenanstalt zu versetzen; nur dem Wohlwollen des Primararztes J. Ratter verdankte er es, daß er seine Untersuchungen auch dann noch fortsetzen konnte. Im Jahre 1839 trat der Neuschöpfer der physikalischen

auch seiner Neuerung in den Augen anderer Wiener Ärzte genützt haben. Sie geben jetzt zu, daß Skoda sich „ein kleines Renommee" gemacht habe, er ist ihnen eine Autorität in Sachen der physikalischen Zeichenlehre geworden, und sie zeigen wirklich zum Teil ein anerkennenswertes Bestreben, bei ihm zu lernen. Ich sah unter seinen Schülern Professoren, kaiserliche Räte und bejahrte Praktiker, die wirklich von warmem Eifer beseelt schienen, die Geheimnisse der Auskultation und Perkussion zu erfahren. Es ist dies eine Erscheinung, die, wenn sie aus lauterem Interesse für die Wissenschaft entspringt, ebenso rühmlich für den Lehrer als für die hochgestellten Schüler ist. Auch bei Rokitansky sieht man nicht selten ältere Männer unter den Lernenden... Auf die junge medizinische Welt Wiens, Graduierte und nicht Graduierte, hatte die neue Richtung einen sehr unbedeutenden Einfluß... Sieht man von einigen Ausnahmen ab, so bemerkt man überall nur die phlegmatischeste Kälte, ein schülerhaftes, totes Aufnehmen und Anlernen, ein Kleben an Buchstaben und am Herkömmlichen. Besonders unangenehm fällt dies bei den an den Hospitälern funktionierenden jungen Ärzten, den sogenannten Sekundarien, auf. Obwohl das Beispiel Skodas, Helms und anderer, die auch als Sekundarii ihre Ausbildung und die Basis ihres Ruhmes in neuester Zeit gewannen, einigermaßen den Eifer angefacht zu haben scheint, und in der Tat einige von ihren Kollegen sich rühmlich auszeichnen, so führt doch die Erinnerung

---

Diagnostik aus dem Verbande des Allgemeinen Krankenhauses und wurde Polizeibezirksarzt in der Wiener Vorstadt St. Ulrich. Glücklicherweise gelang es den verständnisvollen Anhängern und Freunden, so dem Freiherrn v. Türkheim, Referenten für Medizinalangelegenheiten bei der Studien-Hofkommission, auf Skodas Bedeutung aufmerksam zu machen. v. Türkheim setzte 1840 die Errichtung einer Abteilung für Brustkranke durch, und Skoda wurde, trotz der seitens der Direktion erhobenen Bedenken, zunächst unbesoldeter ordinierender Arzt dieser Abteilung, welche aus zwei Krankensälen mit 40 Betten bestand. Die Ernennung Skodas zum Primararzt erfolgte erst zwei Jahre nachher.

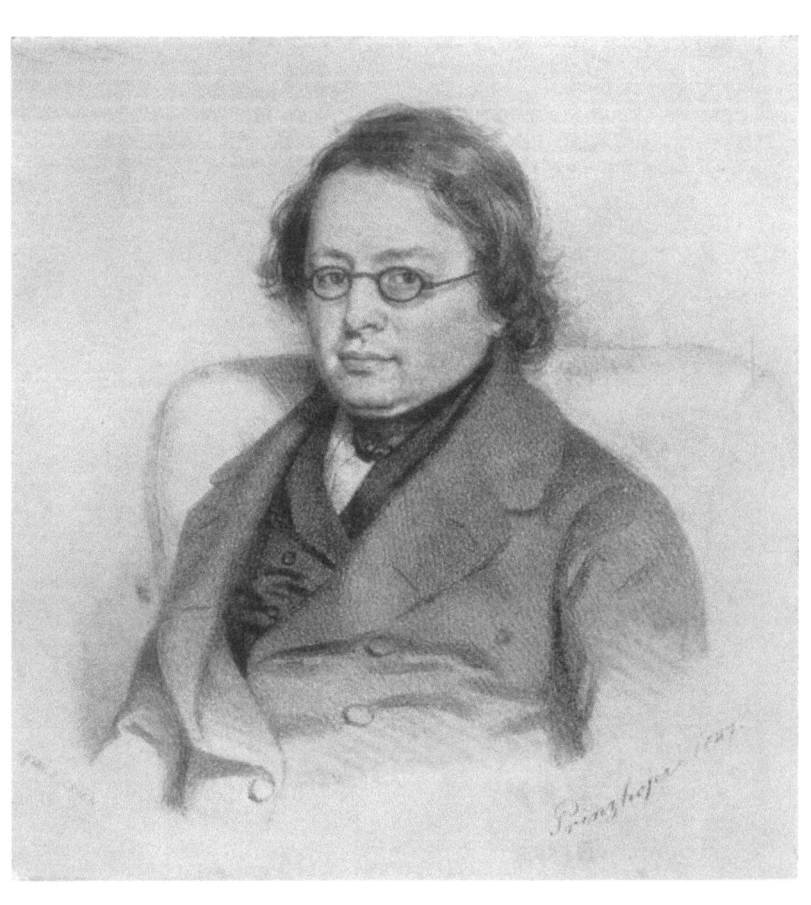

Joseph Skoda

an die Strebsamkeit der Internes der Pariser Hospitäler zu sehr betrübten Vergleichungen. So wird die Wiener Schule wohl in Wien selbst nur einer beschränkten Ausdehnung sich erfreuen dürfen, aber sie scheint alle Garantie zu bieten, um sich ihre Jünger in größeren Kreisen suchen zu dürfen, in allen Ländern, wo Heilkunde getrieben wird!

Die Vorlesungen an der Universität werden von fremden Ärzten wenig benützt. Die wichtigste, besuchteste Anstalt dagegen ist das Allgemeine Krankenhaus. Hier finden sich in weiten Sälen, die zwar nicht für den Lehrzweck bestimmt sind, aber den Fremden meist ohne Hindernis offen stehen, die diversesten Krankheiten: innere und chirurgische Kranke, Augenkranke, Syphilitische, Irre, Hautkranke, die Gebäranstalt. In derselben großartigen Anstalt befinden sich ferner die an Betten nicht sehr reichen Kliniken der Universität, der berühmte Leichenhof, die pathologisch-anatomische Sammlung und der Narrenturm. Die Besorgung der Kranken ist den Primarärzten und ihren Assistenten (Sekundarien) anvertraut. Unter den medizinischen sind die Abteilungen von Seeburger[15]), Güntner[16]) und vornehmlich die Abteilung für Brustkranke von Skoda, die bemerkenswertesten. Unter den chirurgischen die von Schuh und Moisisowitz. Eine vortreffliche Gelegenheit bietet sich denen dar, die sich mit der Geburtshilfe beschäftigen wollen... Geringeren Vorteil bringt den Fremden der Besuch der Augenklinik Rosas und der Universitätskliniken (Hildenbrandt, Wawruch, Wattmann) weil, abgesehen von vielen anderen Gründen, schon der Zudrang der Berechtigteren den Ausländer zurückzustehen nötigt. Mehrere Abteilungen des Krankenhauses, so die syphilitischen, die Hautkranken, die Irrenabteilungen dürfen nur auf spe-

---

[15]) J. N. Seeburger, ehemaliger Assistent J. N. v. Raimanns, wurde 1830 Primararzt und 1834 Vizedirektor des Allgemeinen Krankenhauses.

[16]) Güntner war 1827 bis 1831 Primararzt, 1831 bis 1837 Direktor, nachher k. Leibarzt.

zielle Erlaubnis besucht werden, und die Brustkranken Skodas sind vorzüglich zum Unterrichte bestimmt und daher nur seinen Schülern sichtbar, unter welche sich aber gewiß jeder fremde Arzt, wenn er sich auch nur einige Zeit in Wien aufhält, gerne reihen wird. Im Leichenhof, der ohne Einschränkung dem ausländischen Arzte geöffnet ist, werden unter Professor Rokitanskys und seiner Assistenten Leitung jeden Morgen eine beträchtliche Anzahl pathologisch-anatomischer Sektionen der Leichen des Krankenhauses und der Legalobduktionen der Stadt Wien vorgenommen. Man hat hier Gelegenheit, in sehr kurzer Zeit fast alle gewöhnlichen pathologisch-anatomischen Veränderungen an der frischen Leiche zu sehen und dazu eine Erfahrung in seltenen Alterationen zu sammeln, wie dies an keinem anderen Orte wird geschehen können. Ein Privatkurs bei Rokitansky oder seinem Prosektor gibt zugleich Gelegenheit zu eigener Übung im Sezieren und zu genauer Durchsicht der pathologisch-anatomischen Sammlung. — Mit der Gebäranstalt steht das nicht fern gelegene Findelhaus in Verbindung, und viele Kinder werden aus jenem dahin transportiert. — In der Josephsakademie, der medizinischen Anstalt für die Militärzöglinge, sind die Sammlungen von wohlbegründetem Rufe. Unter den Kliniken verdient besonders die ophthalmiatrische von Fr. Jäger genannt und besucht zu werden. — Freunde der Homöopathie und Neugierige finden in Wien auch ein homöopathisches Hospital, wo sie die Grundsätze dieser Lehre in der praktischen Anwendung sehen können[17]). — Von den medizinischen Privatanstalten sind vor allem die ophthalmiatrischen Hausordinationen von Fritz Jäger[18]) anzuführen, die seinen Schülern zugänglich sind. Außerdem

---

[17]) Das Spital der Barmherzigen Schwestern in Gumpendorf, als Ärzte fungierten 1832 bis 1834 Dr. Mayerhofer, sodann Dr. Fleischmann.

[18]) Friedrich Jäger hatte in seiner Wohnung zwei Zimmer hauptsächlich für ausländische Kranke eingerichtet.

das Kinderhospital von Mauthner[19]) und das prachtvolle Irrenhaus Görgens in Döbling, welches letztere seiner Natur nach sich nur zu einem flüchtigen Besuche eignet. — Von den Sammlungen habe ich bereits einige erwähnt. Das anatomische Museum der Universität und vornehmlich die naturhistorische Sammlung in der Burg gehören zu dem Ausgezeichnetesten, was man in dieser Beziehung irgend finden kann...

...In Wien kann es bei der großen Ausdehnung seines Krankenhauses an Gelegenheit zu Beobachtungen nicht fehlen, und man hat daselbst noch den Vorteil, daß man Zeit und Mühe sparen und alles in einem Lokale vereinigt finden kann. Freilich wird diese Gelegenheit im allgemeinen von Fremden verhältnismäßig wenig benützt, man trifft dieselben mehr im Leichenhof, in den Augenkliniken und bei den Brustkranken Skodas, als in den zahlreichen Abteilungen für innere Krankheiten. Sie sind in letzteren zu sehr auf sich selbst angewiesen, und der Wiener Jargon der niederen Klasse erschwert ein eigenes Krankenexamen fast so sehr als eine fremde Sprache. Die Diagnose wird noch nach der alten Weise gemacht, und die Therapie bietet mit wenigen Ausnahmen keine Eigentümlichkeiten. Von größerem Interesse sind namentlich die Abteilung von Seeburger und die Universitätsklinik von Hildenbrand, in welcher letzteren mit großer Ausführlichkeit die Fälle besprochen werden und wo man zugleich die exspektative Methode[20]) in seltener Ausdehnung studieren kann...

Ich fürchte für einen parteiischen und enthusiastischen Lobredner gehalten zu werden, wenn ich mich über den Unterricht Rokitanskys in der pathologischen Anatomie

---

[19]) Das Kinderspital zu St. Anna ging aus einem Privatspital hervor, welches der Regimentsarzt Dr. Ludwig Mauthner in der Vorstadt Schottenfeld (Kaiserstraße) 1837 gegründet hatte und wo er seit 1839 auch öffentliche Vorlesungen halten durfte.

[20]) Die exspektative Methode hatte sich seit Jahrzehnten zu einer Tradition der Wiener Schule entwickelt.

ausspreche. Und doch bleibt alles, was sich hierüber sagen läßt und was man erwarten kann, noch hinter der Wahrheit zurück. Man gehe selber hin und sehe! Es ist nicht ein bestechender Vortrag, nicht die Methode des Unterrichts, nicht die ausgedehnte Sammlung, die diesen Unterricht unvergleichlich machen, sondern d as, was man hört, die zahllosen neuen, befruchtenden und originellen Anschauungen, die Genauigkeit der Beobachtung, die Menge von Entdeckungen, die glückliche Deutung, die sie finden. Und wen die äußere Anspruchslosigkeit des Vortrags anfangs Geringeres erwarten ließ, der wird beim rechten Sinn mit jedem Tag mir mehr beistimmen und meine Behauptung nicht übertrieben finden. Die zahlreichen Sektionen, die täglich zu sehen sind (oft 10 und noch mehr) komplettieren das eben nicht sehr große, aber auserlesene Kabinett, und überdies hat der einzelne, der dem nach je zwei Monaten von Neuem beginnende Privatkursus Rokitanskys anwohnt, Gelegenheit, eigenhändig, unter der Leitung des Lehrers einige Leichenöffnungen zu machen. Auch Prosektor Dlauhy[21] gibt ähnliche Kurse, von denen man Rühmliches hört...

Ich bekenne, daß ich in Beziehung auf die Wiener Chirurgie fast nur erzählen könnte, was ich gehört, nicht was ich gesehen habe. Im allgemeinen bemerke ich, daß die Erwartungen der Ausländer in dieser Hinsicht nicht vollkommen befriedigt wurden. Am meisten werden die Abteilungen von Moisisowitz und Schuh besucht. Der letztere, als Anhänger der neuen Wiener Schule, muß sichs gefallen lassen, daß man die Anforderungen an ihn höher spannt. Seine Aufsätze in den Jahrbüchern zeigen ihn wirklich als denkenden, fortschreitenden Mann. Bei der Visite bemerkte ich, daß er sich nicht mit den örtlichen Erscheinungen des chirurgischen Übels zufrieden stellte, sondern stets die Eingeweidehöhlen, namentlich die Brust, einer näheren

---

[21] Johann Dlauhy wurde später Professor der pathologischen Anatomie in Prag, 1847 Professor der Staatsarzneikunde in Wien.

Exploration unterwirft. Nach den wenigen Operationen, die ich ihn ausführen sah, muß ich ihn für einen gewandten und unerschrockenen Operateur halten. Derselbe Primarwundarzt leitet auch die Operationskurse, die ich mir sehr rühmen ließ. — In der chirurgischen Anatomie sollen die Privatkurse Engels[22]), des Assistenten im Leichenhof, gediegen und instruktiv sein...

...Im Wiener Krankenhaus, wo es so wenig an typhösen Kranken fehlt als in den Pariser Spitälern, zeichnet sich in dieser Beziehung vorzüglich die Abteilung Seeburgers aus. Seine Behandlung, die vorzugsweise in der Anwendung des Alauns besteht[23]), soll ziemlich günstige Resultate geben und wurde auch auf anderen Abteilungen adoptiert. Mehr noch wird man im Leichenhofe lernen. Die genaue Auffassung der materiellen Veränderungen, ihre Fortschritte, ihre Übergänge zur Heilung und in andere Prozesse und endlich die unfehlbare Unterscheidung des typhösen Geschwürs von jedem anderen, habe ich nirgends mit der Wahrheit und Klarheit gesehen oder gelesen wie bei Rokitansky...

...In die Abteilungen der Primarii des Wiener Allgemeinen Krankenhauses ist die physikalische Untersuchung der Brusteingeweide noch nicht eingedrungen, und seit acht Monaten werden solche Kranke gewöhnlich in die Abteilung Skodas gebracht. Ich habe schon mehrmals von den diagnostischen Leistungen dieses Mannes gesprochen und kann auch hier wieder nur Andeutungen darüber geben. Man muß notwendig sein Werk[24]) selbst lesen — und nicht bloß lesen, sondern studieren, will man in den eigentümlichen

---

[22]) Josef Engel, der nachmals so berühmte pathologische Anatom, wurde 1840 Assistent Rokitanskys, 1844 Professor in Zürich, 1849 in Prag.

[23]) Skoda hatte 1838 eine Abhandlung über die therapeutische Anwendung des Alauns bei Typhus veröffentlicht.

[24]) Abhandlung über Perkussion und Auskultation, Wien 1839 bis 1864 in sechs Auflagen erschienen.

Geist seiner Lehre eindringen. Aber auch dies wird für manche vielleicht nicht hinreichen. Eine lange Rezension die darüber in Caspers Wochenschrift von Dr. Philipp erschienen ist, beweist den hohen Grad, wie dieses Buch mißverstanden werden kann, und ich weiß noch viele andere, die dasselbe gelesen haben und wenig davon erbaut waren. Ich bin überzeugt, daß solche Urteile sich bei näherer Bekanntschaft mit den neuen Entdeckungen vollständig ändern würden. Die Erfahrungen, die ich in dieser Hinsicht an mir selbst machte, möchten sich wohl auch bei anderen wiederholen... Ich zog es vor, selbst zu gehen und mir die Sache an Ort und Stelle zu betrachten. Bei den ersten Besuchen der Abteilung nahmen meine Zweifel zu. An die skrupulöse Untersuchung der Franzosen gewöhnt, erschien mir Skodas Methode flüchtig und fast oberflächlich. Während die Pariser Ärzte sich nicht eher beruhigen, als bis jede Stelle untersucht ist, schien mir Skoda sich oft genug damit zu begnügen, eine Veränderung gefunden zu haben, und manche seiner Äußerungen erschienen mir gewagt und nicht motiviert. Allein bald änderte ich meine Meinung, und ich sah mich genötigt, mit jedem Tag mehr mich überzeugen zu lassen... Skoda hat in die Semiotik zum Teil eine neue Terminologie und Einteilung eingeführt, die ihm namentlich von Philipp sehr übel gedeutet wurde. Und gerade aus dieser Terminologie spricht sich die Schärfe seiner Tendenz am eklatantesten aus. Er will nicht, daß Symptome, die, nach irgend einer mehr oder weniger treffenden Ähnlichkeit bezeichnet, empirisch als dieser oder jener Krankheit angehörig betrachtet werden müssen. Er verlangt vielmehr, daß der vernommene Ton selbst unmittelbar den Ort seiner Entstehung und, so weit dies möglich ist, den physikalischen Zustand dieses Ortes anzeige und daß die Beziehung der Art des Tones auf diese Verhältnisse akustisch nachzuweisen und zu begreifen sei... Es wird gegen diesen Grundsatz nicht wohl etwas eingewendet werden können, und seine scharfe Durchführung mußte bedeutende Modifikationen in der bisherigen Semiotik zur Folge haben und hatte sie zur Folge. Die Anwendung der Gesetze akustischer Konsonanz, ihre weitere Entwicklung und Begründung für den speziellen Zweck der Auskultation sind gleichfalls Neuerungen von unendlicher Bedeutung... Ich müßte das ganze Buch abschreiben, wollte ich alle die glücklichen und neuen Ideen und Wahrheiten nennen, um die Skoda die Literatur bereichert hat. Nach 1½jährigem Erscheinen des Werkes hätte ich vielleicht all das Gesagte, als allgemein bekannt, voraussetzen können, und ich hätte mich nicht damit aufgehalten, wenn mich nicht das fast gänzliche Schweigen der deutschen Kritik dazu veranlaßt hätte, ein Schweigen, das bei einem so klassischen und unsere bisherigen Annahmen reformierenden Buche umso unbegreiflicher ist, als unsere rezensierenden Anstalten sich doch sonst mit jeder obskuren Bagatelle beschäftigen. — Die Methode, wie Skoda im konkreten Falle die sinnlich aufgefaßten Zeichen zu entwirren und zu deuten sucht, läßt nichts zu wünschen übrig. Eine seltene Kenntnis der pathologischen Anatomie und eine gesunde Physik bilden die Hilfsmittel, die er mit Scharfsinn handhabt, und indem er erst die verschiedenen Möglichkeiten der Deutung der Zeichen aufstellt, gelangt er durch Exklusion und Wahrscheinlichkeitskalkül zur endlichen Diagnose. Daß diese meist nicht in einem ontologischen Namen, sondern in der Bezeichnung der materiellen Veränderungen besteht, darf nicht anders erwartet werden. Skoda hat den Vorteil, nicht wenige seiner Diagnosen durch die Sektion prüfen zu können. Man könnte die paradox scheinende Beobachtung aufstellen, daß der rationelle Diagnostiker öfter sich auf ein Dementi gefaßt machen müsse als der schlechte, und doch ist dies in gewissen Schranken richtig... Auch Skoda findet nicht alle seine Diagnosen in den Leichen bestätigt, nicht selten war man von Veränderungen überrascht, an die man nicht gedacht hatte. Für die Obskuranten ist das immer ein stiller Jubel, aber sie bedenken nicht, daß sie nicht einmal die Fähigkeit gehabt hätten, zu fehlen. Selbst solche Fälle zeigten oft genug die Richtigkeit der Prinzipien, die Skoda leiten, und im begangenen Fehler selbst fand sich nicht selten die Bestätigung seiner Lehren. Oft genug aber erhielt seine Voraussage durch das Öffnen der Leiche die vollständigste Satisfaktion. — Die Therapie Skodas war mir von großem Interesse. Seine Grundsätze scheinen hier zum Teil noch in der ersten Periode der Entwicklung zu stehen, und eben daher rührt es vielleicht, daß er mit ihnen zurückhält. Wenn ich nicht irre, so folgt er dem rationellen Gange, dessen Ausgangspunkt die materiellen Veränderungen sind, und der die Wiener Schule zu bezeichnen scheint. Einige reelle Bereicherungen hat in der kurzen Zeit schon die Therapie der Brustkrankheiten ihm zu danken. Die Anwendung des Tartarus emeticus oder der Ipecacuanha in großen Gaben in der Pneumonie hat sich bei ihm bewährt, und die entschiedene Wirkung dieser Mittel auf augenfällige Besserung des Zustandes kann in seiner Abteilung hinreichend beobachtet werden[25]. Dagegen erklärt er den Gebrauch der Quecksilberpräparate für die Pneumonie, die Pleuritis und das Exsudat für ziemlich nutzlos. Die Operation der Parezentese bei Exsudat in der Pleura wird sehr häufig oft mit dauerndem Erfolg, immer aber zu Erleichterungen des Kranken ausgeführt und nach Umständen selbst wiederholt. Er bedient sich dazu eines eigenen Apparates, der das Eindringen der Luft in die Höhle verhindert. Selbst bei dem Exsudat des Perikardiums wurde dieselbe Operation mit glücklichem Erfolge angewendet...

...In Wien ist die männliche Abteilung der Venerischen von Güntner und die weibliche von Seeburger besorgt und beide zeichnen sich sowohl durch den Reichtum der Fälle als durch die Einfachheit der Therapie aus. Quecksilber ist

---

[25] Diese Stelle beweist, daß Skoda wenigstens damals kein Vertreter jenes extremen therapeutischen Nihilismus gewesen ist, den manche seiner Schüler auf ihre Fahne geschrieben haben.

bei der Behandlung ausgeschlossen... Eine getreue Darstellung der Behandlungsweise in den syphilitischen Abteilungen des Wiener Krankenhauses, von Sekundärwundarzt Esterlen verfaßt, ist in Behrends Syphilidologie, 2. Bd., 1. Heft, zu lesen...[26]) In Wien scheint die operative Orthopädie noch wenig heimisch zu sein. Wenigstens beweist dies der ungeheure Zudrang zu Dieffenbach, der im verflossenen Herbste mehrere Wochen daselbst gastierte und von dessen Wundertaten man, im Volke wenigstens, wie von Zaubereien sprach...[27]) In Wien befindet sich für Hautkrankheiten

---

[26]) Syphilidologie oder die neuesten Erfahrungen ... über die Erkenntnis und Behandlung der venerischen Krankheiten (Leipzig 1838 bis 1845, 7 Bde.). Friedr. Jakob Behrend (1803 bis 1889) war als Arzt, beziehungsweise Oberarzt der Sittenpolizei in Berlin tätig.

[27]) Der Meister der Chirurgie, Joh. Friedr. Dieffenbach (1794 bis 1847), verweilte vom 21. August bis zum 2. Oktober 1840 in Wien und vollführte daselbst die verschiedensten orthopädischen und plastischen Operationen. Vgl. J. F. Dieffenbachs chirurgische Leistungen in Wien, dargestellt in ihren Erfolgen, von Gerhard von Breuning, Wien 1841. Breuning fungierte als Assistent Dieffenbachs, außer ihm auch andere Ärzte, wie Dumreicher, Hassinger, Herzfelder, Roßwinkler. In einem am 11. September 1840 von Wien aus geschriebenen Briefe berichtet Dieffenbach: „Heute sind es drei Wochen eines wahrhaft glücklichen Aufenthalts in dieser einzigen Stadt. Es lebt sich hier doch dreimal leichter und lustiger als in Paris. Wir alle sind von einer ungeheuren Heiterkeit durchdrungen, Wanderungen durch die volkreichen, mit den schönsten Läden gezierten Straßen, Landpartien und Gesellschaften wechseln miteinander ab. Ja, die Wiener sind ein gutes, harmloses Völkchen, sie sind so gut zu uns, und das erstreckt sich bis auf unsere Sprache, welche sie so schön wie vom Burgtheater nennen. Wir dagegen versichern, daß wir ihr Wienerisch gar lieblich finden. Sonntag früh machte ich die Operation des schiefen Halses an dem zwölfjährigen Mossig, wozu ich ein Dutzend Ärzte eingeladen hatte. Mein Assistent ist der Dr. Breuning, früher ein treuer Anhänger in Berlin und hier praktischer Arzt. Ich stieß das Messer in den Hals und, Ruck, in einer Sekunde war der starre Muskel unter der Haut durchschnitten, die erste Operation dieser Art, welche in Wien geschehen. Niemand hat das hier je gemacht, ich habe die Operation in Berlin über hundert Mal ausgeführt. Sie sehen also, man ist hier nicht sehr weit. Die auffallendste Operation ist an einem vor wenigen Tagen hier angelangten Ingenieuroffizier gemacht. Der junge Mann hatte die Nase verloren. Unter

eine reiche Abteilung, der man wenigstens nicht den Vorwurf einer zu subtilen Diagnostik machen kann. Wer in den Formen und in ihren Unterschieden schon bewandert ist, dem mag sie vielen Nutzen gewähren, der Anfänger wird solchen vergeblich erwarten... In Wien befinden sich bekanntlich zwei der berühmtesten Augenärzte Deutschlands, und das Studium der Ophthalmiatrik war deshalb auch früher häufig das vornehmste Ziel für den nach Wien sich wendenden jungen Arzt. Die Rosassche Klinik ist mehr für die Bedürfnisse der Wiener Studenten eingerichtet, und der Zudrang der rechtmäßigen Schüler hindert den Fremden, große Vorteile aus den sich darbietenden Fällen zu ziehen. Über Friedrich Jäger kann ich aus eigener Erfahrung nichts mitteilen, und was allen bekannt ist, mag genügen, daß niemand seinen Unterricht ohne Befriedigung genossen hat.

---

dem Erstaunen vieler Ärzte setzte ich ihm eine Nase an, und der Himmel ist dem Armen und mir so günstig gewesen, daß heute, am vierten Tage nach der Operation, schon alle Nadeln, Nähte und Pflaster entfernt und die Nase festsitzt. Diese Reise ist ein höchster Triumph, der um so größer ist, als die Preußen hier die verhaßteste Nation auf der Welt sind. Dies gestehen die guten Wiener ein, ja, sie lieben die Franzosen im Vergleich zu uns. Ich bin jetzt das Gespräch des Tages. Was mich glücklich macht, ist nicht geschmeichelte Eitelkeit, nicht das Bewußtsein der herkulischen Überlegenheit über den ganzen hiesigen Stand, sondern das Bewußtsein, ein Plätzchen auf diesem Erdenrund zu wissen, in dem ich glücklich und zufrieden im Kreise meiner Teuren, vormittags in einer glänzenden Kaiserstadt, nachmittags in einer bezaubernden Natur, meine Tage hinbringen könnte, wenn das Vaterland fortfährt, mich auf eine so schnöde und undankbare Weise zu behandeln. Erhalte ich keine Klinik in Berlin, so gehe ich Ostern hierher als praktischer Arzt."

Aus Wildes „Austria, its literary, scientific and medical institutions etc".
(Dublin 1843[1]).

Chapter VIII.

The young school of Vienna, Auscultation, and Pathological Anatomy.

Dr. Skoda's private clinique, for diseases of the chest, is perhaps the best school for acquiring a knowledge of the diagnosis of such affections that the foreigner can visit.

---

[1]) Der ausgezeichnete Dubliner Arzt und vielseitige Gelehrte Sir William Robert Willis Wilde (1815 bis 1876), dessen Name in der Geschichte der Augen- und Ohrenheilkunde fortlebt, machte in den Jahren 1840 und 1841 eine Studienreise nach dem Kontinent, wo er die berühmtesten medizinischen Schulen, namentlich Deutschlands, besuchte, um sich in seinen Spezialfächern noch zu vervollkommnen. Der alte Ruf der medizinischen Schule, noch mehr die Fülle des dort Gebotenen, bewogen ihn, in Wien am längsten zu verweilen, mit offenem Blick für alle Verhältnisse, nicht nur für die medizinischen Zustände, sondern für das gesamte geistige, politische, soziale und wirtschaftliche Leben der Kaiserstadt und des österreichischen Staates. Auf Grund des Selbstgeschauten und Selbsterfahrenen, gestützt auf mündliche Erkundigungen und literarische Informationen, verfaßte er nach seiner Rückkehr in die Heimat, insbesondere für die konnationalen Kollegen, das umfangreiche Reisehandbuch „Austria: its literary, scientific and medical institutions with notes upon the present state of science and a guide to the hospitals and sanatory establishements of Vienna" und widmete es Friedrich Jäger und Robert Graves. Es ist uns leider hier nicht möglich, auf den reichen Inhalt des trefflichen, von gediegener, gewissenhafter Kritik erfüllten Werkes einzugehen, wir müssen uns damit bescheiden, aus der Schilderung des vormärzlichen medizinischen Wien bloß jenen Abschnitt herauszuheben, der als Gegenstück zu Wunderlichs Darstellung die Persönlichkeit und die Tätigkeit der Führer des medizinischen Jungwien, Skodas und Rokitanskys, lebendig vor das Auge führt.

It is purely a stethoscopic clinique, recently established by the government, and is to be found in the vicinity of the Gebäranstalt. It contains two wards — male and female — with forty-two beds, solely for patients labouring under acute and chronic diseases of the chest, who are chosen from the wards of the general hospital for the purpose of instruction. These wards are in the newly-erected buildings of the Krankenhaus; they are remarkably clean, lofty, and, though sufficiently warm, well ventilated. As an auscultator, Dr. Skoda possesses an unrivalled reputation, and certainly his diagnosis of heart and lung affections is astonishingly correct. It is entirely in this latter branch of knowledge that this clinique is so remarkable; for te treatment pursued there has in it nothing peculiar except that is by no means good. It is purely antiphlogistic — consisting of blood-letting, leeching, and blistering, with the use of a few simples — such as tartarized antimony and the tincture digitalis — administered in large doses. In pleuritis effusion he practises paracentesis much more frequently than any other physician, and does so even in acute cases; for he maintains that it must be performed early if at all, otherwise the lung having become collapsed and shrivelled up by the long-continued pressure of the fluid, will not again expand. He also punctured the pericardium several times and with various success... In acute rheumatism he employs the constant application of iced water to the inflamed extremities, even where there is severe pericarditis present. The hour of visit is from four to half past five o'clock in the afternoon, and the system of instruction precisely similar to that pursued in the public cliniques — each patient being under the care of an Ordinarius, who is required, to detail the stethoscopic signs, and those elicited by percussion etc. daily. The course lasts from two to three months, and is then repeated to another class: it costs thirty florins, or three pounds. The students who attend it are chiefly foreigners and amount to about twenty-four. Skoda takes great pains with his pupils[2]) and besides the clinical instruction delivers several lectures during his course, upon the pathology of the circulating and respiratory organs, from the cases that have died in these wards: indeed he is the only practical teacher in Vienna who pays attention to this subject. The department of practical medicine and surgery, and of pathological anatomy, being in all the other cliniques perfectly distinct. The students attending the former never hear more of the cases that may have died under their observation till the professor of the latter branch alludes to them several months after, when their peculiarities must have totally escaped their memories. In these lectures Dr. Skoda also performs many curious physical experiments, to explain the different sounds of the chest, both normal and diseased; — these as well as the peculiarity of his opinions will be found in his work. "Abhandlung über Perkussion und Auskultation"[3])...

The school of pathological anatomy being also connected with, and situated within the boundary of the Krankenhaus, here claims our attention. I need not now expatiate on its merits; the following description, though necessarily brief and scetkchy, shows it to be at present the first in Europe. The pathological museum is to be found in the lower story of the last square, adjoining the eye clinique, and may be entered from the passage leading to the dead-house and dissecting-room. It was commenced many years ago under the direction of Stifft, and was committed to the care of

---

[2]) There are but six pupils in each of Dr. Skoda's four classes. Two of these classes attend in the forenoon, and two in the afternoon, three times a week.

[3]) It is remarkable that Dr. Skoda, in common with the other physicians and teachers of this great hospital, has very little private practice in Vienna; and the most eminent practitioners in that city are quite unconnected with hospitals. Dr. Skoda was originally one of the physicians to the general wards of the hospital, and his celebrity as a stethoscopist procured him this special clinique.

a prosector. Subsequently, a professorship of pathological anatomy was established, and from the time that the present occupant of that chair, Dr. Carl Rokitansky, was elected, may be dated the origin of its celebrity, and the rise of the young school of Viennese medicine. This splendid collection of morbid anatomy, undoubtely the most interesting and extensive in the world, contained at the period of my visit five thousand three hundred and eighty-four preparations, some dry, and others preserved in spirits[4]). The room in which they are placed is now, however, much too small, and in many respects ill-adapted for them, and their arrangement is neither showy, elegant, nor judicious...

The method of teaching pathological anatomy is conducted on much the same principle as that of the clinical instruction, and the school is chiefly frequented by foreign medical men. From eight to ten o'clock every morning, the professor and his two assistant sattend in the dead-house, and carefully examine the majority of those bodies that have died of any particular or interesting disease; for to examine all, or one half, would be impossible within the time: generally from four to six bodies are opened daily, and a short notice of the symptoms, diagnosis, and treatment etc. is sent with each cadaver. The professor, or one of his assistants, demonstrates the morbid appearances to the class, while the other (the junior), who sits at the rostrum, transfers his observation to the records of the museum. Any lesion of organs, or diseased appearances that may then present, are removed for preparation. This course, which lasts the entire year, is public to all who desire to visit it: it is, however, as I have already stated, chiefly frequented by foreigners and the practitioners resident in the hospital; for the students of the university are generally engaged at the practical cliniques at this hour.

---

[4]) It has been increased from six hundred to this number since 1817.

Professor Rokitansky delivers a public course of lectures upon pathological anatomy in the museum three times a week; on Mondays, Wednesdays, and Fridays, from three to four in the afternoon. This professorship being as yet but on extraordinary one, an attendance upon this course not being absolutely required by the university, few Austrian students, as might be expected, are to be found at these lectures. The professor's delivery is by no means good, and his language difficult, for those who are not natives of Germany, to understand. Till within the last year or two, the very name of this distinguished pathologist was unknown in this country: his early writings consisted, for the most part, of scattered papers and monographs, published in the „Wiener medizinische Jahrbücher". He has now, however, produced a work that must acquire for him Europe celebrity, the „Handbuch der pathologischen Anatomie"[5]).

Rokitansky resides in the detached building of the first great square, and his private microscopic preparations are well worth visiting; his salery is paid by the government, independent of the sums received from his private pupils, which must now be considerable.

There are two paid pathological assistants; the situation is obtained by concours, and lasts for eight years. The present assistants are Drs. Dlauhy and Engel; and the late assistant Dr. Kolletschka is also a pathologist of undisputed merits and acquirements. It is Rokitansky's private course that more particularly demands the foreigners attention. In this he has several classes during the day, and from eight to twelve persons in each class. Those attending this course are daily required in their turn to perform an autopsy in the dead-house — to desribe the morbid and healthy appearances they meet with in each cavity or tissue — and

---

[5]) Wien 1841; — the third volume appeared first.

answer the questions of the professor on the subject, as in the clinical wards of the hospital. The class having been thus grounded in the principles of the science, and their eyes made familiar with diseased structures for a month or five weeks, they are then conducted to the museum, where the professor explains the preparations systemically, and offers some observations upon the theory of pathology, as well as a resumé of his own peculiar views, and finally exhibits to his pupils his microscopic collection. The whole course lasts about six weeks, of which from eight to ten days are employed in the museum. The time occupied is an hour a day, and the cost is thirty florins or three pounds. The senior assistant also gives a private course, which I would advise the visitor likewise to attend, as besides the instruction he receives, it affords him an opportunity of examining as many bodies as he wishes.

Different from all other pathologists, Rokitansky does not engage in the study or treatment of disease during life — he is not a practical physician, and seldom sees one of the many hundreds of cases whose bodies he dissects. This has been loudly exclaimed against by many, who say that here morbid anatomy has completely usurped the place of pathology — but though it presents an anomaly peculiar to this school, it undoubtely possesses many advantages.

We all know how difficult it is to dispossess the mind of any previously-conceived and long cherished idea, by which we either treat, or explain the phenomenon of disease. We have all witnessed how frequently men generalize from a few particular cases, and how easily they find the morbid appearances to agree with the previous diagnosis, and if they do not find such, they fancy that they do. This has arisen from the physician who treats the case — the pathologist and the morbid anatomist being one and the same person: and the school of Vienna, previous to the present mode of examining diseased structures, offered a well-marked example of this defect. ·The Protokolls of the different medical sections teemed with numbers of cases whose post-mortem appearances fully corroborated their previous diagnoses, and yet but little advance was made in pathological science in those times. Furthermore, although I do not believe the diseases have altered, yet we now find pathological appearances quite different from what they were said be prior to the introduction of Rokitansky's method. He first emancipated himself and his school from this fault, and now teaches general pathology, and morbid anatomy (unconnected with, and unobstructed by, either diagnosis or theory) solely from the changes observable after death, and the solid grounds of observation and experience.

This school comes nearer to the principle aimed at by the immortal Laënnec than any other since his day, and in many respects it surpasses the original. Discarding all presumptive hypotheses, it is characterized by a tendency to take objective and natural-historical views of the organic and structural changes accompanying disease; and also, as far as possible to discover the peculiar morbid products which distinguish certain morbid states: thus it is purely inductive, and when it admits of speculation, it is merely as to the mode of origin of these changes...

. As a writer, Rokitansky is much and justly admired; his language, ever forcible and explicit, expresses his meaning with all the clearness and perspicuity of which the German tongue is capable. He may now be regarded as the head and leader of the young school of Vienna, which the talent and labours of Skoda, Helm and a few others have so ably contributed to create.

(L. c. pag. 167 — 184)

Aus E. Kratzmanns Schrift: „Die neuere Medizin in Frankreich nach Theorie und Praxis".
Mit vergleichenden Blicken auf Deutschland. I. Leipzig 1846.

Das großartige pathologisch-anatomische Institut in Wien hat sich unter der umsichtigen Leitung seines Vorstandes Prof. C. Rokitansky und dessen würdigen Assistenten J. Kolletschka (nunmehr o. ö. Professor der gerichtlichen Medizin und Staatsarzneikunde zu Wien), J. Engel (Professor der pathologischen Anatomie in Zürich) und J. Dlauhy (Professor der pathologischen Anatomie in Prag) im Laufe der letzten Jahre einen so allgemeinen guten Ruf erworben, daß es gegenwärtig ohne Widerrede das erste seiner Art genannt werden muß [1]).

Schon ein Blick auf die ungewöhnliche Menge der alljährlichen Sektionen läßt vermuten, was daselbst geboten wird. Ungleich wichtiger ist die eigentümliche, überaus geistreiche Art und Weise, wie Rokitansky dieselben für die Wissenschaft zu verwenden versteht. Dazu kommt noch

---

[1]) In dem großen allgemeinen Zivilkrankenhause wurden im Jahre 1841 bei 35.857 Kranke behandelt. Es befinden sich in diesem scheinbar eine ganze Stadt bildenden, mit wahrhaft kaiserlicher Munifizenz ausgestatteten Gebäude mehrere Abteilungen und Kliniken für innere und äußere Gebrechen, für Geisteskranke, Augenkranke und Wöchnerinnen; zugleich steht in seiner nächsten Verbindung das Findelhaus. Alle in diesen Abteilungen Verstorbenen (1841 an 3744) finden in der Leichenkammer bei Prof. Rokitansky ihre vorletzte irdische Vereinigung und werden mit Auswahl der interessanteren Fälle (an 1500 bis 1800 alljährlich) möglichst genau anatomisch untersucht und zu Protokoll gebracht. Aber auch alle außer dem Hospitale plötzlich Verstorbenen (sogenannte gerichtsärztliche Fälle) kommen zur pathologisch-anatomischen Begutachtung hierher, und deren gibt es, wie in jeder großen Stadt, eine nicht geringe Zahl. Vergl. W. Herzig, Das medizinische Wien. (Wien 1844.)

die höchst gewählte pathologisch-anatomische natürliche Präparatensammlung, welche die allmähligen Entwicklungsstufen der mannigfaltigsten Krankheitsprozesse samt ihren Kombinationen nach allen möglichen Formen ihres Auftretens zeigt. Alle diese Verhältnisse machen es, daß man hier besser als irgendwo anders die gegenseitigen Beziehungen der verschiedenen materiellen Gesundheitsstörungen zu studieren Gelegenheit hat. Auch ist der wesentliche Anteil der Wiener pathologisch-anatomischen Schule an der naturhistorischen Begründung der allgemeinen und speziellen Pathologie hinreichend bekannt. Rokitanskys jüngste Forschungen führen uns überdies auf einen nicht genug zu lobenden Weg von statistischen pathologischanatomischen Deduktionen, deren Naturgemäßheit und Zweckmäßigkeit seit der kurzen Zeit ihrer Bekanntwerdung vielseitige Anerkennung und Bestätigung gefunden hat. Rokitansky war der erste, der den genannten Weg in der bekannten objektiven, kasuistischen Weise einschlug. Ein erfreulicher Beweis dieser neuen, zunächst numerischen Methode, sind die positiven Angaben über **gegenseitige Ausschließungs- und Kombinationsfähigkeit verschiedener Krankheitsprozesse**. Gewiß bildet die hiehergehörige Lehre einen der interessantesten Punkte in der gesamten Pathologie, besonders hinsichtlich einer empirischen, physiologischen Entwicklungsgeschichte der einzelnen Krankheitsprozesse, und dürfte mit der neuerwachenden Krasenlehre noch einer größeren Vielseitigkeit entgegensehen (Vgl. J. Engel in der Zeitschrift der k. k. Gesellschaft der Ärzte, I. Bd., Wien 1844). Die gleichzeitig humoralpathologische Richtung der neuen Wiener Schule (Rokitansky, Engel[2]), Gruby[3]),

---

[2]) Engel war später Gegner der Krasenlehre.

[3]) Gruby widmete sich besonders unter Berres mikroskopischen Studien und wurde nach Beendigung seiner Studien (1834) auf Wattmanns Verwendung als Zögling des Operateurinstituts aufgenommen, obwohl er Jude war. Als Frucht seiner mikroskopischen Forschungen erschienen seine (Berres und Rokitansky gewidmeten)

Ragsky⁴), Heller⁵) und andere) hat einen umso größeren Wert, als die pathologische Anatomie hiermit der gewiß nicht unbegründeten Gefahr ausschließlich solidarpathologischer Grundsätze am sichersten entgeht⁶).

Observationes microscopicae ad morphologiam pathologicam spectantes. (Vindob. 1840). Er verließ Österreich und ließ sich in Paris nieder, wo er freie Vorlesungen über Mikroskopie hielt und eine sehr ausgedehnte Praxis betrieb. (Arzt von Chopin, Dumas d. J. und Heine.) Er beschrieb 1843 den Erreger der Porrigo decalvans.

⁴) Ragsky lehrte Chemie an der Josephs-Akademie.

⁵) Florian Heller, mehrere Jahre hindurch Assistent an der Lehrkanzel für Chemie in Prag, wurden 1844 die chemischen Untersuchungen der pathologischen Produkte im Wiener Allgemeinen Krankenhause übertragen, seit 1847 gehörte er dem Lehrkörper der medizinischen Fakultät an. Heller redigierte 1844 bis 54 das Archiv für physiologische und pathologische Chemie und erwarb sich große Verdienste um die Harndiagnostik (Eiweißprobe, Blutprobe usw.).

⁶) Rokitansky, sagt Herzig (Das medizinische Wien, Wien 1844), ist es, der die Lehranstalt der pathologischen Anatomie in dem letzten Jahrzehnt nicht nur zur ersten in Deutschland, sondern zur ersten in der medizinischen Welt erhoben hat... Um dieser Anstalt die ausgiebigsten Quellen zu ihren Forschungen zu eröffnen, sind ihr die Leichen des Allgemeinen Krankenhauses mit Inbegriff der Irren-, Gebär- und Findelanstalt zu Gebote gestellt... Was das Lokal anbelangt, so befindet es sich in dem sogenannten Leichenhofe des Allgemeinen Krankenhauses und läßt sehr viel zu wünschen übrig... Die Sektionen finden stets des Morgens statt, und da hier im Durchschnitte täglich bei vier bis fünf Leichen geöffnet werden, so wendet der Professor meistens den größten Teil des Vormittags, von 7 bis 11, dazu an. Von den Verstorbenen werden die auf den klinischen Abteilungen verschiedenen alle, dagegen von den auf den Abteilungen des Allgemeinen Krankenhauses gestorbenen nur diejenigen geöffnet, welche der behandelnde Arzt dazu als beobachtungswürdig bestimmt. Die Sektionen geschehen öffentlich. Der Befund wird in ein eigenes Protokoll genau eingetragen, dem man bei den interessanten Fällen eine ausführliche Krankengeschichte beilegt, und beide werden auf dem Museum aufbewahrt. Die Zahl dieser am 1. November 1817 begonnenen Protokolle beträgt bereits über 110 Faszikel zu 12 Bogen. Die Zahl der im Jahre durchschnittlich gemachten Sektionen kommt der Summe von 1500 gleich... Der Professor der pathologischen Anatomie ist zugleich Gerichtsanatom, und vollzieht als solcher mit dem Professor der gerichtlichen Medizin alle in Wien vorkommenden gerichtlichen Leichenöffnungen.

Im innigsten Zusammenhange mit den Fortschritten der pathologischen Anatomie in Wien stehen die gefeierten Leistungen des Herrn Primararztes Dr. J. Skoda. Dieselben stehen nicht bloß mit der Vervollkommnung der Lehre von der Auskultation und Perkussion, sondern auch mit der wissenschaftlichen Begründung der gesamten objektiven physikalischen Diagnostik in der innigsten Beziehung. Hatten seine Vorgänger, wie Laënnec und andere einzelne physikalische Zeichen empirisch auf gewisse spezielle Krankheiten des nosologischen Systems angewendet, so bestimmte Skoda nach diesen den materiellen (anatomisch-physikalischen) relativen Gesundheitszustand dieses oder jenes Organes, ohne Rücksicht auf die vorliegende Krankheitsspezies und suchte die Erklärung direkt in den physikalischen (zum Beispiel akustischen) Gesetzen. Die Verdienste Skodas erstrecken sich daher namentlich auf jene Fälle, denen sinnenfällige physikalische, in ihrer positiven Existenz unläugbare, von jedermann zu prüfende Zeichen zugrunde liegen. Als die erste Frucht der in dieser Weise angestellten Forschungen gab uns Skoda seine meisterhafte ,,Abhandlung über Perkussion und Auskultation, Wien 1839" (davon ebendaselbst die zweite Auflage: 1842, die dritte: 1843). Sein wahrhaft Laënnecscher Geist, seine geniale und dabei einfache objektive Auffassung der einzelnen Krankheitssymptome sowie deren logische Verbindung zu einem vollständigen Krankheitsbilde lassen bei der reichen praktischen Erfahrung, die ihm zu Gebote steht, mit Recht höchst schätzbare Aufschlüsse über die verwickeltsten Krankheitsprozesse erwarten[7]).

Überblicken wir noch einmal die Leistungen der neuen Wiener Schule, so pflichten wir gerne Herrn Dr. Wunder-

---

[7]) Es soll in dieser Hinsicht nur an die von Skoda zuerst vorgeschlagene und von Professor F. Schuh in der jüngsten Zeit mehreremal mit entschiedenem Glücke ausgeführte Punktion des Herzbeutels erinnert werden. (Anm. d. Verf.)

lich bei, wenn er sagt, „daß dieselbe nur eine verklärtere Richtung der Laënnecschen Schule darstellt".

Der von Rokitansky und Skoda in Wien gegebene Impuls hat die allgemeinste Anerkennung gefunden. Die meisten praktischen Ärzte daselbst wie in der gesamten österreichischen Monarchie (vorzugsweise Prag) wurden ihre eifrigsten Anhänger. Ebenso haben die lehrreichen Vorträge und Demonstrationen dieser beiden Ärzte aus allen Teilen der Erde lernbegierige Schüler herbeigezogen. In den Hospitälern und in der Privatpraxis, am Krankenbette und auf dem Katheder haben ihre Lehren allgemein Eingang gefunden, und sie samt ihren Anhängern werden in der Geschichte der Medizin stets als eine besondere, höchst ausgezeichnete Schule glänzen.

Skodas Antrittsrede[1]).

(Bericht in der Zeitschrift der k. k. Gesellschaft der Ärzte zu Wien, III. Jahrgang, 2. Band, Wien 1847, Seite 259 bis 265).

Prof. Skoda hat am 15. Oktober 1846 vor einer gedrängten Versammlung, welcher außer seinen Schülern noch die Mehrzahl der Mitglieder des medizinischen Lehrkörpers und viele der ausgezeichnetsten älteren und jüngeren praktischen Ärzte beiwohnten, in der üblichen lateinischen Sprache seine Antrittsrede gehalten[2]).

Die Entwicklung derjenigen Begriffe, welche so wie in den übrigen Wissenschaften die Hauptgrundsätze des medizinischen Studiums bilden, ein kurzer Überblick der Medizin der Alten und eine Beleuchtung ihrer gegenwärtigen Bildungsstufe lieferten den Stoff seiner Rede,

---

[1]) Wie die Ernennung zum Primararzt, so vollzog sich auch Skodas Ernennung zum Professor nur nach Überwindung großer Schwierigkeiten. Als durch Lippichs Tod das klinische Lehramt erledigt war, wurde ein Ternavorschlag zur Neubesetzung erstattet, in welchem Skodas Name nicht einmal vorkam. Vielmehr hatte man Stefan Schroff, Johann Raimann und Michael Hornung als die Würdigsten erklärt. In einem Separatvotum trat Rokitansky mit Feuereifer für Skoda ein und bezeichnete ihn darin als „Leuchte für den Lernenden, als ein Muster für den Strebenden und als Fels für den Verzagenden". Die Studienhofkommission forderte schließlich den Protomedikus von Böhmen Nadherny zu einem Gutachten über die Besetzung der Lehrkanzel auf; derselbe hob die überragenden Verdienste Skodas hervor und gedachte auch Th. Helms und Oppolzers. Auf die unerquicklichen Vorgänge und auf die entscheidende Einflußnahme seitens hochstehender Persönlichkeiten werfen einige Briefe Skodas (veröffentlicht von Herm. v. Schrötter in der Wiener Medizinischen Wochenschrift 1912, Nr. 1) Licht. Die Ernennung erfolgte mit Allerhöchster Entschließung vom 26. September 1846.

[2]) Skoda hatte seine Antrittsrede deutsch verfaßt, mußte sie aber dem gesetzlichen Usus zufolge ins Lateinische übertragen.

welche mit Aufzählung von Verpflichtungen endete, denen ein klinisches Institut in der Gegenwart entsprechen soll.

Zur Wahl dieses, dem Anscheine nach verschiedenartigen Stoffes, habe ihn der Wunsch bestimmt, Kennern die Art und Weise und die leitenden Grundsätze seines bisherigen und seines künftigen Strebens offen darzulegen.

Ob die Medizin eine Wissenschaft sei, ob in der ärztlichen Kunst Theorie oder Erfahrung den Vorzug verdiene, sei von jeher eine Streitfrage der ärztlichen Schulen gewesen, und doch glaube er nicht zu irren, wenn er behaupte, daß eben die Begriffe über Theorie und Erfahrung und über Naturwissenschaft vielen Ärzten noch dunkel geblieben.

Nicht allen sei es zum klaren, vollendeten Bewußtsein gekommen, daß es keine angeborenen Kenntnisse gebe, daß all unser Wissen aus der Erfahrung stamme und daß keine Erkenntnis möglich sei, die über die Erfahrung hinausreicht.

Wie verbreitet die Ansicht, daß theoretisches und empirisches Wissen ein verschiedenes sei, bestätige die gewöhnliche Äußerung, daß unsere durch die Erfahrung erworbenen Kenntnisse ungewiß und ungenügend wären und erst durch die Theorie Wert und Gewißheit gewännen.

Wer über das Wesen der Theorien sich eine Vorstellung verschaffen wolle, möge einige der allgemein angenommenen zu diesem Zwecke durchforschen. Er wähle hierzu die Theorie des Schalles. Die Mitteilung einer eigentümlichen Schwingung der Luft oder eines anderen Mediums an das Gehörorgan bewirkt die Empfindung des Schalles. Diese eigentümliche Schwingung ist eine Wellenbewegung. Man kennt die Schnelligkeit dieser Bewegung und die Größe der einzelnen Wellen; man weiß, daß diese Wellen unter gewissen Umständen reflektiert werden; die Erfahrung hat ferner gelehrt, daß zur Hervorbringung eines Tones eine Reihe gewisser Schwingungen erfordert werde, die für jeden einzelnen Ton in einem bestimmten Zeitmaße und mit einer gewissen Schnelligkeit sich wiederholen. Diese und viele ähnliche Kenntnisse bilden den wesentlichen Inhalt der Schalltheorie. Alle diese Kenntnisse sind auf dem Wege des Versuches erworben worden. Es erhelle hieraus, daß die Theorie des Schalles bloß der Erfahrung entnommen, rein empirische und keine anderen Kenntnisse enthalte. Ohne daher weitere Beispiele zu häufen, dürfte aus dem Gesagten hervorgehen, daß eine richtige Theorie nur durch die Erfahrung erworbene, das ist empirische Kenntnisse einschließen könne.

Die richtige Theorie irgendeiner Erscheinung oder eines Prozesses liefert uns die einzelnen Momente dieser Erscheinung oder dieses Prozesses, welche durch die Erfahrung und alle Hilfsmittel derselben als: den Versuch, die Rechnung und den Schluß vom Bekannten auf das Unbekannte bisher aufgeklärt wurden.

Die Theorie sei vollkommen, wenn alle einzelnen Momente irgendeiner Erscheinung und ihre Aufeinanderfolge bekannt sind; sie sei unvollkommen, wenn einige Momente derselben unbekannt oder hypothetisch sind.

Jede Theorie, welche nicht aus Erfahrungskenntnissen, sondern aus erdachten Ansichten besteht, sei falsch und wertlos. Die richtige Theorie sei daher der Erfahrung nicht entgegengesetzt, sondern vielmehr die vollendete Erfahrung; theoretische Kenntnisse seien nicht das Gegenteil der empirischen, sondern bestünden eben nur aus bloßem empirischen Wissen.

Die Naturwissenschaften seien Aggregate vollständiger, unvollständiger Theorien und empirischer Kenntnisse, und jede Naturwissenschaft werde um so vollkommener, je reicher sie an vollständigen Theorien ist.

Es sei unmöglich, alle Kenntnisse irgendeiner Naturwissenschaft aus einem Axiome oder obersten Grundsatze abzuleiten, weil die Erfahrung nirgends den Anfang und nirgends das Ende der Dinge zeigt und keine Fundamentalerscheinung, kein oberstes Gesetz uns nachweist.

Die Philosophen verschmähten es, das Studium der Natur bei den Erscheinungen zu beginnen, sie nahmen gewisse Kräfte als die Ursachen der Erscheinungen an und bildeten sich ein, durch diese Kräfte das Wesen der materiellen Welt erklärt zu haben.

Die menschliche Einbildungskraft erzeuge keine Naturerscheinungen, die vom Menschen statuierte Kraft sei nicht die Ursache der Körperwelt. Die Physiker verstünden unter Kraft und Kräfte die unbekannte Ursache gewisser Erscheinungen, ohne dieselben durch Annahme solcher Kräfte erklären zu wollen. Der Physiker halte die Erscheinung A für erklärt, wenn er die Erscheinungen B und C kenne, auf welche die Erscheinung A unmittelbar, das ist ohne die Zwischenkunft irgendeiner anderen Erscheinung, eintrete. Nach logischen Gesetzen heißen sodann die Erscheinungen B und C die Ursache und die Erscheinung A die Wirkung.

Warum aber jedesmal die Erscheinung A auf die Erscheinungen B und C erfolge, das ist die innere Ursache der Erscheinungen, zum Beispiel der chemischen Verwandtschaft, liege außerhalb der Grenzen unseres Begreifens. Es gebe keinen Weg, die innere Ursache der Erscheinungen zu ergründen, und kindisch sei das Beginnen, sie durch willkürlich angenommene Kräfte finden zu wollen.

Wer nach diesen Prinzipien den Wert der Medizin als Naturwissenschaft abschätze, werde bald gewahr werden, daß in der alten Medizin wohl eine Fülle kostbarer empirischer Kenntnisse, aber nicht eine Spur einer richtigen Theorie gefunden werden könne. Es käme ihm nicht in den Sinn, einen vergeblichen Kampf gegen die Vergangenheit zu führen, sondern lediglich hinzuweisen auf die vollendete Tatsache.

Möge man sein Urteil unbillig nennen, sobald jemand durch Versuche erwiesen haben wird, daß die scharfe schwarze Galle vom geschmolzenen härteren und die gelbe vom verflüssigten, zarteren Fleische entstehe, daß die kontinuierlichen Fieber dem Überwiegen des Feuers, die intermittierenden Quotidianfieber dem Vorwalten der Luft ihren Ursprung verdanken, daß das Aufbrausen des Salzes, die Verbrennung des Schwefels, die Gerinnung des Merkurs die letzte Ursache der Krankheit seien oder der Archäus im Magen seinen Sitz habe usw.

Die medizinischen Systeme in neuerer Zeit könnten in Beziehung der Leerheit ihres Inhaltes jenen der Alten ungescheut angereiht werden. Den Höhepunkt des Abenteuerlichen habe aber die naturphilosophische Schule erstiegen. Es kostete ihr nichts weiter, als die Namen einiger Kräfte auszusprechen, diesen Kräften eine dem Namen entsprechende Wirksamkeit zuzuteilen, diese Wirksamkeit durch Beinamen, Zusätze, Erläuterungen und Beschränkungen verschiedenartig zu modulieren und endlich zu behaupten, daß dadurch die Natur der tierischen Körper, der Mensch, dessen Krankheiten und deren Heilmittel produziert werden.

Ihre, wenn auch nur kurz andauernden Erfolge beweisen, daß den Gelehrten jener Zeit das Verhältnis zwischen der Natur und dem Menschengeiste nicht klar gewesen sei. Hätte die Naturphilosophie mit ihren schöpferischen Kräften sich an leichtere Werke gewagt, die auch dem Urteile des Nichtgelehrten erfaßbar, hätte sie sich zum Beispiel zur Konstruktion von Uhren, von Dampfmaschinen usw. herabgelassen, so wäre sie schon beim ersten Versuche vor dem gemeinen Menschenverstande erlegen.

Richtigen Theorien konnten nur diejenigen Männer Eingang in die Medizin verschaffen, welche den eitlen Gedanken aufgegeben, alle Erscheinungen von irgendeinem Grundgesetze ableiten zu können. Daß in der Erforschung der Erscheinungen des tierischen Organismus die Physiologen vorangingen, sei bekannt, und doch vergingen mehrere Jahre, bis die Pathologen ihnen nachfolgten.

Es würde zu weit führen, darzutun, wie und durch welcher Männer Arbeit und Genie in der neueren und neuesten Zeit die Medizin zur reellen Pflege gelangt sei; eine Andeutung der Prinzipien ihrer gegenwärtigen Bildungsmethode möge genügen.

Die Erscheinungen am tierischen Körper, mithin auch die Symptome, welche der erkrankte Mensch darbiete, gehörten entweder vor das Forum der Physik und Chemie oder entzögen sich den uns bisher bekannten Gesetzen derselben und seien dem tierischen Organismus eigentümlich. Zum Verständnisse der physikalischen Erscheinungen am tierischen Körper diene als Hauptstütze die Anatomie, sowohl die physiologische als die pathologische.

Es liege nahe, den tierischen Organismus als ein wundervolles Werk der Mechanik anzuerkennen. Die Wirkungen einer Maschine könnten aber nicht verstanden werden ohne genaueste Kenntnis aller einzelnen Teile, und ebenso sei zum vollen Verständnisse der Wirkungen des tierischen Organismus, soweit sie nach mechanischen Gesetzen erfolgen, die vollkommenste Kenntnis aller einzelnen Organe, das ist Anatomie, erforderlich.

Mit der steigenden Ausbildung der Anatomie werde uns aber das Ungenügende unserer physikalischen Kenntnisse zur Erklärung der tierischen Vorgänge immer deutlicher zum Bewußtsein gebracht und wir daher angespornt, die physikalischen Erscheinungen am lebenden tierischen Körper selbst zu erforschen und dabei alle, uns in der Physik zu Gebote stehenden Hilfsmittel in Anwendung zu ziehen. Bekannt seien in dieser Beziehung die Leistungen der Physiologen durch ihre Versuche an lebenden Tieren, weniger bekannt sei es aber, und von den Physiologen bisher fast geleugnet, daß einige Pathologen der jüngsten Zeit durch richtige Schätzung der Krankheitserscheinungen eine reiche Quelle zur Aufklärung der physikalischen Prozesse des tierischen Organismus eröffnet.

Die Anatomie, die physiologische nicht minder als die pathologische, biete ferner das Band zur Verknüpfung der dem Organismus eigentümlichen Erscheinungen, die weder physikalisch noch chemisch sind. Ausführlich habe dies Professor Rokitanksy in seiner Einleitung zum Handbuche der pathologischen Anatomie auseinandergesetzt, und er füge bloß hinzu, daß die Quellen unserer Kenntnisse über die dem Organismus eigentümlichen Erscheinungen eben wieder die Versuche an lebenden Tieren und die Beobachtungen an kranken Menschen seien.

Beobachtungen und Versuche an kranken Tieren, in dieser Absicht angestellt, die in jeder Beziehung bedeutende Resultate versprechen, wären, so viel ihm bekannt, bis jetzt noch wenig ausgebeutet worden.

Ein strenges und methodisches Studium der chemischen Prozesse des tierischen Organismus sei erst in jüngster Zeit angeregt worden. Die Kenntnisse der Veränderungen, welche die organische Materie vom Augenblicke ihres Eintrittes in den tierischen Organismus bis zu ihrem Austritte erleidet, sei ohne Zweifel von höchster Wichtigkeit, doch dieser Teil der Naturwissenschaft liege noch in der Wiege, und es lasse sich zur Stunde gar nicht mit Wahrscheinlichkeit beurteilen, ob und wann der menschliche Forschertrieb auf diesem neuen Gebiete zu fruchtbringenden Erfolgen gelangen werde.

Der Geist der von ihm gewählten Methode im Studium der Medizin lasse sich kurz in folgendem zusammenfassen: Aufgegeben sei der Gedanke, die Grunderscheinung des Lebens zu enthüllen — ein Lebensprinzip aufzustellen — da die Erfahrung nirgends eine solche Fundamentalerscheinung nachweise; und bei der Erforschung der Gesetze des tierischen Organismus seien dieselben Hilfsmittel anzuwenden, welche Physik und Chemie zur Ermittlung der Gesetze der anorganischen Welt anzuwenden pflegen.

Wenn aber jemand die Frage stellen würde, welche Früchte die belobte Methode bisher zu zeitigen vermochte, so wäre die Antwort Sicherheit der Diagnose und eine einfachere und humanere Therapie.

Die heutige Medizin besitze bereits eine solche Fülle von reellem Wissen, daß zu ihrer Erlernung ein eifriges mehrjähriges Studium erfordert werde. Sie halte aber keinen Vergleich aus mit der übernatürlichen Weisheit, deren sich die alten Ärzte rühmten, die man aber vergebens in ihren Schriften suche; die heutige Medizin mißfalle ferner denjenigen Ärzten, die, nicht einmal ahnend, daß ihr Verlangen nicht erfüllbar sei, nichts vom ärztlichen Wissen verlange als einige Rezepte zur Heilung ihrer Kranken.

Wenn aber die heutige Medizin vielen Kranken noch unvollkommen erscheine, so sei dies ein Gebrechen, das sie mit der Medizin der alten und aller künftigen Zeiten gemeinschaftlich habe.

Es erübrige noch, nunmehr von der Aufgabe eines ärztlich-klinischen Institutes zu sprechen.

Die medizinische Klinik sei:

I. Eine Unterrichtsanstalt für Studierende.

II. Eine Anstalt zur Fortbildung der Medizin.

1. Die Studierenden sollen zur Erforschung der Verrichtungen des Organismus angeleitet werden, um das Abnorme zu erkennen und den Grund des anomalen Zustandes zu ermitteln. Ebenso sollen sie in Auffindung der Form und Struktur der inneren Organe und in Untersuchung der Exkrete und des Blutes eingeübt werden. Die Kenntnis des ersteren lehre zwar die Anatomie, allein das Auffinden und Bestimmen der Form und Struktur der

Organe am lebenden Individuum, am Kranken, könne nur auf der Klinik gelehrt werden.

Die Untersuchung der Exkrete, des Blutes und der tierischen Substanz bilde zwar die Aufgabe der medizinischen Chemie, solange aber dafür keine selbständige Kanzel bestehe, komme es den klinischen Professoren zu, den Studierenden die in die Pathologie und Therapie einschlägigen chemischen Kenntnisse mitzuteilen.

2. Die Studierenden sollen die organischen Verrichtungen untereinander und mit dem materiellen Zustande der Organe an gegebenen Individuen zu vergleichen lernen und auf diese Weise gelehrt werden, Gesundheit und Krankheit, Form, Grad und Dauer der Krankheit, Heilung u. dergl. im Einzelfalle aus womöglich objektiven Zeichen zu erschließen.

3. Es sollen die Kräfte der Arzneien aus ihren an den Kranken wahrnehmbaren Wirkungen dargetan und zugleich die Anweisung gegeben werden, den Heilplan der Verschiedenartigkeit der Individuen anzupassen.

4. Da die Medizin noch fern von jener Entwicklungsstufe stehe, um in jedem Falle aus richtigen Theorien ihr Urteil zu schöpfen, so bleibe die möglichste Erläuterung der empirischen medizinischen Kenntnisse die unerläßliche Pflicht des Klinikers.

Er gestehe übrigens offen ein, daß die Zahl der hiesigen Studierenden die Kräfte eines einzigen medizinisch-klinischen Instituts übersteige, und er wünsche, daß mehrere Kliniken, wie sie der verstorbene Freiherr v. Türkheim bei der Reform der medizinischen Studien beantragt, geschaffen werden möchten.

Mit dankbarem Herzen ergreife er hier die Gelegenheit, öffentlich das Gefühl seiner Ehrfurcht vor dem genialen Manne auszusprechen, der — ein zweiter Van Swieten — an einer nicht dem Fortschritt nachhinkenden, sondern den Fortschritt erweckenden Reform des medizinischen Studiums in Österreich seit Jahren arbeitete und an deren Ausführung nur durch seinen Tod gehindert werden konnte.

Was die andere Verpflichtung des medizinisch-klinischen Instituts anbelange, die Weiterbildung der Medizin, so teile sie diese mit den übrigen Abteilungen des Krankenhauses, ja diese stünden sogar durch ihren größeren Reichtum an Kranken ihm gegenüber im Vorteile. Dieser anscheinende Nachteil verschwände jedoch bei genauerer Betrachtung, indem es unter gewissen Beschränkungen in unserem Spitale jedem Arzte gestattet, mithin auch dem klinischen Professor nicht verboten sei, die Kranken zu beobachten.

Am Schlusse seiner Vorlesung erlaube er sich noch die Bemerkung, daß er den Gebrauch der lateinischen Sprache beim klinischen Unterricht nicht billige und diese hemmende Methode zu beseitigen versuchen werde [3].

---

[3] Skoda richtete im Oktober 1846 nachfolgenden Brief an seinen Bruder Franz, späteren Sanitätsreferenten von Böhmen:

Lieber Bruder!

Mit 15. d. habe ich die Professur angetreten, und nach und nach schwinden die Hoffnungen und Befürchtungen der alten Praktiker und Apotheker. Die Hoffnungen insoferne, als sich einzelne Leute mit der unsinnigen Idee herumtragen, ich würde die Professur nicht anzutreten wagen, oder doch eine starke Sinnesänderung eintreten lassen; die Befürchtungen insoferne, als in dem Kurieren und Rezeptieren der Wiener Ärzte für jetzt noch keine derartige Änderung, wie die Apotheker in ihrer Angst besorgten, bemerkbar ist. Ich muß gegenwärtig noch lateinisch vortragen, habe aber um Beseitigung des Lateins bereits, natürlich abermals beim Kaiser, eingereicht. Die Zahl der Mediziner ist stets sehr groß; die Lage der Ärzte wird stets mißlicher, dessenungeachtet wird die beantragte Reform des medizinischen Studiums noch lange auf sich warten lassen...

Meine Klinik ist leider überfüllt. Außer den Studierenden, 120 etwa an der Zahl, kommen wenigstens jetzt viele jüngere Doktoren und Fremde. An die eigentliche Abrichtung der Schüler ist demnach jetzt noch nicht zu denken. Nach einem Jahre werde ich jedenfalls auf Errichtung einer zweiten Klinik antragen, damit Quartaner und Quintaner gesondert bleiben. (Wiener medizinische Wochenschrift 1912, Nr. 1, Briefe von Joseph Skoda über seine Ernennung zum Professor der Medizin in Wien. Mitgeteilt von Dr. H. v. Schrötter.)

Das medizinische Wien.
Korrespondenzmitteilungen von Dr. Gerster, praktischem Arzte und Augenarzte in Regensburg[1]).

Erster Brief.

(Archiv für physiologische Heilkunde, VII. Jahrgang, Stuttgart 1847, S. 320 bis 329.)

Die Besteigung der Lehrkanzel der speziellen Pathologie und Therapie und der medizinischen Klinik in Wien durch Skoda, seitherigen Primararzt im Allgemeinen Krankenhause, ist jedenfalls in der Medizin ein wichtiges Ereignis, das von manchen wohl befürchtet, aber von noch viel mehreren gewünscht und gehofft wurde. Während meines jüngsten Aufenthaltes in Wien hörte ich nach des Klinikers Lippich Tod ziemlich allgemein Skoda als den Mann unter den österreichischen Ärzten bezeichnen, der würdig wäre, den Thron der medizinischen Cäsaren in Wien einzunehmen und Nachfolger eines Stoll, Frank, Hildebrand zu werden. — Skoda, ein Hauptförderer der neuesten medizinischen Richtung in Wien, der pathologisch-anatomisch und physikalisch-chemischen, ist jetzt Repräsentant dieser Schule in praxi, und mit Skoda und durch seine Erhebung zum

---

[1]) In einem Briefe an den Regensburger Arzt und einstigen Wiener Studiengenossen Dr. Karl Gerster schreibt Wunderlich (27. Oktober 1846): „... Ihre Artikel über Wien sind gewiß willkommen und würden am besten in Form größerer Korrespondenzen sich eignen, ich denke je eine über Skoda, Hebra etc.... Wird Skoda, seit er offiziell Klinik halten muß, wohl endlich etwas mitteilsamer werden ? Mir kommt es vor, die Herren in Wien fangen an, die eigene wirkliche oder eingebildete Größe und Wichtigkeit nicht mehr recht ertragen zu können. Es wäre ganz gut, wenn einmal das jetzige Treiben dort, das, soviel ich — freilich nur von einzelnen zurückkehrenden Kandidaten und neugebackenen Doktoren — höre, eine Mischung von Stagnation und Selbstüberschätzung zu sein scheint, etwas näher betrachtet würde..." (Vgl. Münchener Medizinische Wochenschrift 1904, Sudhoff, „W. Griesinger als Redakteur".)

klinischen Professor an einer der ersten und ruhmvollsten medizinischen Kliniken hat diese Schule, in welcher Rokitansky immer mit ehrendster Anerkennung zu nennen ist, ihr höchstes Ziel erreicht: Die Anerkennung und Würdigung ihres Strebens und Wirkens und die Aufgabe, Schüler in ihrem Geiste und Sinne, ihrer Anschauung und Auffassung, ihrer Denk- und Handlungsweise zu bilden. Sie vermag sich jetzt hiedurch eine gewaltige Herrschaft gegen und über alle ihr entgegenstehende und -strebende Schulen zu begründen. — Auf die praktische Medizin hat diese Schule bereits großen Einfluß geäußert, viel medizinischer Köhlerglauben, der sich in der Medizin fortgeerbt, vieles, das nur in der Phantasie, nicht in der Wirklichkeit bestand, viele veraltete Vorurteile verdanken bereits dieser Schule ihre Aufklärung; sie erstrebt jetzt besonders durch die physiologische und pathologische Chemie eine weitere Aufhellung der organischen Prozesse, und sie sucht auch dadurch Indicata in ihrer Therapie zu erhalten, da sie die Indikationen anderer Schulen meistens verwirft und den Erfolg und die Wirkung von Heilmitteln, ob in homöopathisch verdünnter oder in allopathisch verdickter Gabe, größtenteils leugnet. — Die pathologisch-anatomische Schule hat ihre vorzüglichsten Vertreter im Krankenhause, besonders unter den jüngeren Primarärzten und in noch größerer Anzahl unter den Sekundarärzten, während die älteren Primarärzte und Praktiker in der Stadt, obwohl in ihrer Therapie bedeutend vereinfacht und reformiert, doch mehr ihren eigenen Erfahrungen und noch der Schule, in der sie gebildet, zugetan sind. Diesen beiden (Allopathen) stehen die Anhänger der spezifischen Heilmethode (Homöopathen) gegenüber, welche ihr Krankenhaus in Gumpendorf[2]) und eine Anzahl von

---

[2]) Das Spital der barmherzigen Schwestern in Gumpendorf (Hauptstraße 195). Dasselbe wurde 1832 eröffnet. — Die ärztliche Behandlung leitete damals Dr. Fleischmann durchaus nach der homöopathischen Methode.

Bekennern in der Stadt haben; während die ersten die Vis
medicatrix als einzige Erretterin hochpreisen und mit den
Heilwirkungen der Mittel wenig oder gar nicht vertraut
scheinen, dem Kranken Geduld und Hoffnung und zum
Trost auch eine Scheinarznei verordnen, und während die
anderen oftmals gleich mit großem und kleinem Apparate,
mit schwerem und leichtem Geschütze heranrücken und die
Kranken lege artis malträtieren, so geben die Spezifiker
ihre Heilmittel in kleiner, der allgemeinen oder lokalen
(Organ-) Erkrankung angepaßter und unschädlicher Dosis
und angenehmer Form, und haben sich bereits ein großes
Publikum erworben. Auch der Wasserfreunde und Hydropathen zählt Wien viele, und da das Wasser in vielen Krankheiten, und besonders in denen der Haut, wahrhaft spezifisch
wirkt und heilt, so findet es auch vielfache Anwendung
und Anerkennung seiner Heilkraft[3]).

[3]) Die Wasserheilkunde war in Wien zwar schon durch Fröhlich
und Mauthner eifrigst propagiert worden (vgl. Fröhlich, Abhandlung über den Nutzen des kalten und lauen Wassers usw. Wien
1820, Mauthner, Heilkräfte des kalten Wasserstrahls, Wien 1837),
dennoch war es erst dem „Naturarzt", Vinzenz Prießnitz (†1851)
in Gräfenberg beschieden, der Messias der Hydrotherapie zu
werden. Daß zu einer Zeit, wo die alte dogmatische Heilkunde zusammenbrach und sich ein therapeutischer Skeptizismus geltend
zu machen begann, die Leidenden dem schlesischen Bauer zuströmten,
um durch seine Panazee von ihrer „Ungesundheit" befreit zu werden,
ist sehr begreiflich. Ebenso nimmt es nicht Wunder, daß die damals
wissenschaftlich noch nicht erklärten, aber unleugbaren Erfolge der
Hydrotherapie die Vorkämpfer des therapeutischen Skeptizismus,
beziehungsweise Nihilismus in ihren Anschauungen bestärken mußten.
Das gleiche Verhältnis bestand zur Homöopathie, welche seit
den dreißiger Jahren in Wien bedeutend an Terrain gewonnen hatte.
„Der überlegene wissenschaftliche Standpunkt der neuen pathologisch-anatomischen Schule", sagt Petersen (Hauptmomente in der
geschichtlichen Entwicklung der medizinischen Therapie, Kopenhagen 1877, Seite 189), „und ihre absolute Verachtung alles alten
mystischen Dynamismus beförderten wahrscheinlich anfangs den
Einfluß der Homöopathie in indirekter Weise; diese erschien aber
zur rechten Zeit, um durch ihre dynamischen Arzneien alle diejenigen
Fälle zu ‚kurieren', gegen welche die kritische Wissenschaft hilflos

Um nach dieser Abschweifung wieder auf Skoda zurückzukommen, so ist es wohl überflüssig, die Verdienste zu erwähnen, welche sich derselbe um die Auskultation und Perkussion erworben und wie ihn hauptsächlich seine Leistungen hierin auf den Standpunkt erhoben, auf dem er jetzt steht. Ist die Auffindung und Einführung der Auskultation in die Medizin unbestritten des genialen Laënnec' Verdienst, so bleibt doch Skoda der Ruhm, die physikalischen Erscheinungen der Auskultation und Perkussion auf gesichertere physiologische und pathologische Basis gebracht und denselben einen besseren diagnostischen Wert gegeben zu haben. Skoda erhielt auch 1840 in Anerkennung seiner Leistungen im Gebiete der Brustkrankheiten einige Krankensäle zu Privatkursen und zum Unterricht in der Perkussion und Auskultation, diese Krankensäle wurden Brustkrankenabteilung getauft und Skoda als ordinierender Arzt ernannt. Sein Ruf hat seither stets eine Menge ausländischer Ärzte um ihn versammelt, zum Unterricht und Ausbildung in dieser Doktrin. Später wurde Skoda Primararzt und erhielt dann noch mehrere Krankensäle, doch blieben für die Kurse nur die zwei ursprünglichen Säle. In seinen Kursen beschäftigte sich Skoda damals ausschließlich mit der physikalischen Diagnose der Brustkrankheiten und deren Begründung, wobei er allerdings auch die andern pathologischen Symptome anführte. Über Therapie sprach er nichts, er war in derselben sehr wechselnd und so soll er es auch später gewesen sein. Großes Aufsehen machte damals die Punctio pectoris

---

war. Und die Homöopathie kurierte ihre Kranken wirklich, wenn auch nicht propter ihrer Dosen, so doch post. Hahnemanns Lehre übte also hier die wichtige Rückwirkung auf die naturwissenschaftliche Medizin, daß die Resultate der homöopathischen Praxis bezüglich der universellen Bedeutung der Naturheilkunde der Wiener Schule die Augen öffneten, zumal da die materialistisch-anatomische Grundanschauung der Schule die reelle Seite der homöopathischen Therapie, das psychische Moment nämlich, ganz verkannte."

bei Exsudatum pleuriticum[4]), welcher ich selbst gegen 30mal beiwohnte, die aber jetzt nur noch selten verrichtet wird. War ich bereits 1840 bei Skoda in die Lehre gegangen, so war ich auch nochmals sein Schüler im Dezember 1845 und Jänner 1846, wo Skoda seinen letzten Privatkursus gegeben hat. In dem frühern Kurse widmete ich meine Aufmerksamkeit besonders der physikalischen Diagnose der Brustkrankheiten und weniger Skodas Therapie, während ich jetzt beide mit gleicher Aufmerksamkeit verfolgte. Den Kurs hörte ich hauptsächlich deswegen nochmals, um sowohl Skodas seitherige Fortschritte in Diagnose, Physiologie, Pathologie und Therapie der Brustkrankheiten kennen zu lernen als mir auch über noch manches einzelne bessere Aufklärung zu verschaffen, dessen Unsicherheit ich erst in der Praxis kennen lernte, wo ich mich nicht durch Nekropsie belehren und überzeugen konnte.

So einig alle seine Schüler in der Achtung für sein diagnostisches Talent, sein Wissen und seinen Scharfsinn sind, so geteilt waren dieselben wieder in Beistimmung und Befolgung seiner Therapie[5]). So viel mir bekannt, ist Skoda

---

[4]) Über die Zusammenarbeit Skodas mit Schuh auf dem Gebiete der Empyemoperation vgl. Mediz. Jahrbücher des österr. Staates, Bd. 26, 27, 34 usw.

[5]) In der Hauptsache beschränkte sich Skoda darauf, den mechanischen chirurgischen Prinzipien auf dem Gebiete der inneren Medizin mehr Eingang zu schaffen, seinem therapeutischen Indifferentismus hat er weder in seinen Publikationen noch in seiner klinischen Lehrtätigkeit einen herausfordernden Ausdruck gegeben. Tatsächlich entstand aber später das weithin dringende Gerücht, daß Skoda die Zahl seiner Medikamente bis auf Aqua laurocerasi reduziert habe. Auch Virchow erwähnte in seiner Kritik der Wiener Schule das „Gerücht", welches Skoda den Verleugnern der Therapie zurechnete. Allerdings waren es einige Anhänger Skodas, welche den therapeutischen Nihilismus fast vorbehaltlos proklamierten, so namentlich Josef Dietl (seit 1841 leitender Arzt des neugegründeten „Bezirkskrankenhauses auf der Wieden", später Professor in Krakau) und der Prager Dozent (spätere Professor) Jos. Hamernjk. Das bemerkenswerte Aktenstück, in welchem Dietl über die alte Heilkunst den Stab bricht, veröffentlichte er 1845 in der „Zeitschrift der Gesellschaft

hierin bis jetzt noch zu keiner Norm gekommen, sondern durch fortwährenden Wechsel mit den Heilmitteln und Aufzeichnung und Vergleichung der Erfolge ist er dem Skeptizismus in der Therapie immer mehr verfallen und hat noch keine bestimmte Indikationen (verba ipsissima) aufgefunden. Was viele seiner seitherigen Schüler auch an ihm vermißten, war die Lust und Freude am Vortragen und Mitteilen der Resultate seiner Erfahrungen, und daß er von seinen Schülern immer etwas der Anregung zum Sprechen bedurfte, welche Eigenschaft er übrigens mit noch mehreren seiner Landsleute teilt, so wie auch die, daß seine Vorträge, in etwas gedämpfter Sprache gehalten, nur für seine nächste Umgebung hörbar sind. — Mit physiologischer wie pathologischer Chemie soll sich Skoda auch in den letzten Jahren vielfach beschäftigt haben, und in dem letzten Kurse ließ er den Harn vieler Kranken untersuchen. Doch worauf er eigentlich untersuchte und welche Resultate er überhaupt schon dadurch gewonnen, davon teilte er nichts mit; nur einmal äußerte er sich, daß die Chemie fast die einzige Wissenschaft sei, welche uns noch einige genauere Aufklärung der physiologischen und pathologischen Prozesse verschaffen könnte.

— — — — — — — — — —

Was die Therapie betrifft, die Skoda auf seiner Abteilung ausübte und die er vielleicht auch auf der Klinik jetzt ausüben wird, so will ich zuerst erwähnen, daß Skoda, soweit mir bekannt, die numerische Methode[6]) verfolgte und deshalb längere Zeit in bestimmten Krankheiten ein bestimmtes Mittel gab, dieses dann wieder verließ, dann längere

---

der Ärzte zu Wien"; darin wird eine scharfe Grenze zwischen empirisch-mystischer Kunst und Wissenschaft gezogen, ein radikales Programm für eine naturwissenschaftliche Therapie entworfen. Freilich waltet das Negative weitaus vor.

[6]) In Gefolgschaft der Pariser Schule. Es war zuerst Louis, welcher die schon von Laplace angedeutete Anwendung der numerischen Methode in der Medizin durchführte, um aus der Statistik der Heilwirkungen eine zuverlässige Therapie zu schaffen.

Zeit wieder ein anderes Mittel anwendete, dann wieder ein anderes und so fort und zuletzt die Resultate in bezug auf Tote und Genesene verglich... Die Resultate, die Skoda erhalten hat, sollen so ziemlich bei verschiedenen Mitteln die gleichen gewesen sein. Gewisses erfuhr ich jedoch hierüber nicht, da sich Skoda sowohl in seinem Kursus als beim Besuch seiner Abteilung darüber nicht äußerte. Ob Skoda die Therapie, wie er sie damals ausübte, später als die beste und zweckmäßigste erkannte, kann ich also nicht mit Bestimmtheit angeben. — Typhuskranke gab es besonders im Oktober, November und Dezember 1845 viele im Krankenhaus, alle medizinischen Abteilungen hatten davon in großer Zahl. Die Mortalität war auch ziemlich stark, in der Leichenkammer gab es darin reiche Ausbeute, und Skodas Abteilung lieferte dazu kein geringeres Kontingent als die anderen Abteilungen... Chinin, von vielen Seiten bei Typhus noch immer empfohlen, sah ich von Skoda nicht anwenden, wohl aber auf den Abteilungen von Seeburger und Bittner. Kalomel, das vielgepriesene, ebenfalls nicht, auch auf den anderen von mir viele Monate besuchten medizinischen Abteilungen von Seeburger und Bittner war es ad acta gelegt. Von dem großen Heer der sogenannten Nervina, Tonika, Roborantia sah ich von Skoda auch keine Anwendung. Die einzigen Mittel, die ich von ihm anwenden sah, waren, innerlich: mineralische Säuren und Opium, und äußerlich: Waschungen mit Essig und kaltem Wasser; Säuren im Kongestivstadium und mehr gelindem Verlaufe, Opium im nervösen Stadium, bei Delirien und stärkeren Diarrhöen. Emetica, Eccoprotica, Laxantia sah ich auch keine anwenden, weder im gastrischen noch im Kongestivstadium.

— — — — — — — — — — — — —

Die Pneumonieen behandelt Skoda gewöhnlich ohne Venäsektion, nur ausnahmsweise oder vielleicht versuchsweise scheint er noch eine zu machen, und ich sah starke

Pneumonieen mit allen Symptomen einer sehr heftigen Inflammation durch Puls, Hitze, Durst, Husten, Druck und Stechen in der Brust, safrangelbe Sputa usw. bei kräftigen, jugendlichen Individuen ohne Aderlässe heilen, doch wie unter allen Behandlungen, auch wieder einzelne sterben. Jedoch verglichen die Resultate mit und ohne Venäsektion, bekommt man ein besseres ohne Venäsektion bei dem Gebrauche innerer entsprechender Mittel. Wer Gelegenheit hatte, zugleich die blutige und die unblutige Behandlung der Entzündungen zu beobachten und die Erfolge und Endresultate zu vergleichen, wird sicher, durch bessere Erfahrung belehrt, jetzt Lanzette und Schnepper ruhen zu lassen[7]. Vom Jahre 1840, wo ich den Kursus bei Skoda hörte, ist mir noch erinnerlich, daß sich seine Behandlung der Pneumonieen nicht wesentlich von der anderer Abteilungen unterschied. Damals herrschte noch allgemein das Reich des Tartarus[8]. Aber von dem vielen Aderlassen war man schon bedeutend abgekommen und legte dem Tartarus die Heilwirkungen und halbe Entbehrlichkeit der Venäsektion bei... Dann kam die Herrschaft des Quecksilbers, und alles wurde gekalomelt. Soweit mir bekannt, wendete Skoda auch vielfach dasselbe an, doch muß es seinen Hoffnungen nicht entsprochen haben, weil er es wieder verlassen hat. Sublimat Gr. $\frac{1}{4}$ in 24 Stunden, abwechselnd mit Pulv. Doweri ist das einzige Quecksilberpräparat, welches ich von Skoda in den Monaten Dezember 1845 und Jänner 1846 anwenden sah. Und zwar einmal bei Pneumonia biliosa und dann bei einem bejahrten Manne mit Pneumonie von asthenischem Charakter. Hautreize sah ich von Skoda auch keine anwenden. Sein jetziges Kurver-

---

[7] Bei der Rolle, welche die Venäsektion in der bisherigen Therapie gespielt hat, ist es begreiflich, daß durch das Aufgeben derselben die alte Medizin die schwerste Erschütterung erfuhr.

[8] Tartarus emeticus (Brechweinstein), weinsaures Antimonoxydkali.

fahren gegen Pneumonieen oder vielmehr Pleuropneumonieen, wie ich dasselbe anwenden sah, war in dem Kongestiv- und ersten Entzündungsstadium Nitrum scr. j pro die. Im Stadium der Hepatisation mineralische Säuren, abwechselnd mit Pulv. Doweri, bei hinzugetretenem Status nervosus Tinct. opii scr. j pro die. Örtlich auf die Brust manchmal feuchtwarme Kataplasmata... In Behandlung des pleuritischen Exsudats hat Skoda gegen früher seine Ansichten auch geändert, so daß er die Punctio pectoris nur noch ex indicatione vitali da vornimmt, wo wegen der Größe des Exsudats auf die Möglichkeit der Resorption nicht mehr gehofft werden kann und der Kranke in beständiger Orthopnoe und Erstickungsgefahr ist. Aber vorausgegangene Erkrankung der Lunge, besonders tuberkulöse Infiltration sowie langes Bestehen des Exsudats und dadurch vollkommene Kompression sind immer Kontraindikationen gegen die Punktion, auch wenn das Exsudat den ganzen einseitigen Brustraum ausfüllt, weil eine komprimierte Lunge sich nicht schnell, sondern nur langsam wieder ausdehnen kann. Im Jahre 1840 war ich bei 30 Punktionen anwesend, und während meines letzten Aufenthaltes in Wien vom Oktober 1845 bis Mitte Juli 1846 ist dieselbe, soweit mir bekannt, nur zweimal im Krankenhaus gemacht worden. Das Resultat der an Exsudatum pleuriticum Wiedergenesenen soll, seitdem die Punctio pectoris auf obige Indikationen festgestellt, ein viel günstigeres sein als früher. Skoda spricht jetzt seine Erfahrung beim pleuritischen Exsudat dahin aus, daß Ruhe und Regulierung der Diät das beste hiebei sei. Durch Venäsektionen, Laxire, Brechmittel finde wohl eine Verminderung der organischen Masse statt, ob aber dieses gerade auf das Exsudat einwirke, sei nicht erwiesen, und die Resorption hänge ab von der Beschaffenheit der feinsten Gefäße. Die Mittel, die ich von Skoda demnach anwenden sah, waren Extract squill Gr. vj, Aq. commun. unc. vjjj; Inf. digit. Gr. xjj, Colat unc. vjjj.

Auch Säuren, Acid. sulphur. dil., Acid. muriat. dil. scr. j pro die wendete er manchmal an, oft gab er auch Pulv. Doweri, Opium überhaupt scheint seine Panazee geworden zu sein, und Pulv. Doweri wurde auch immer in Masse vorrätig gehalten, und jeder unruhige oder beunruhigte Kranke wurde damit beruhigt. Gegen heftigen Hustenreiz gab er auch manchmal Aq. laurocerasi dr. jj in Aq. commun. lib. j. Äußerlich wendete er auch noch manchmal Einreibungen von Ung. ciner. in die leidende Seite an.... Die Behandlung der Tuberkulosen von Skoda unterscheidet sich nicht viel von der an anderen Abteilungen gebräuchlichen. Wo überhaupt im Wiener Krankenhaus einmal Tuberkulosis an der Tafel steht, wird die Fristung und etwaige Heilung ganz der Natur anheimgestellt. Pulv. Doweri war das einzige Mittel, welches Skoda seinen Tuberkulosen gab. Nebstbei erhielten dieselben auch in Abwechslung einen halben Skrupel von Extr. gram. centaurei minor. millef. tarax., saponar., dulcam., ich glaube aber aus keiner anderen Indikation als zur Beruhigung des Kranken, ut habeat aliquid. Gegen Hämoptor sah ich doch auch einmal Inf. herb. digit. geben. — Bei Febris rheumatica und Peri — und Endocarditis ist Skoda auch von seiner früheren Behandlung (Tart. stib. und kalte Umschläge auf die leidenden und schmerzhaften Gelenke) abgekommen. Ich habe mir zwei Fälle notiert. In einem Falle von Febris rheumatica und Endo- und Perikarditis mit deutlichem Reibungs- und Blasebalggeräusch wendete Skoda durch die ganze Dauer der Krankheit nichts an als Oxym. squill unc. j, Aq. commun. unc. vjjj. und der Kranke ist bald und vollkommen genesen. In dem anderen Falle war es dieselbe Behandlung wie bei Pneumonieen, zuerst Nitrum, dann Acid. sulphur. dil. abwechselnd mit Opium, wobei der Kranke auch vollkommen genas. Bei Hydrops und seröser Dyskrasie infolge von Herzkrankheiten wendete Skoda ebenfalls mineralische Säuren an. Von Peritonitis und Metritis kamen auch mehrere

Fälle auf die Abteilung von Skoda. Überhaupt hatte im Herbste 1845 und Frühjahr 1846 das Puerperalfieber auf der geburtshilflichen Abteilung, welches da endemisch ist, wieder einen perniziösen Charakter; die Abteilung von Rokitansky war täglich damit belegt und Peritonitis, Phlebitis, Metritis war täglicher Befund. Die Behandlung von Skoda bei solchen puerperalen Krankheiten war ähnlich der des Typhus mit Opium.

Zweiter Brief.
(L. c. Seiten 468 bis 480.)

Im Wiener Allgemeinen Krankenhause bestehen zwei medizinische Kliniken, eine für Mediziner, die andere für Chirurgen, und ebenso zwei chirurgische Kliniken. Professor der Klinik für Mediziner war Lippich, früher Professor der Klinik in Padua[9]) und bekannt als guter Diagnostiker und Lateiner sowie durch seine Anhänglichkeit an magnetische Behandlung. Nach dessen Tod im Anfange dieses Jahres bis zu Skodas Ernennung wurde die Klinik vikariiert durch Professor Raimann, Vorstand der medizinischen Kliniken für die Chirurgen, einem Neffen des k. k. Leibarztes, der das bekannte siebenauflagige (!) Handbuch über spezielle Pathologie und Therapie geschrieben[10]). Vorstand und Professor der chirurgischen Klinik für Mediziner ist Wattmann, ein Mann von umfassendem Wissen und Erfahrung, zugleich Leiter des Instituts für Operateure, der Pflanzschule fast aller tüchtigen österreichischen Chirur-

---

[9]) Lippich hatte eine Geschichte der medizinischen Unterrichtsanstalten in Padua verfaßt. Von seinen sonstigen Schriften wären zu erwähnen eine medizinische Topographie Laibachs, ein Werk über die schädlichen Folgen des Mißbrauches geistiger Getränke (Dipsobiostatik), Erfahrungen im Gebiete der Psychiatrie.

[10]) Joh. Anton Raimann wurde Wawruchs Assistent, 1843 Professor und Vorstand der inneren Klinik für Wundärzte, die er bis zu seinem Tode (1857) leitete. Das Handbuch Joh. Nepomuk Raimanns war 1816 zum ersten Male erschienen.

gen und Operateure; Vorstand der chirurgischen Klinik für Chirurgen, Landärzte und Bader ist Professor Schuh[11]), rühmlichst bekannt als ärztlicher Schriftsteller wie als wissenschaftlicher Praktiker und Chirurg. Meine Zeit erlaubte mir nicht, diese Kliniken öfters zu besuchen, auch ist die Zahl der Zuhörer immer so groß, daß für den einzelnen gewöhnlich mehr als die Hälfte der Vorträge aus den Operationen für Ohr und Auge verloren geht. Einen Ersatz dafür fand ich durch den Besuch der medizinischen Abteilungen von Seeburger[12]) und Bittner[13]) und der chirurgischen Abteilungen von Schuh und Sigmund[14])....

... rühmend muß icn zuerst die freundschaftliche Aufnahme anerkennen, die allen Kollegen, die in ärztlicher Ausbildung sich in Wien aufhielten, stets von den erwähnten Primarärzten zuteil wurde. Die Visiten werden von allen Primarärzten meistens zu gleicher Zeit gemacht, in der Regel nach 7 Uhr, nur Sigmund und Seeburger beginnen im Sommer wie Winter schon nach 6 Uhr und machen es dadurch möglich, daß man nach ihrer Visite, vor den Sektionen noch eine andere Abteilung besuchen kann... Seeburger, k. k. Rat, Vizedirektor des Krankenhauses, ein auch in der

[11]) Schuh, 1841 zum außerordentlichen Professor der Chirurgie ernannt, übernahm im folgenden Jahre die neu errichtete zweite chirurgische Klinik, die, ursprünglich nur für Zivil- und Landwundärzte bestimmt, sehr bald auch von den Studierenden der höheren Kategorie und von ausländischen Ärzten besucht wurde.

[12]) Seeburger, gewesener Assistent Raimanns, war 1830 bis 1847 als Primararzt, von 1834 an auch als Vizedirektor des Allgemeinen Krankenhauses tätig. Seine Abteilung wurde häufig von Fremden besucht, da er mit der Visite einen fast klinischen Vortrag verband.

[13]) Felix Bittner wurde 1837 Primararzt. Auch seine Abteilung wurde häufig von fremden Ärzten besucht, da dort viele Versuche mit neuen Medikamenten gemacht wurden.

[14]) Carl Sigmund wurde 1842 zum Primarchirurgen im Allgemeinen Krankenhause ernannt. Die vierte chirurgische Abteilung, die er übernahm, suchte er vor allem durch hygienische Verbesserungen und Anschaffung chirurgischer Instrumente auszugestalten. 1844 wurde ihm die Erlaubnis erteilt, Vorlesungen über Chirurgie zu halten.

Stadt beliebter Arzt, gilt, wie mir von Laien erzählt wurde, bei diesen für besonders glücklich in der Behandlung des Nervenfiebers. Ich sah ihn seine Typhuskranken meist ohne starke Eingriffe behandeln, ohne Emetica, Purganzen und Aderlässe; er gab Infuse von einigen Gran Ipecacuanha, im kongestiven und nervösen Stadium Aq. oxymuriat. und Elixir acid. Hall, bei abendlichen starken Exazerbationen und mehr intermittierendem Verlauf Chinin Gr. vj. p., die, bei starken Diarrhöen mit Alaun. Bei stets trockener und heißer Haut, größerer Erschöpfung besonders durch profuse Diarrhöen wurden Kamphor und Alaun innerlich und Alaunklistiere (unc. ij) angewandt. Bei steter, besonders nächtlicher Unruhe Opium, bei starkem Kollaps und fortwährend trockener Haut Moschus mit Kamphor; bei blutiger Diarrhöe Eisklistiere. Dabei nach Umständen kalte Umschläge auf den Kopf und kalte Waschungen des ganzen Körpers mit gleichen Teilen Essig und Wasser, so lange, bis Schweiße eintreten. Zur Abkürzung der Rekonvaleszenz hält See burger viel auf allgemeine laue Bäder... Die Behandlung der Entzündungen besteht auf Seeburgers Abteilung in der gewöhnlich gebräuchlichen Antiphlogose, jedoch mit wenigeren Aderlässen als früher; bei Pneumonie innerlich noch die frühere Behandlung mit Tart. emet. Die Lungentuberkulose wird keiner anderen als einer symptomatischen Therapie unterstellt... Unter den Primarärzten für medizinische Abteilungen ist wohl Seeburger (nach Skoda) in seiner Therapie der Einfachste, er hat auch gewiß Recht, da, wo er durch Heilmittel nichts zu nützen weiß, lieber nichts zu geben und dadurch wenigstens die Krankheit nicht durch unpassende Arzneien medikamentös zu komplizieren. See burger ist auch Vorstand der weiblichen syphilitischen Abteilung[15]), welche ich bei meinem ersten Aufenthalt in Wien (1840) öfter als diesmal besuchte. Damals und, soweit

---

[15]) Die andere syphilitische Abteilung (Männer) wurde vom Primararzt der zweiten medizinischen Abteilung F o l w a r c z n y geleitet

mir bekannt, noch jetzt, war die Therapie gegen blennorhoische Formen wie gegen ulzeröse und gegen primäre sowohl wie gegen sekundäre syphilitische eine nichtmerkurielle. Die Therapie gegen sekundäre syphilitische Leiden und in spezifischen Knochenleiden besteht, soweit mir bekannt, in Anwendung des Kali hydrojod. Dasselbe wird auch auf allen Abteilungen, medizinischen wie chirurgischen, gegen solche Formen angewendet.... Die medizinische Abteilung des Primararztes Bittner ist die größte des Krankenhauses und enthält gewöhnlich 300 bis 400 Kranke. Bittner beginnt seine Visite im Winter um 8 Uhr, Sommer um 7 Uhr. Die Abendvisite findet im Sommer um 5 Uhr, im Winter um 4 Uhr statt. Jeder, der einige Zeit diese Abteilung besuchte, wird sich diesem Arzte für seine freundliche und kollegialische Aufnahme zum Danke verpflichtet fühlen. Sein humanes Benehmen auch gegen Kranke verdient eine öffentliche Anerkennung, so wie auch auf seiner Abteilung am wenigsten Hader und Zank mit den Wärterinnen stattfindet, indem er bei nachlässigem Dienste Verweise und nötigenfalls Strafen niemals öffentlich, sondern bloß in Gegenwart seiner Sekundarärzte diktierte. Die Behandlung auf seiner Abteilung wird des Vertrauens wegen, welches die Kranken zu ihm haben, auch vielfach von denselben verlangt, besonders von chronisch Erkrankten und ebenso vielfach von alten Weibern und Männern, weshalb seine Abteilung auch immer viel von Tuberkulösen, Skirrhösen, Hydropischen, Asthmatischen usw. belegt ist. Im Wiener Krankenhause ist nämlich der humane Gebrauch, daß Kranke, welche ein besonderes Vertrauen zu einem Primararzte haben (deren gibt es, soviel mir bekannt, elf, vier chirurgische, sechs medizinische und einen auf der Abteilung für Hautkranke, Hebra), auf dessen Abteilung gelegt werden[16]),

---

[16]) Es gab 1846 sechs medizinische Abteilungen (Eisl, Folwarczny, Sterz, Seeburger, Bittner, Skoda) und vier chirurgische Abteilungen (Seibert, Mojsisovics, Schuh, Sigmund). Folwarczny war

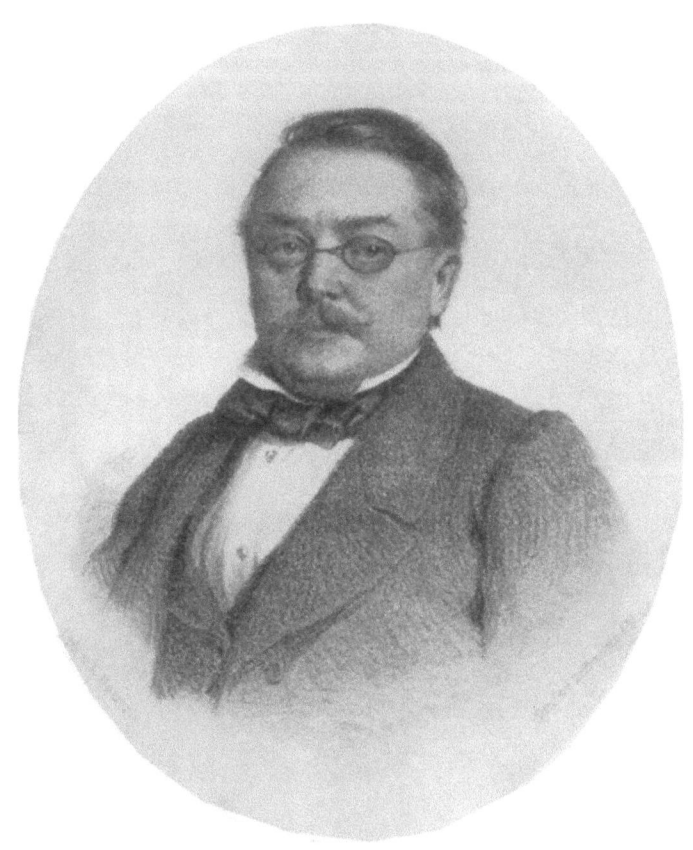

Ferdinand Hebra

auch wenn diese nicht an der Reihe des Krankenbeleges ist. Primarius Bittner, der übrigens alle Hilfsmittel einer fortgeschrittenen Diagnostik benützt, gehört zu den noch etwas mehr medizinierenden Ärzten, und er wendet besonders in chronischen Krankheiten mehr und mannigfaltigere Mittel an. Wie nun fast jeder Praktiker auf gewisse Heilmittel ein spezielles Vertrauen hat, weil er unter Anwendung Besserung und Heilung erfahren, so ist dieses bei Bittner mit den Schröpfköpfen der Fall. Ubi dolor, ibi cucurbitae — scheint häufig sein Wahlspruch, und das Signum pathognomicum der von Bittner zur Abteilung Rokitansky Gelieferten sind nur zu oft die Schröpfnarben... Ich will die Mitteilungen über die medizinischen Abteilungen der Allgemeinen Krankenhauses nicht schließen, ohne auch des Primararztes Mikschik zu erwähnen, dessen Abteilung, soweit mir bekannt, besonders für Frauenkrankheiten bestimmt ist. Mikschik ist ein tätiger, wissenschaftlich gebildeter und strebender Arzt und hat sich auch schon rühmlich als ärztlicher Schriftsteller bekanntgemacht[17]).

gleichzeitig Chefarzt auf den Zimmern für syphilitische Männer, Seeburger auf den Zimmern für syphilitische Weiber. Sterz stand auch der Aushilfsabteilung für Blatternkranke vor, Skoda war auch dirigierender Arzt auf der Abteilung für Hautkrankheiten. Die Abteilung für Augenkranke leitete Prof. Rosas. 1842 wurde Ivanchich ein Zimmer zur Behandlung von Krankheiten der Harnwerkzeuge eingeräumt. 1846 wurde Türck ordinierender Arzt der neugegründeten Abteilung von Nervenkrankheiten.

Ferdinand Hebra, der sich auf Anraten Skodas dem bisher in Wien wenig gepflegten Studium der Hautkrankheiten zuwandte, diente auf der Skoda unterstellten sogenannten Ausschlagabteilung seit 1841 als Hilfsarzt, seit 1842 als Sekundararzt. Als Sekundararzt leitete er die Abteilung ziemlich selbständig und eröffnete auch klinische Kurse über Hautkrankheiten, die sich alsbald eines regen Besuches der Studierenden und Ärzte erfreute. 1845 gab Skoda die Aufsicht über die Ausschlagabteilung gänzlich auf, und Hebra wurde zum ordinierenden Arzt derselben ernannt. Primararzt wurde er aber erst 1848.

[17]) Ed. Mikschik übernahm 1842 die bisher von Bartsch geleitete Abteilung, ihm oblag hauptsächlich die Behandlung der gynäkologischen Fälle.

...Die Gebäranstalt, welche sich gleichfalls im Allgemeinen Krankenhause befindet, ist in zwei Abteilungen geteilt. Die eine wird gleichzeitig zur Bildung von Hebammen verwendet und der Vorstand davon ist, soviel mir bekannt, Dr. Horn[18]). Vorstand der anderen und zugleich Professor der geburtshilflichen Klinik für Studierende ist Professor Klein, ein Mann von sehr umfassenden geburtshilflichen Kenntnissen und der größten Erfahrung, ein Schüler und früherer Assistenzarzt von Boër, dem Begründer der Wiener geburtshilflichen Schule[19]). Daß viele ausländische Ärzte besonders auch deshalb nach Wien gehen, um durch Besuch dieser großartigen Gebäranstalt, worin jährlich über 4000 Geburten vorkommen, sich in der Geburtshilfe weiter auszubilden, ist bekannt, und es muß mit Dank für die k. k. Hofstudienkommission anerkannt werden, daß sie auf eine Eingabe hin den ausländischen Ärzten gleich den Inländern einen praktischen Kursus im Gebärhaus durch zwei Monate (dessen Dauer) mitzumachen erlaubt und denselben auf so lang Aufenthalt und Bett im Gebärhause zu Dienst steht. Während solcher zwei Monate hat man nun vielfache Gelegenheit, sich im Touchieren zu üben, sich mit dem Verlauf regelmäßiger und unregelmäßiger Geburten (Wendungen, Zangengeburten, Blutflüssen usw.) vertraut zu machen, da doch im Durchschnitt in 24 Stunden 6 bis 8 Geburten vorkommen. Bei meinem ersten Aufenthalt in Wien 1840 hatte ich einen solchen praktischen geburtshilflichen Kursus mitgemacht. Diesmal hörte ich bei Dr. Franz Breit, dem Assistenten der geburtshilflichen Klinik von Klein ein Privatissimum über praktische Geburtshilfe. In diesem wurde die gesamte praktische Geburtshilfe gelehrt und zugleich an Frauen-

---

[18]) Diese Angabe ist unrichtig. Horn war 1822 bis 1840 Professor der theoretischen Geburtshilfe, während die zweite, das heißt die Klinik für Hebammen, seit 1842 von Bartsch geleitet wurde.

[19]) Joh. Klein wurde 1819 Professor der Geburtshilfe in Salzburg, 1822 in Wien.

leichen in Verbindung mit Kindesleichen (nicht an Phantomen) alles praktisch und dem natürlichen Hergange am ähnlichsten eingeübt. Ein solcher geburtshilflicher Kursus wird, meines Wissens, sonst nirgends so gegeben und könnte auch nur da so gegeben werden, wo, wie in Wien, eine solche Masse von erwachsenen und kindlichen Kadavern (Krankenhaus, Gebärhaus, Findelhaus) zur Disposition steht. Ich habe noch wenige Lehrer gefunden, die so voll Liebe und Eifer zu ihrem Fache durchdrungen und beseelt waren wie Dr. Breit, der unverdrossen mit allen seinen Schülern sich die größte Mühe gab und dieselben, gelehrige und gelenkische wie ungelehrige und ungelenkische, so lange einübte, bis sie mit der gesamten operativen Geburtshilfe vertraut waren... Die Grundsätze der Wiener geburtshilflichen Schule und vorzüglich deren praktischen Teil (Geburtsakt in physiologischer, pathologischer und therapeutischer Beziehung, mit Ausschluß der Schwangerschaft und des Wochenbetts) hat Dr. Breits Vorgänger und mein Lehrer während meines Aufenthaltes im Gebärhause 1840, Dr. Lumpe, in einem kleinen Werke: Cursus der praktischen Geburtshülfe, Wien 1843, sehr faßlich und praktisch zusammengestellt.... Daß in der Gebäranstalt das Kindbettfieber՝ fast immer endemisch und manchmal auch epidemisch hauset und fast täglich seine Opfer nimmt, habe ich schon früher erwähnt. Soweit mir jedoch bekannt, hat sich dasselbe nur auf der ersten geburtshilflichen Abteilung, nämlich der von Professor Klein, eingenistet, und alle möglichen Bemühungen, durch Reinigung, Räucherung, wiederholtes Austünchen und Aufwaschen, Wechsel der Krankensäle usw. sowie alle möglichen therapeutischen Versuche haben gegen dasselbe noch nichts gefruchtet... Daß der Aufenthalt für Schwangere in einem Krankenhause, wo stets gegen 2000 Kranke sich befinden, auf die Blutmischung einwirke und die Disposition zur Febris puerperalis steigere, kann man wohl annehmen... Auffallend ist es immer, daß auf der zweiten geburtshilflichen Abteilung solche puerperale Erkrankungen nur selten vorkommen, und wenn sie auch vorkommen, nicht so letal sein sollen. Manche wollen in der Lokalität der ersten geburtshilflichen Abteilung und deren Behaftung mit einem puerperalen Kontagium den Grund der häufigen Erkrankung finden, andere sagen, daß auf der geburtshilflichen Abteilung des Professors Klein die Kreißenden von den Studierenden zu häufig touchiert würden und daß die psychische Einwirkung durch die stete männliche und meistens zahlreiche Umgebung eine mehr deprimierende sei als auf der zweiten geburtshilflichen Abteilung, wo bloß Frauen (angehende Hebammen) sind. Dies sind Ansichten, die sich nicht näher begründen lassen; um hier zu einigem Entscheid zu kommen, sollte man einmal beide Abteilungen wechseln, so daß Professor Klein mit den Studenten die Lokalität der zweiten geburtshilflichen Abteilung und diese die des Professors Klein längere Zeit einnehmen würde[20]... Für die fremden Ärzte, welche Wien besuchen, bilden die Sektionskammern (den Namen Saal, wie es Wiens würdig wäre, verdienen sie nicht) den gewöhnlichen Ort, wo sich dieselben täglich versammeln, wenn auch sonst wieder zerstreut durch Verfolgung spezieller medizinischer Zweige und in Ausbildung besonderer Fachstudien... Bei meinem ersten Aufenthalte in Wien 1840 leitete Rokitansky sowohl die pathologischen als gerichtlichen Sektionen, jetzt sind dieselben geteilt zwischen ihm und Kolletschka.

Rokitanskys Name ist so glänzend unter den um Ausbildung der ärztlichen Wissenschaft verdienstvollen Männern unserer Zeit, daß eine erfahrenere und bessere Feder als die meinige dazu gehört, um diesen Mann, sein Leben und Streben, die Resultate seiner noch steten Studien zu schildern, um seine Verdienste um die pathologische Ana-

---

[20]) Es war Semmelweis, der 1847 die wahre Ursache der Puerperalfieberepidemien auf der Klinik seines Chefs erkannte.

tomie zu würdigen und zu schildern, welchen Einfluß er auf die gesamte Heilkunde und deren Richtung in Deutschland geübt und wie er Gründer einer eigenen ärztlichen Schule geworden. Sein Werk über pathologische Anatomie ist ja der Kanon und der Born, aus dem jetzt alle lernen und schöpfen, und Rokitansky selbst ist eine der ersten und vorzüglichsten Anziehungskräfte für ausländische Ärzte, welche von phantastischen Auffassungen der Pathologie zurückkommen und eine sichere Basis für die Medizin gewinnen wollen. In seinen Vorträgen und Kursen ist Rokitansky jeglichem Theoretisieren fremd, gibt alles so, wie es ihn die Natur erkennen ließ und gesteht offen seine Unwissenheit ein, wo sein Forschen noch umsonst gewesen. Freundschaftlich und zugänglich im geselligen und im wissenschaftlichen Umgang, teilt er denen, die Belehrung suchen, ohne Wichtigkeit und ohne Vornehmtun einfach und klar das mit, was er weiß, und sagt ehrlich, was er nicht weiß. Er sucht niemals andere Forscher, welche in ihren Untersuchungsresultaten von ihm verschiedener Ansicht sind, zu verkleinern; er führt nach Angabe seiner Gründe auch das Resultat anderer ohne herabsetzende Leitsätze an und überläßt mehr dem eigenen Urteil den Entscheid. Dieses tiefe Wissen und diese Bescheidenheit, welche nur solches Wissen gibt, wie schön, erhaben und anziehend erschien sie nicht stets allen, welche längere Zeit mit diesem Manne umgegangen und sich seine Schüler nennen dürfen; wie sehr sticht sie nicht ab von dem Verhalten einzelner anderer. Zum Beispiel eines Primararztes, welcher erst vor kurzer Zeit sein Wissen von Rokitansky und Skoda erhalten hat und jetzt in öffentlichen Vorträgen alle mit beleidigenden Ausdrücken belegt, welche den Glauben an seine, zudem meist von anderen adoptierten Hautpathologie nicht zu teilen vermögen. Rokitansky hat sich bekanntlich ausschließlich mit pathologischer Anatomie und deren Hilfswissenschaften (Chemie, Mikroskopie usw.) beschäftigt, aber nicht mit praktischer

Ausübung der Heilkunde, und ist durch seine Studien ganz dem Skeptizismus bezugs der Heilmittel verfallen... Die pathologische Anatomie ist in Wien obligates Studium für alle Mediziner geworden, und dieselben werden auch in derselben geprüft. Öffentliche Vorlesung gibt Rokitansky täglich von 12 bis 1 Uhr und wöchentlich dreimal nachmittags, öffentlich praktische Übungen in pathologischen Sektionen, abwechselnd mit Kolletschka auch in Übung gerichtlicher Sektionen.

Kolletschka, Professor der Staatsarzneikunde, ist, wie erwähnt, Vorstand der gerichtlichen Leichenöffnungen, die gewöhnlich zu gleicher Zeit und neben den pathologischen gemacht werden, und woran es selten mangelt; denn nicht nur solche Leichen kommen zur gerichtlichen Sektion, welche eines gewaltsamen Todes verblichen oder an wirklicher oder mutmaßlicher Folge vorausgegangener Gewalttätigkeit gestorben sind, sondern auch alle sowohl aus dem Krankenhause als aus der Stadt, welche schnell und ohne nachgesuchte oder noch mögliche ärztliche Hilfe gestorben und wo der Arzt keine oder nur eine sehr ungewisse Diagnose bescheinigen kann... Kolletschka ist ein würdiger Repräsentant seines Lehrfaches; zugleich als Anatom in physiologischer und in pathologischer Hinsicht rühmlichst bekannt, ist er, wie Rokitansky, durch eigenes Beobachten und Untersuchen zu voller Selbständigkeit seines Wissens gelangt. Er versäumt es auch nie, seine Schüler und fremde Ärzte auf sich ergebende interessante pathologische Vorkommnisse bei den gerichtlichen Sektionen aufmerksam zu machen, und ist von seinen Schülern (im österreichischen Universitätssinn) nicht minder geehrt als Rokitansky von den seinen.

Aus E. A. Quitzmanns Schrift:

„Reisebriefe aus Ungarn, dem Banat, Siebenbürgen, den Donaufürstentümern, der Europäischen Türkei und Griechenland". (Neue Ausgabe, Stuttgart 1850. S. 25 bis 35. 5. Brief [1]).

Ich hielt es, wie Sie mir wohl glauben, für eines meiner wichtigsten Geschäfte, mich den Primaten meiner Kunstwissenschaft, deren Wien stets eine ansehnliche Anzahl aufzuweisen hatte, in geziemender Bescheidenheit vorzustellen. Leider war mir zu diesem besonderen Zwecke die gemessene Zeit meines Aufenthalts nicht günstig; denn das herrliche Wetter hatte — da eben die Herbstferien begonnen haben — die meisten aufs Land in die Nähe und Ferne zerstreut, die einen, um ihre Gesundheit herzustellen, wie Kolletschka, der sich bei einer Sektion unglücklicherweise verletzt hatte und deshalb nach Ischl gegangen ist, die andern, um sich von ihren Anstrengungen zu erholen, wie die Primarärzte Schuh und Skoda. Auch den verehrten Rokitansky traf ich gleichsam in der Abreise begriffen und sein herzlicher Empfang machte mir nur meinen Verlust um so fühlbarer, obwohl ihm vor allem die Erheiterungen eines Feriengenusses zu gönnen sind. Außerdem machte ich die Bekanntschaft des Primararztes Sigmund, eines Siebenbürgners[2]), der durch scharfen Verstand und edlem Freimut imponiert, des Professors Seligmann[3]), bekannt

---

[1]) Ernst Anton Quitzmann, bayrischer Militärarzt und Medikohistoriker (1809 bis 1879).

[2]) Carl Sigmund, später Professor und Vorstand der Klinik für Syphilidologie, stammte aus Schäßburg.

[3]) F. R. Seligmann, Professor für Geschichte der Medizin, übte seit 1833 die akademische Lehrtätigkeit als Dozent aus, er hatte sich namentlich durch die Edition der Arzneimittellehre des persischen Arztes Abu Mansur Muwaffak einen Namen gemacht.

durch seine trefflichen Leistungen auf dem orientalen Felde der Geschichte der Medizin, des Dozenten an der medizinischen Fakultät Dr. Heider[4]), der in ausgebreiteter Praxis die Zahnheilkunde aufs glücklichste kultiviert und des Professors Beer[5]), welcher, zugleich Gerichtsarzt, mit unermüdetem Eifer das Studium der gerichtlichen Medizin zu heben bemüht ist. Alle diese Herren nahmen mich auf das freundlichste und zu jeder Hilfe bereit auf, wie man denn auch die Humanität der Wiener gegen Fremde nie genug rühmen kann. Natürlich kommt hierzu noch eine entsprechende Anzahl von jüngeren Ärzten und Kollegen, deren freundlichen Mitteilungen ich für manche wesentliche Berichtigung meiner Ansichten verpflichtet bin, wie ich denn vorzüglich den Sekundarärzten Dr. Pulitzer und Dr. Lang für die Zuvorkommenheit, mit welcher sie mich in den Anstalten leiteten, zu besonderem Danke verbunden bleibe.

Wie es sich unsere Zeit überhaupt zur eigentlichen Aufgabe gemacht zu haben scheint, den seit lange fortglimmenden Kampf zwischen den Besitzenden und den Nichtbesitzenden oder — wenn man will — zwischen Privilegierten und Proletariern in staatlichen wie in sozialen Verhältnissen zur Krise zu bringen, so ist dies besonders bei den Ärzten der Fall... In Wien besteht noch das Institut der medizinischen Fakultät ganz in mittelalterlicher Herrlichkeit, was nämlich die innere Verwaltung anbetrifft; denn von dem äußeren Schimmer der Vorrechte hat das Rütteln der Neuzeit gar wenig übrig gelassen. Wie vor Jahrhunderten — und wie sonst nirgend in Deutschland — bilden hier alle graduierten und aufgenommenen Doktoren der Medizin, nachdem sie eine gewisse Eintrittsabgabe hinterlegt haben, unter dem jeweilig regierenden Dekan eine streng geschlossene

---

[4]) Moritz Heider war seit 1843 Dozent für Zahnheilkunde.

[5]) Hieronymus Beer, Professor der gerichtlichen Medizin an der juristischen Fakultät, wurde 1851 Extraordinarius für medizinische Polizei.

Korporation mit eigener Kanzlei und Kasse, welche in aristokratisch-republikanischer Form ihre Zwecke verfolgt und ihre Interessen bespricht[6]). Die Staatsregierung mischt sich — so fern es nicht das Allgemeine betrifft — in diese Strebungen nicht und so muß natürlich innerhalb der Grenzen dieses Institutes die oben berührte Richtung zunächst zutage brechen. Diese macht sich auch durch unzweideutige Opposition der jüngeren Mitglieder gegen die älteren offenkundig bemerkbar und führt zu Kämpfen, bei denen — wie dies übrigens überall geschieht — nicht selten die Sache über den Persönlichkeiten in den Hintergrund geschoben wird. So hat Professor Rosas durch seinen Artikel „über das Mißbehagen der Ärzte" vor ein paar Jahren einen wahren Sturm in der Fakultät aufgeregt, da derselbe gleichsam als ein Manifest gegen die aufstrebende Jugend angesehen wurde und sich hinter dem angeblichen und als Ursache beschuldigten Verfalle der Wissenschaft, der geheime Ärger über Praxisfallimente und Abnahme der Kundschaft nur schlecht ver-

---

[6]) Die medizinische Fakultät in altem Sinne, das heißt die in Wien promovierten und rezeptierten Doktoren umfassend, das medizinische Doktorenkollegium, erhielt sich, wenn auch mit stets sinkendem Einfluß, bis 1872. Seitdem die Universität Staatsanstalt mit besoldeten Fachprofessoren geworden war, durften die übrigen Fakultätsmitglieder freilich nicht mehr lehren, doch betrachtete das Doktorenkollegium die Professoren nur als einen zum Lehren delegierten Teil von sich. Der Dekan des Professorenkollegiums mußte aus dem Doktorenkollegium gewählt werden, doch spielten damals die Dekane neben den Studiendirektoren eine unbedeutende Rolle. Erst durch das provisorische Universitätsgesetz vom 30. September 1849 wurde dem Professorenkollegium das Recht eingeräumt, aus seiner Mitte den Dekan zu wählen. Es bestand fortan das Professorenkollegium neben dem Doktorenkollegium als anerkannte Korporation, beide zusammen bildeten die „medizinische Fakultät", doch führte das Doktorenkollegium vornehmlich diesen Titel. Der Professorendekan hatte Sitz und Stimme im Doktorenkollegium, der Doktorendekan hatte das Gleiche im Professorenkollegium und fungierte bei den Rigorosen mit. Endlich, 1872, wurde dieser unsinnige Zustand beseitigt, das heißt das Doktorenkollegium aus dem Universitätsverband ausgeschlossen.

barg⁷). Zuletzt blieb seine kühne Philippika an den Judenärzten kleben, fühlte sich aber so schwach auf den Beinen, daß sie unter Anrufung der Religion — als ob Brechmittel und Klistierspritze hiermit etwas zu schaffen hätte — postulierte, man solle zu christlichen Kranken auch nur christliche Ärzte zulassen. Die abgedrungene Replik seitens der Provozierten⁸) wurde im weiteren Verlauf der Sache durch Einschreiten der Zensur — der Herr Professor ist nämlich selber Zensor — abgeschnitten. So viel im allgemeinen zur Erläuterung über den Stand der Dinge. Natürlich sind derlei Vorfälle nicht geeigenschaftet, die erhitzten Parteien zu versöhnen und so mangelt es nicht an gegenseitigem, wie man glaubt wohlbegründetem Widerwillen, die jüngeren Aufstrebenden beklagen sich, daß man die Anstalten nicht benütze wie man könnte und sollte, daß man vielmehr dieselben durch Nepotismus, Willkür und Knickerei herabkommen lasse und ihrem eigentlichen Zwecke entfremde. „Wir haben nichts," sagen sie, „wir sind nichts und dennoch sollen wir alles machen, während die Bevorrechteten in ihrem schönen Gehalte und den Nebenemolumenten sich über ihre Unberühmtheit zu trösten wissen. Wenn wir auch in letzter Zeit uns hervorzutun bestrebt waren, so wird es niemand wundern, wenn wir offen gestehen, daß nur der Hunger die geheime Wurzel gewesen und noch ist, welcher dieser Aufschwung entblühte. Soll man mit wahrer Liebe für die Wissenschaft leben und wirken, so muß man doch wenigstens für die nötigsten Leibesbedürfnisse gedeckt sein." Sie sehen hiernach wohl, daß es auch in Österreich in diesem Punkte nicht besser steht als anderwärts. Übrigens kann ich Ihnen,

---

⁷) Vgl. Medizinische Jahrbücher des k. k. österreichischen Staates, 40. Bd., Wien, 1842. „Über die Quellen des heutigen ärztlichen Mißbehagens und die Mittel, um demselben wirksam zu steuern."

⁸) Mannheimer, Einige Worte über Juden und Judentum (Außerord. Beil. zur Österr. med. Wochenschr. 1842, Nr. 34). Rosas Erwiderung (Außerord. Beil. zur Österr. med. Wochenschr. 1842, Nr. 34, Seite 11 bis 16) Hayne (l. c. Nr. 38).

wenn das ein Trost ist, die Versicherung geben, daß man hierzulande den Zustand unserer Verhältnisse — dank sei es der allerhöchst beliebten Absperrungstheorie — in seiner wahren Sachlage gar nicht kennt. Man weiß nicht, daß bei uns im ganzen dieselben Faktoren tätig sind; man hält Deutschland für ein Paradies, vor dessen Eingang der schwarzgelbe Schlagbaum den Engel mit flammendem Schwerte vorstellt; man ahnt nicht, daß auch bei uns das Streben, gewisse durch Vorrechte begehrenswerte Stellen und Stellchen in der Familie erblich zu machen, als natürlich angesehen und deshalb als verzeihlich befunden wird; man wähnt, daß der Schild der Öffentlichkeit hinreichenden Schirm gewähre gegen Veruntreuungen und allerhand Unterschleife in der Verwaltung der Staatsanstalten. Die Gläubigen! Als ob die Menschennatur nicht stets und überall aus demselben Erdenteige geknetet wäre, welchem nur nach Maßgabe dieser materiellen Unterlage ein prometheischer Teilfunken Bedeutung und Auszeichnung verleihe. Wie viel Beschämung für mich in dieser guten Meinung über deutsche Zustände gelegen, vermag ich Ihnen nicht zu sagen. In dieser Verwirrung und von Schamröte übergossen, getraute ich mich kaum, halblaut anzudeuten, daß man in Österreich auch hierin nicht hinter dem beneideten Deutschland zurückstehe. Nichtsdestoweniger ist man der allgemeinen Ansicht, daß Deutschland das wahre Vaterland der Wissenschaft sei und sich alle Mängel in Österreich bald heben müßten, wenn man eine wechselseitige Freizügigkeit für Lehrende und Lernende belieben wollte, wogegen denn auch — versteht sich — nichts einzuwenden war.

Am beklagenswertesten stehen natürlich auch hier die Militärärzte, welche an ein Element gebunden sind, bei welchem man immer noch mehr das Stockregiment als wissenschaftliche Hebung und Ausbildung für die breite, sichere Basis hält. Wenn man schon in Deutschland in dieser Beziehung vielfache Ursache zu gerechten Klagen hat, daß die jungen Ärzte, durch Erziehung und Bildungsgrad doch zu anderen Ansprüchen berechtigt, mit dem Unteroffizierssäbel ihre Karriere beginnen müssen — ein Nachteil, der in Bayern erst durch die umsichtige Tätigkeit des wohlwollenden Generalstabsarztes v. Eichheimer beseitigt wurde — daß den Militärärzten, obwohl sie Offiziersrang haben, dennoch die Auszeichnung und Vorrechte dieses Standes nicht unverkürzt zuerkannt werden usw., so gestalten sich diese Verhältnisse in Österreich noch viel ungünstiger, weil daselbst nicht einmal die in Deutschland gültige Basis anerkannt ist. Nur der Generalstabsarzt hat hier den Rang eines Stabsoffiziers, während die übrigen Militärärzte gleich Amphibien zwischen dem Range der Offiziere und Unteroffiziere schwankend placiert sind. In geselligen Verhältnissen gestaltet sich dies zwar freundlicher, weil hier der Arzt vom Offizier, der gar häufig seine hilfreichen Kenntnisse in Anspruch nehmen muß, auf gleichem Fuße behandelt wird. Anders aber ist es in der Dienstpragmatik, wo aus solchem Zugeständnisse ein Recht erwachsen könnte, welches der Staat ungerechterweise aus Prinzip negiert. So geschieht es regelmäßig, daß bei Verteilung von Gratifikationen die armen Äskulapjünger jämmerlich durchfallen; denn erhalten die Offiziere Zulage, so sagt man den Ärzten, ihr habt diesmal keinen Anspruch, denn ihr genießt nicht Offiziersrang. Kommt dann die Reihe an die Unteroffiziere, so können die Militärdoktoren der Medizin und Chirurgie wieder nicht zugelassen werden, weil man ihnen doch nicht zumuten will, einzugestehen, daß sie bloß auf Löhnung gleich den Korporalstockskandidaten leben. Diese, gelinde ausgedrückt, unbilligen Mißverhältnisse ziehen natürlich häufige Reklamationen seitens der Benachteiligten nach sich, die aber außer leeren Versprechungen stets erfolglos geblieben sind. So vereinigte sich bei dem letzten Thronwechsel das gesamte militärärztliche Personal der Hauptstadt, woran sich auch hochstehende Beamte desselben Standes in anderen

Provinzen schlossen, zu gerechten Bitten, um eine festere Stellung auf der militärischen Stufenleiter und notwendige Verbesserungen zu bewirken. Achtzig Stabsärzte hatten erklärt, daß sie ihre Stellen niederlegen wollten. Jetzt war große Not im Hause Israel; man lief hin und her, belobte, vermittelte, versprach — der Generalstabsarzt Isfordink Edler von Kostnitz stand mit seiner Ehre ein, daß Abhilfe geschafft werden müsse. Alles war im besten Zuge, und man versprach sich goldene Berge. Was blieb aber von allen Hoffnungsträumen? Nach mehrjährigem Harren und Bemühen nichts als eine Gehaltszulage von 2000 fl. C. M. für den Herrn Generalstabsarzt, als wohlverdiente Anerkennung seiner rühmlichen Bestrebungen. Solche Tatsachen bedürfen keines weitläufigen Kommentars.

Was nun die medizinischen Anstalten betrifft, so können Sie denken, daß ich auf dieselben mein besonderes Augenmerk richtete, zwar nicht um einzelne Krankheitsfälle besonderer Gestaltung, an denen es übrigens nie fehlt, zu beobachten, sondern vielmehr, um die Einrichtung des Ganzen und den Zustand der Verwaltung aufzufassen. Doch will ich hier, um Ihnen nicht langweilig zu werden, nur von dem großen Zivilspital reden, aus dem so viele deutsche Ärzte Bildung und Erweiterung ihrer Kenntnisse holen. Es liegt nicht ferne vom Schottentor der Alserstadt in der Alservorstadt ein weitläufiges, solid aufgeführtes Gebäude mit seinen sieben Höfen und Gärten. Mit der Rückwand stößt es an den Hinterteil des Josephinums, einer Pflanzschule für Militärärzte, und an das Militärspital, und seinen Fronten gegenüber liegt das Findelhaus, welches sich durch Reinlichkeit und zweckmäßige Einrichtung auszeichnet und, mit den geburtshilflichen Abteilungen des Hauptspitals in steter Verbindung, seinen Ammenbestand aus derselben rekrutiert. Wenn das große Krankenhaus auch dem besonders von München kommenden Fremden nicht am besten und neuesten ausgestaltet erscheinen dürfte, so ist dabei doch zu bedenken, daß diese großartige Anstalt lange vor ähnlichen in Deutschland gegründet wurde und man sie nur durch fortwährende Reparaturen den Forderungen der gegenwärtigen Wissenschaft anzupassen suchen muß. Der Krankenstand beträgt hier durchschnittlich 3000 bis 4000 Kranke, in allen Spitälern Wiens zusammen 7500, was also die Ziffer selbst der Londoner Spitäler übertrifft. Diese Kranken werden in sieben medizinischen und fünf chirurgisch-geburtshilflichen Abteilungen untergebracht, welchen je ein Primararzt mit seinen zwei Assistenten oder Sekundarärzten vorstehen. Hievon sind die Kliniken der betreffenden Fächer geschieden, so daß die Klinizisten ohne besondere Einführung in die eigentlichen Abteilungen nicht gelangen. Zu diesem Reichtum wissenschaftlichen Materials kommt noch, dank sei es dem milden Stiftungssinn früherer Zeiten, ein zureichender Fonds pekuniärer Mittel, welcher einer klug berechneten Verwaltung eine hinreichend breite Unterlage darbietet. Aber gleichwie man einerseits Klage führen zu müssen glaubt, daß jenes wissenschaftliche Material wegen geringer Harmonie unter den Primarärzten nicht, wie man doch könnte und sollte, zur Lösung wissenschaftlicher Gesamtaufgaben benützt werde, so hält man sich andererseits nicht minder zu dem Vorwurf berechtigt, daß die Administration der Geldmittel die Ersparnisse, welche sich jährlich auf 2000 fl. C. M. belaufen sollen, zwar nicht den privaten Zwecken der Direktorialkasse zuwende, aber doch auch nicht im Sinne der Stiftung, der Förderung anderer, dem Institute, wofür sie doch bestimmt sind, fremder Interessen unterbreite[9]).

Natürlich besuchte ich auch das Sektionslokal, den Tempel, aus dem in den jüngsten Jahren so viele wissen-

---

[9]) Die Vorwürfe richteten sich hauptsächlich gegen den Direktor des Allgemeinen Krankenhauses Schiffner, dessen amtliche Tätigkeit nicht immer musterhaft war; 1843 erteilte ihm die Regierung eine Rüge, 1848 wurde er pensioniert.

schaftliche Orakelsprüche ergingen, mit seinem Sanktuariumswärter, dem klassischen Anton[10]), welchem selbst Rokitansky in Sachen der anatomisch-pathologischen Diagnostik ein entscheidendes Urteil zugesteht. Nach den Leistungen dieser bedeutenden Anstalt hofft man ein solides Gebäude mit luftigen, hellen und zweckmäßig eingerichteten Hallen zu finden. Wie sehr sieht man sich aber durch die Wirklichkeit enttäuscht! Man wird in einen der Hinterhöfe zu einer Spelunke geführt, deren schmutzige, seit langem nicht getünchte und kaum dem Wetter trotzende Kammern das berühmte Leichenhaus vorstellen. Von Bequemlichkeit ist natürlich hier gar keine Rede, aber selbst die Notdurft ist auf das Minimum reduziert. Denn man findet nur ein paar Sektionstische, und die Beleuchtung ist kläglich. Hier liegen nun die Leichen, 20, 30 und oft noch mehr an der Zahl, in widerlicher, fleischbankähnlicher Nacktheit neben einander auf dem Steinpflaster und harren der Operation, durch welche aus ihrem Innern die neue Wissenschaft auferstehen soll. Die Wiener Kollegen bezeichnen diesen Ort nicht mit Unrecht als „Totenloch", und es ist ihnen zu verzeihen, wenn sie bei diesem Zustande einer so wesentlichen Anstalt die beliebte auswärtsgehende Verwendung der Ersparnisse als Verschleuderung des Spitalsgutes ansehen[11]).

Und nun noch ein Wort über den so verrufenen „Narrenturm"[12]). Es ist wahr, und wird auch von niemand, selbst

---
[10]) Diener Rokitanskys.
[11]) Erst 1858 ging man an die Errichtung eines würdigen pathologisch-anatomischen Instituts. Die feierliche Eröffnung der Anstalt, welche auch die für die medizinische Chemie und gerichtliche Medizin nötigen Räumlichkeiten umfaßte, fand am 24. Mai 1862 statt.
[12]) In der 1848 in Leipzig erschienenen Schrift „Eine Reise nach Wien" von Therese (v. Bacheracht, resp. Lützow) wird ein Besuch im Narrenturm geschildert (Seite 258 bis 275). Einleitend heißt es: „Auch in anderer Rücksicht scheint in Wien ein Humanitätsfortschritt, und zwar für die Menschenklasse zu geschehen, welche die Leidendste unter allen Leidenden ist. Ich meine die öffentliche Irrenanstalt, deren Lokalität so furchtbar schlecht, so durchaus auf die Entwicklung und Förderung des Wahnsinns berechnet scheint,

von den Anstaltsärzten nicht in Abrede gestellt, daß dieses Institut durchaus nicht den Anforderungen entsprechen könne, welche die Wissenschaft, aber auch nur der neuesten Zeit, an ähnliche Anstalten zur Heilung der Geisteskranken zu machen berechtigt ist. Auch ist das dicke, turmähnliche Gebäude mit seinen durch Eisengitter verschlossenen Zellen, die es einer Frohnfeste ähnlicher als einer Heilanstalt machen, durch die in der letzten Zeit veröffentlichten Kritiken hinlänglich bekannt. Man scheint nur, bei solchen Ausfällen, mit denen es dem Angreifer leicht wird, sich als Verteidiger der Wissenschaft und Humanität die Rittersporen zu verdienen, zweierlei zu vergessen: nämlich erstens, daß dieses Gebäude zu einer Zeit (vor mehr als 60 Jahren) errichtet wurde, wo man Irre lieber den Exorzisten als den Ärzten überantwortete, also nicht als Heil-, sondern lediglich als Bewahranstalt dienen sollte; ja, daß es sogar als ein Fortschritt in jener Zeit angesehen werden muß, aus welcher uns Fodéré[13]) die ekelhaftesten Szenen vom Straßburger Irrenhaus aufbewahrte und Pinel[14]) die unmenschlichsten

daß endlich an bessere, wohltuendere Räume gedacht werden muß. Schon liegt ein Plan zur Unterschrift des Kaisers vor, der den Unglücklichen wenigstens die Möglichkeit des Gesundwerdens eröffnen wird. Es handelt sich um ein Kapital von achthunderttausend Gulden zur Aufführung eines Gebäudes, das den unseligen Narrenturm, diesen schrecklichen Irrtum des vorigen Jahrhunderts, infolgedessen die Irren unschädlich gemacht, aber nicht geheilt werden konnten, in eine andere, praktischere, menschenfreundlichere Form bringen soll. Die Ärzte haben die besten Absichten; sie haben Kenntnisse, Befähigung, Ausdauer, aber sie würden teilweise in ihrem Berufe durch den Mangel einer psychischen Direktion, hauptsächlich aber die Lokalität und den Mangel an Platz gehindert, da dieser es notwendig macht, oft zwei, drei Irre in ein ganz kleines Zimmer zusammenzutun, wo sie sich natürlich durch diesen beständigen Kontakt gegenseitig in ihrem Wahnsinn bestärken. In Prag ist bereits eine vortreffliche Irrenanstalt ins Leben getreten. Warum nicht längst in Wien, wo es sich doch nur um den Federzug eines einzigen handelt?

[13]) François-Emanuel Fordéré, franz. Gerichtsarzt (1764—1835).
[14]) Philippe Pinel (1755 bis 1826), Professor in Paris, der vom Konvent die Erlaubnis ertrotzte, die Wahnsinnigen aus der Gemeinschaft mit Verbrechern zu befreien.

Gräuel aus den Pariser Anstalten erzählt. Zweitens hat man sehr Unrecht, alle die Mühe und Aufopferung geringe zu achten, mit welcher die gegenwärtigen Vorstände und Hilfsärzte gegen die Ungunst der einmal gegebenen Verhältnisse zum Vorteile ihrer Pflegebefohlenen kämpfen. Es war bisher üblich, daß man die Irrenabteilung dem jüngsten Primarius übertrug, welcher natürlich aus allen Kräften trachtete, dieselbe mit einer anderen Abteilung des Krankenhauses zu vertauschen, weil er sich dadurch nur verbesserte. Der gegenwärtige Primararzt Viszanik[15]) hat sich dieses Vorteils freiwillig begeben, um seine ausdauernde Mühe den Irren mit mehr Erfahrung und um so größerer Wirksamkeit widmen zu können, eine Selbstverläugnung, die gewiß Anerkennung verdient. Seine und seiner Assistenzärzte unablässigen Bestrebungen gehen dahin, die nachteiligen Verhältnisse des Baues und der Einrichtung den zeitgemäßen Anforderungen möglichst anzupassen. Die fünf Stockwerke des Turmes sind in fünf Unterabteilungen verwendet worden, denen je ein Sekundararzt vorsteht, und wovon drei für männliche, zwei für weibliche Irren verwendet werden. Natürlich ist demgemäß auch das Wartepersonal männlich bei den Männern, weiblich bei den Frauen, entsprechend verteilt, nur daß die Wärterinnen einer Abteilung unter je einem „Traktwärter" stehen, was man — oberflächlich genug — für männliches Dienstpersonal bei weiblichen Kranken ausposaunt hat. Auch für die Ausbildung dieses Dienstpersonals wird gesorgt, indem der sehr tätige erste Sekundararzt Dr. Lang demselben Vorlesungen über die

---

[15]) Michael Viszanik wurde 1831 Hausarzt in der Findelanstalt und im Waisenhause, 1840 Primararzt im Allgemeinen Krankenhause und übernahm die Irrenabteilung, seit 1844 war er auch als Dozent für Psychiatrie tätig. (Die ersten Vorlesungen über Psychiatrie erteilte in Wien der Verfasser der „Diätetik der Seele", der Dichterarzt Ernst Freiherr v. Feuchtersleben, welcher als erster in Österreich ein später auch in Holland und England sehr beifällig aufgenommenes „Lehrbuch der ärztlichen Seelenkunde", 1845, verfaßt hat.)

beste Art, ihren Pflichten zu entsprechen, hält. Derselbe hat sich auch um Anlegung von Bureau und Register sowie überhaupt um Einführung eines geordneten Geschäftsganges wesentliche Verdienste gesammelt. Über Behandlung und Resultate erlauben Sie mir, zu schweigen, und ich will nur bemerken, daß die Verpflegung dem Zwecke entspricht und selbst in bezug auf Reinlichkeit der Anstalt kein Tadel gemacht werden kann. Dr. Viszanik, der übrigens bei seinen Kollegen nicht beliebt zu sein scheint[16]), ist, durch die Angriffe auf seine Anstalt und die Mißkennung seiner gewiß redlichen Bestrebungen eingeschüchtert, Fremden schwer zugänglich. Ich sah ihn also auch nicht, was mich umso parteiloser urteilen ließ, und will hier nur noch anführen, daß es seinen Bemühungen gelungen ist, einen Unterstützungsverein für geheilte Irre zu gründen.

Gewiß haben Sie gleich mir die Frage auf den Lippen, wie es denn komme, daß die Staatsregierung von einem so dringenden Bedürfnisse nicht Notiz nehme? Sie tut dies allerdings. Seitdem man sich überzeugte, daß die Geisteskrankheiten auch ohne die massenhaften Peripetien der Völkerstürme in beunruhigender Weise überhand nehmen; seit die Wissenschaft sich ihrem Studium ernstlicher zuwendet und neue Bedingungen ihrer Heilung aufgestellt hat, besonders aber seit die unerbittliche Kritik das Verkehrte und durchaus Ungenügende der gegenwärtigen Anstalt rücksichtslos vor das Forum der Öffentlichkeit gezogen hat, sind die betreffenden Stellen aufgefordert, Anträge der Verbesserung anzubringen. Man will eine Zentralanstalt des Reiches gründen, Geldmittel sind bewilligt, Pläne ge-

---

[16]) Schon 1831 hieß es in einem Gutachten: „Viszanik besitzt außer den notwendigen ärztlichen Kenntnissen zu wenig geistige Bildung und läßt bei einem von verschiedenen fremdartigen Interessen befangenen Gemüt nicht so bald ein Weiterschreiten darin erwarten, ist übrigens mehr als billig von seinem eigenen Wert eingenommen und hat in betreff seiner Charaktereigenschaften die meisten Stimmen gegen sich."

macht, ja man bezeichnet schon den Ort, wo dies neue Bedlam emporsteigen soll; aber der Bau verschiebt sich von Monat zu Monat, von Jahr zu Jahr, und so bleibt der Narrenturm fortwährend in Aktivität[17]). Bei diesen Stand der Dinge konnte es nicht fehlen, daß wenigstens Privatheilanstalten, dem drückendsten Bedürfnisse abzuhelfen, entstehen mußten. Eine derselben, die Privatirrenanstalt des Dr. Görgen[18]), besuchte ich in Begleitung des Professors Seligmann. Sie liegt auf einer anmutigen Höhe, außerhalb der Stadt, in dem nahen Döbling, von einem lieblichen Garten mit englischen Anlagen umgeben. Von der Anstalt selbst hat man die reizendste Fernsicht, teils über die Kaiserstadt, teils über die Donau nach dem Bisamberge am linken Ufer. Die Einrichtung ist durchaus den neuesten Anforderungen der Irrenheilkunde entsprechend, dabei sehr opulent mit Musiksaal, Billardzimmer, Bädern und allen möglichen Bequemlichkeiten ausgestattet, aber auch der Preis für den Aufenthalt in diesem Pensionat so gestellt, daß es nur von Reichen besucht werden kann.

---

[17]) Schon 1806 hatte der Direktor des Allgemeinen Krankenhauses Nord erklärt, daß der Wiener „Narrenturm" „schlechterdings nicht zum Muster eines neu aufzuführenden Irrenhauses dienen könne". 1820 stellte der Direktor Joh. Nep. Raimann den Antrag, eine neue große Irrenanstalt zu erbauen, und ließ auf Grund seiner im Ausland erworbenen Erfahrungen einen Bauplan entwerfen, der 1826 die kaiserliche Genehmigung erhielt, aber unausgeführt blieb. Nach mehr als einem Jahrzehnt wurde die Angelegenheit wieder aufgenommen, wobei wiederholt verschiedene Projekte auftauchten, ohne daß man zu einem Entschlusse kam. Erst im Mai 1848 begann man mit der Ausführung des Programmes, welches Medizinalrat Nadherny auf Grund der beim Bau der Prager Irrenanstalt gemachten Erfahrungen aufgestellt hatte. Die Ausführung erforderte vier Jahre, so daß erst 1853 die neue unter die Leitung Riedls gestellte Anstalt eröffnet werden konnte. Der „Narrenturm" wurde aber auch dann noch, bis 1869, zur Unterbringung von Kranken verwendet.

[18]) Bruno Görgen, 1806 bis 1814 Primararzt im Allgemeinen Krankenhause, gründete eine Privatirrenanstalt in Wien (Gumpendorf), von wo er sie 1831 nach Oberdöbling verlegte. Er starb 1842, seine Nachfolger waren sein Sohn, dann Leidesdorf und Obersteiner sen.

Und nun genug von der Medizin und den Spitälern und den Irrenhäusern und aber genug; sonst muß ich fürchten, Sie halten mich selbst für verdächtig, mich gleich Raimann, welchen das Hof- und Staatshandbuch als ersten Leibarzt seiner apostolischen Majestät, als Herausgeber der Österreichischen medizinischen Jahrbücher usw. aufführt, zu einem Bewohner der letzteren Anstalten zu qualifizieren[19]). Ich bin aber viel zu bescheiden, einen so hohen Vergleich auszuhalten, und würde, wenn es doch zu Parallelen kommen sollte, bei weitem lieber in die Fußstapfen des Veterinärarztes Veit treten, welcher sich durch sein Buch über Tierheilkunde rühmlich bekannt gemacht hatte, dann aber zur Theologie übertrat und jetzt Domprediger dahier ist. Im Grunde ist dieser abtrünnige Kollega doch bei seinem erwähnten Gegenstande geblieben; denn wenn er früher den Rindern und Rossen seines Kaisers seine Mühen widmete, so weidet er jetzt, soweit es ihm der Neid seiner neuen Amtsbrüder gestattet, die Herde Gottes, unter welcher auch allerlei Geschöpfe herumlaufen, welche nur durch einen Mißgriff der Natur unter die Zweifüßler gekommen zu sein scheinen[20]).

P. S. Seitdem diese Zeilen niedergeschrieben wurden, hat ein allzufrüher Tod den um die Wissenschaft rühmlichst verdienten Kolletschka der Hochschule entrissen[21]), und auch Leibarzt Raimann hat endlich das Zeitliche gesegnet, wie er schon lange das Geistige gesegnet hatte.

[19]) R. Joh. Nep. Raimann starb im Irrsinn.
[20]) Joh. Emanuel Veith, als Jude geb. 1788 in Kuttenplan, zum Christentum übergetreten, nachmals der gefeierteste Kanzelredner Wiens, studierte ursprünglich Medizin, promovierte 1812, wurde Direktor der Tierarzneischule (als Nachfolger von Vietz) und verfaßte ein vortreffliches Handbuch der Veterinärkunde. Er fühlte aber plötzlich den Beruf in sich, Priester zu werden, legte die Direktion nieder und trat in den Liguorianerorden ein. Übrigens hörte er nicht auf, diejenigen ärztlich zu behandeln, welche bei ihm Hilfe suchten, und deren gab es stets eine große Zahl. In seiner bis ans Lebensende fortgesetzten ärztlichen Tätigkeit huldigte er später, nicht ohne Kritik, der Homöopathie.
[21]) Kolletschka starb infolge einer Infektion mit Leichengift.

Aus Adolf Kußmauls:
„Jugenderinnerungen eines alten Arztes".
(Stuttgart 1899, Seite 363 ff.[1])

Wie groß auch die medizinischen Erwartungen waren, mit denen ich nach Wien ging, sie wurden von der Fülle dessen, was ich für meine ärztliche Ausbildung vorfand, weit übertroffen. In der Alservorstadt lagen ungeheure Heil- und Lehranstalten bequem beisammen. Zwei große

Die auffallende Übereinstimmung des Sektionsergebnisses bei der Obduktion der Leiche Kolletschkas mit den Wahrnehmungen an Puerperalfieberleichen brachte Semmelweis zur Erkenntnis, daß auch das Kindbettfieber eine Folge des Eindringens von Leichengift ist. Diese Erkenntnis, welche später zur Theorie erweitert wurde, daß überhaupt die Infektion mit in Zersetzung übergegangenen organischen Substanzen die Entstehung des Kindbettfiebers herbeiführe, erklärte auch das Rätsel, weshalb die Mortalität an der geburtshilflichen Klinik Kleins die Mortalität an der Hebammenklinik so außerordentlich überragte. An der Klinik Kleins, an der Ignaz Philipp Semmelweis als Assistent tätig war, wurden die Schwangeren und Wöchnerinnen eben häufig von Studierenden untersucht, die direkt aus dem Seziersaal kamen. Nachdem Semmelweis angeordnet hatte, daß sich jeder vor der Untersuchung die Hände in einer wässerigen Chlorkalklösung waschen müsse, erzielte er den überraschenden Erfolg: Während noch im April und Mai des Jahres 1847 auf 100 Geburten über 18 Todesfälle kamen, sank die Mortalitätsziffer in der Folge auf 2·45 herab.

[1]) Die nachfolgende Schilderung des berühmten Klinikers bezieht sich auf seinen Wiener Aufenthalt während des Jahres 1847. Mit seinem Kollegen Bronner nahm er zunächst Logis in einem großen Eckhause der Alserstraße, Mietsherr war „der pensionierte Professor der Pathologie und inneren Klinik Franz Xaver von Hildenbrand, genannt der jüngere, zum Unterschied von seinem berühmteren Vater, dem Kliniker Johann Valentin von Hildenbrand, dem Verfasser einer geschätzten Monographie des Flecktyphus. Hildenbrand der Vater war 1818 an Gehirnschlag gestorben, den Sohn hatte gleichfalls ein Schlagfluß getroffen und unfähig zum Lehren gemacht"

Reformatoren der Heilkunst, Rokitansky und Skoda, wirkten darin, tüchtige Schüler lehrten in ihrem Sinne, und es sollte mir vergönnt sein, Zeuge einer der segensreichsten Entdeckungen im Gebiete der Heilkunst zu werden: ein bis dahin unbekannter junger Geburtshelfer, Semmelweis, war der Quelle einer der furchtbarsten Seuchen, des Kindbettfiebers, auf die Spur gekommen...

Im Allgemeinen Krankenhause waren die klinischen Anstalten der Fakultät für innere Medizin und Chirurgie, für jede zwei und die Augenklinik untergebracht. Außer diesen zu Lehrzwecken dienenden Abteilungen bestanden noch große andere zur ärztlichen Behandlung innerer und äußerer Kranken unter der Leitung von Primarärzten, daneben noch besondere für Brustkranke, Frauenleiden, Hautkranke und Syphilitische. Mit dem Krankenhause hing das Gebärhaus zusammen, das zwei Abteilungen hatte, die geburtshilfliche Klinik für Ärzte und die Abteilung für den Unterricht der Hebammen. Baulich getrennt von dem Krankenhause, jedoch nahe bei ihm, stand die Irrenanstalt. Seit 1844 durfte theoretischer und praktischer Unterricht darin erteilt werden. In der Hauptsache war

---

„Wie uns die jungen Ärzte im Krankenhause mitteilten, hatte dieser als Examinator den Kandidaten Skoda, seinen späteren Nachfolger, in der Staatsprüfung durchfallen lassen. Als er im Herbste heimkehrte, überließ er uns noch für kurze Zeit eines der großen Zimmer, das wir zur Benützung gehabt; wir waren ihm für diese Gefälligkeit dankbar und machten ihm deshalb unsere Aufwartung, die er mit einem Gegenbesuche artig erwiderte. Es war ein stark gebauter, breitschulteriger Herr nahe dem 60. Lebensjahre, weder sein Gesichtsausdruck noch seine Unterhaltung verrieten die schwere Verletzung, die sein Gehirn erlitten hatte. Nach dem Anfall lagen seine geistigen Fähigkeiten lange danieder, man hatte ihn einem Magnetiseur in Behandlung gegeben, und allmählich war seine Intelligenz zurückgekehrt, aber die linke Seite blieb gelähmt und wurde steif, er ging am Stock, unterstützt von einem Bedienten. Es interessierte ihn offenbar sehr, von uns zu vernehmen, wie uns Skoda gefiele. Wir verhehlten ihm unsere Bewunderung des genialen Mannes nicht, er aber meinte, Skoda möge wohl als Diagnostiker von Brustkrankheiten geschickt sein, aber zum Kliniker tauge er nicht."

sie noch immer der gefürchtete „Narrenturm". Das Findelhaus befand sich unweit von dem Allgemeinen Krankenhause, in der Alserstraße. Um den Meinigen daheim die Größe dieser Anstalten begreiflich zu machen, schrieb ich ihnen, es verpflege das Allgemeine Krankenhaus ebensoviele Kranke, als ganz Wiesloch Einwohner habe, über 2000. In dem kleinen Leichenhause wurden außer den Sektionen aller im Kranken- und Gebärhaus, Narrenturm und Findelhaus Verstorbenen auch noch die gerichtlichen Sektionen der Stadt vorgenommen, diese in einer besonderen Kammer, im ganzen jährlich gegen 1600. Die Zahl der jährlichen Geburten im Gebärhause betrug ungefähr 3000. Das Findelhaus nahm nicht bloß die Findlinge aus der Stadt auf, sondern auch tausende Neugeborene des Gebärhauses.

Wir kamen nach Wien, als eben die Ferien begannen, aber es wurden noch Kurse abgehalten und im Leichenhause täglich, Sonn- und Feiertage ausgenommen, vormittags eine Menge Sektionen ausgeführt, zu denen wir freien Zutritt hatten. Wir nützten unsere Zeit möglichst aus. Hebras Kurs über Hautkrankheiten, den wir sofort besuchten, begann schon um 7 Uhr im Sommer" und dauerte bis 9 Uhr. Dann gingen wir ins Leichenhaus. Nachmittags besuchten wir mehrere Kurse. Als im Herbste die Kliniken wieder eröffnet wurden, gingen wir häufig zu Skoda und dem Chirurgen Schuh und erhielten die Erlaubnis, einige Wochen lang im Gebärhause zu praktizieren. Eine Zeitlang begleiteten wir im November und Dezember die Chirurgen Dumreicher und Sigmund bei ihrer Morgenvisite, sie begannen den Tag sehr frühe, Sigmund war schon um halb sieben, Dumreicher um sieben Uhr auf seiner Abteilung. Der lehrreichste von den zahlreichen Kursen, die wir belegten, war der von Hebra. Er nahm drei Monate in Anspruch und wurde viermal in der Woche, jedesmal in zwei Stunden abgehalten. In der ersten handelte Hebra die Hautkrankheiten systematisch ab, in der zweiten stellte er Kranke vor und machte mit uns die Visite in seiner Abteilung. Man sah Kranke in Menge, beispielsweise führte er uns zur Veranschaulichung seiner Vorträge 14 Fälle von Lupus vor, sieben von Prurigo usw., auch lernte man die verschiedensten Formen kennen. Sein Vortrag war klar und oft unterhaltend, nicht selten aber überschritten seine kritischen Ausfälle jedes erlaubte Maß. Im Findelhause nahmen wir einen guten Kurs über Krankheiten der Neugeborenen, die der Hilfsarzt der Anstalt, Dr. Bednar, erteilte. Man hatte da reiche Gelegenheit, die mannigfachsten und schlimmsten Formen septischer Erkrankungen im ersten Kindesalter kennen zu lernen, die ich glücklicherweise in Privathäusern kaum wieder sah. So lange man die Mittel, der Sepsis zu begegnen, nur unzureichend kannte, waren diese in löblicher Absicht gegründeten Anstalten kaum besser als Mördergruben. Noch ein dritter Kurs sei hervorgehoben, den uns der Sekundararzt Spatzenegger auf der Abteilung für Brustkranke über Perkussion und Auskultation erteilte. Diese Abteilung war 1840 für Skoda geschaffen worden, und Spatzenegger war Assistent bei ihm gewesen... Äußerst anregend war Skodas Klinik. Skoda besaß die Kunst des klinischen Unterrichts in seltenem Maße. Erstaunlich war die Sicherheit seiner Diagnosen im Gebiete der Brustkrankheiten. Im Oktober war ich Zeuge eines großen Triumphes, den seine physikalische Untersuchungsmethode feierte, die ärztlichen Kreise Wiens waren voll des Ruhmes seiner Kunst. Er stellte in der Klinik einen jungen Mann vor mit angeborenem Verschluß der Brustaorta, sein Assistent Löbel hatte den Fehler erkannt und Skoda bestätigte die Diagnose... Auf der Abteilung von Dumreicher wohnte ich im Dezember der ersten Chloroformnarkose bei. Im November hatte sie Simpson in Edinburg an Stelle der Äthernarkose eingeführt... Die Abteilung Dumreichers besaß keinen eigenen Operationssaal, er mußte inmitten der Kranken operieren oder diese zuvor wegbringen lassen. Dumreicher war über diesen unbegreiflichen Mißstand äußerst ungehalten, wie man sich denken kann. Assistent bei ihm war Linhart, der als Professor der Chirurgie in Würzburg 1877 starb. Bei Sigmund machte ich die flüchtige Bekanntschaft seines Assistenten Dr. Fischof, der sich später in der Politik einen Namen gemacht hat. Sehr gut gefiel mir die frische Art des Chirurgen Schuh. Dagegen sprach mich Rosas, dessen Augenklinik ich einige Male besuchte, wenig an; besser als dessen Grandezza sagte mir die einfache Art seines Spezialkollegen Friedrich Jaeger am Josephinum zu.

Im hintersten Winkel des Areals, auf dem die Bauten des Allgemeinen Krankenhauses errichtet sind, lag das Leichenhaus, eine armselige Baracke. Hier verweilte ich mehr wie irgendwo in Wien, jede neue Sektion verfolgte ich mit neuer Spannung. Außer der Kammer zur Aufbewahrung der Leichen verfügte das kleine Haus über zwei ineinandergehende Lokale, ein größeres für die Sektionen der in den Anstalten Verstorbenen und ein kleineres für die gerichtlichen Sektionen, woran es in der großen Stadt fast niemals fehlte. Ein Privatzimmer oder ein besonderer Arbeitsraum für Rokitansky war nicht vorgesehen. Die Sektionen nahmen den ganzen Vormittag in Anspruch. Rokitansky machte die eigentlich klinischen und die gerichtlichen, alle übrigen, weit zahlreicheren, machten die Assistenten... Die Leichenbefunde wurden ausnahmslos zu Protokoll diktiert. Rokitanskys Protokolle waren ungemein lehrreich; sie gaben das Wesentliche des Befundes in gedrungener Kürze und doch so erschöpfend in plastischer Darstellung, daß ich sie gleich in den ersten Tagen nachzuschreiben begann. Ich finde in meinen Heften 170 Protokolle und genaue Aufzeichnungen neben fast ebensovielen kurzen Notizen; im ganzen habe ich nahezu 300 Sektionen im Laufe eines halben Jahres angewohnt... Die Gesichtszüge Rokitanskys trugen den Stempel großer Herzensgüte und Zuverlässigkeit, jederman verehrte ihn. Er war auffallend schweigsam. Im Leichenhause öffnete er den Mund nur, um Protokolle zu diktieren... Wie wenig mitteilsam auch und trocken Rokitansky für gewöhnlich erschien, so wurde er doch plötzlich umgewandelt, wenn während der Sektionen Ungewöhnliches zutage kam. Dann fing er Feuer, man sah es am Leuchten seiner Augen; sein Blick bohrte sich sofort in den merkwürdigen Fund, er griff zu Skalpell und Schere, setzte sich an einen kleinen Tisch, den einzigen, der zur Hand war, und vertiefte sich ganz, präparierend und sinnend zugleich, in das anatomische Rätsel, das vor ihm lag... Zum Schlusse sei noch erwähnt, daß ich im Leichenhause mehrmals einem schlank gebauten jungen Mann begegnete, dessen feine Züge mir auffielen. Es war Ludwig Türck, später Leiter einer für ihn gegründeten Abteilung für Nervenkranke im Allgemeinen Krankenhause, er hat sich bekanntlich durch seine Verdienste um die Einführung des Kehlkopfspiegels und durch wichtige anatomische und klinische Untersuchungen in den schwierigen Gebieten des Nervensystems ein dauerndes Andenken gesichert.

Von allen Bekanntschaften, die ich in Wien gemacht habe, ist mir die von Semmelweis in angenehmster und dankbarster Erinnerung geblieben. Als wir ihn kennen lernten, hatte er die große, segensreiche Entdeckung, die ihm die Menschheit verdankt, kurz zuvor gemacht; sie beschäftigte ihn fortwährend und war der Gegenstand unserer täglichen Gespräche mit dem trefflichen Manne. Er war mehr als mittelgroß, breit und stark gebaut, sein Gesicht rund, mit etwas vortretenden Backenknochen, seine Stirne hoch und das Kopfhaar dünn; er hatte auffallend fleischige geschickte Hände, ein lebhaftes Temperament, große Arbeitskraft und Arbeitslust, ein warmes und gewissenhaftes Herz. Als Semmelweis seine Kraft der Geburtshilfe widmete, war der schlimmste Feind der Gebärhäuser, der die Wöchnerinnen in furchtbaren Seuchen dezimierte, das Kindbett- oder Puerperalfieber, aber auch in den Privathäusern raffte diese Krankheit die

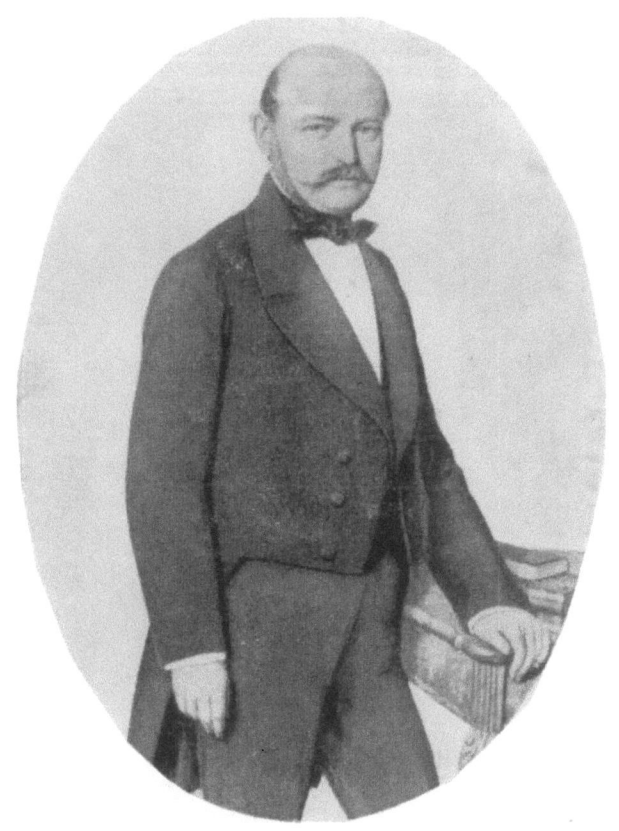

Ignaz Philipp Semmelweis

teuere Gattin dem Gatten, die geliebte Mutter der Familie weg. Ratlos standen die Geburtshelfer dieser Geißel des Frauengeschlechtes gegenüber. Semmelweis erzählte uns, daß er gleich in den ersten vier Monaten, nachdem er seine Hilfsarztstelle angetreten, 15% aller Entbundenen durch die Seuche verloren habe; niedergedrückt von dem Bewußtsein seiner Ohnmacht, habe er sich tief unglücklich gefühlt. Unerwartet sei ihm gelegentlich der Sektion eines hochgeschätzten Kollegen, des Professors der Anatomie Kolletschka, ein Licht aufgegangen, das ihm die ersehnte Aufklärung über die Natur und Ursache der mörderischen Krankheit verheißen und schließlich wirklich verschafft habe... Da ich mir die Aufgabe gestellt habe, die Menschen und Zustände meiner Jugendjahre getreu zu schildern, darf ich den Professor Klein, den Vorgesetzten von Semmelweis, nicht mit Stillschweigen übergehen. Ich bin ihm wiederholt im Gebärhause begegnet, und er war eine der typischen Figuren aus dem nachjosephinischen Österreich, wo die Protektion oft sicherer als das Verdienst zu amtlichen Stellen und Lehrkanzeln verhalf... Klein machte auf uns den Eindruck eines ganz gewöhnlichen Praktikers. So lange wir in seiner Abteilung beschäftigt waren, kam er ab und zu in den Gebärsaal, hielt sich jedoch immer nur kurze Zeit darin auf und ignorierte meinen Freund und mich völlig, vielleicht weil er, nach der Versicherung der österreichischen Praktikanten, die Ausländer nicht leiden konnte... Für die Bestrebungen seines Assistenten fühlte Klein keine Teilnahme. Die Koryphäen der jungen Wiener Schule, namentlich Skoda und Hebra, erkannten die Tragweite der Entdeckung von Semmelweis und unterstützten ihn möglichst, Klein aber stellte sich seinen Untersuchungen hindernd in den Weg, schwerlich aus Bosheit, sondern aus Unverstand.

Register

Auenbrugger 187, 196

Barth 48, 124
Bartsch 91
Bastler 127
Bednař 306
Beer G. J. 28, 30, 31, 47ff., 56, 64, 74, 75, 89, 90, 130, 200
Beer Hieron. 290
Beinl 70
Belletzky 107, 109, 115, 116
Bernt 57, 58
Berres 179, 180, 181, 183, 184, 205, 206, 255
Biermayer 58, 59, 70, 80, 116
Birly 5
Bischoff 78, 79, 97, 98, 101, 176, 183, 184, 207, 208
Bittner 184, 275, 280, 282, 283.
Blumenau 10, 36, 39, 40
Boër 1ff., 15, 22ff., 56, 61, 91, 93, 130
Borsieri 79
Brambilla 25
Breit 284, 285
Bremser 68
Breuning 245

Capellini 21
Carabelli 59, 182, 192
Carro, de 105
Castelli 163, 164, 168
Colland 27
Czermak 59, 60, 93ff., 126, 178ff., 188, 207

Dietl 80, 273
Dlauhy 240, 251, 254
Draut 183
Dumreicher 245, 305, 306, 307

Eble 100, 101
Ehrmann 67
Eisl 282
Endlicher 201
Engel 241, 251, 254, 255

Feuchtersleben 299
Fischer Casp. 101, 180
Fischof 307
Fitzinger 180
Fleischmann 238, 270
Folwarczny 281, 282
Frank Joh. Peter 16ff., 28, 30, 35, 56, 79, 130, 171, 215, 269
Frank Jos. 32
Fröhlich 271

Gall 132
Gassner 77, 114, 162
Gölis 43ff
Görgen Bruno 124, 175
Görgen Gust. 204, 239, 301
Grillparzer 164
Gruby 255
Güntner 60, 84, 110, 111, 113, 172, 208, 237, 244

Habel 173
Haën, de 169, 215
Hager 77, 98, 101, 176
Harrach 82, 123, 171
Hartmann 60, 132, 133, 209
Hayne 292
Hebra 269, 282, 283, 305, 309
Heider 290
Heller 256
Helm 225, 234, 236, 253, 259
Hempel 186
Herbig 123
Herrmann 60, 181, 184, 185, 186
Herzfelder 245
Herzig 254, 256
Hieber 182
Hildenbrand Franz Xav. 84, 197, 212, 237, 239, 303
Hildenbrand Val. 56, 63, 67, 116, 130, 169, 215, 269
Hofmayer 74, 75, 90
Holger 178
Horn 61, 91, 284

Hornung 259
Hussian 3, 5, 11, 23, 192
Hyrtl 54, 58, 59, 62, 95, 125, 127, 206
Isfordink 97, 118, 121, 188, 295

Jacquin 70, 94, 130, 161, 162, 178, 192, 194, 202
Jäger Friedr. 49, 51, 64, 71, 73, 74, 75, 76, 89, 98, 101, 121, 176, 179, 180, 183, 186, 191, 200, 201, 204, 214, 238, 246, 307
Jäger Karl 76, 99, 179
Jeitteles 127, 181

Kern 51, 52, 65, 66, 76, 87, 114
Kerner 165
Klein 61, 90, 91, 173, 284ff, 303, 309
Kollar 180
Kolletschka 199, 225, 234, 251, 254, 288, 289, 302, 309

Lang 299
Leber 56
Lebmacher 25, 26
Lenhossék 59, 207
Lichtenthal 177
Linhart 307
Lippich 211, 212, 259, 269, 279
Littrow 161, 162, 178, 187, 192
Löbel 307
Löbisch 174
Löser 10, 25, 26, 36
Lumpe 285

Malfatti 21, 208
Marenzeller 120, 121
Mastalier 43
Mauermann 67
Mauthner 239, 271
Mayer 61, 62, 63, 93, 96, 124ff., 170, 206
Mayerhofer 238
Meißner 210
Metternich 164, 167, 189, 191, 192, 193
Mikschik 283
Mohs 202
Mojsisovicz 184, 237, 240, 282
Müller 185

Nadherny 301
Niembsch 125, 126
Nord 301

Obersteiner 184

Palffy 178
Pichler 165
Pieringer 88, 89
Plenck 56
Pohl 124
Prochaska 28, 30, 56, 70, 90, 93, 170, 171, 207

Quarin 25, 56, 130

Ragsky 256
Raimann Joh. Ant. 259, 279
Raimann Joh. Nep. 63, 66, 67, 78, 79, 80, 84, 85, 86, 102, 106, 107, 109, 169, 208, 301, 302
Ratter 235
Rechberger 8, 9
Reichenbach 203
Reinlein 67
Rensi 79, 80, 106
Riedl 301
Römer 101, 179, 180, 181
Rokitansky 80, 182, 198, 210, 223, 224, 226ff., 238, 239, 240, 241, 250ff., 254ff., 259, 265, 270, 279, 283, 286ff., 304, 307, 308
Rosas 64, 73, 74, 88, 89, 90, 172, 179, 184, 186, 200, 214, 237, 246, 291
Rupprecht 185, 187
Rust 31, 32, 73, 169

Sallaba 57
Sax 101, 118
Scheidebauer 6, 123
Scherer Joh. Andr. 65, 129
Scherer Jos. 64, 68, 100, 101
Schiffner 78, 79, 105, 108, 109, 172, 296
Schmidt J. A. 28, 30, 31, 50
Schmitt W. 27, 30, 71
Schreibers 94, 202
Schroff 208

311

Schuh 225, 226, 234, 237, 240, 257, 273, 280, 282, 289, 305, 307
Schwarzer 99, 101
Seeburger 237, 239, 241, 244, 275, 280, 281, 282
Seibert 115, 282
Seligmann 289, 301
Semmelweis 286, 303, 304, 308, 309
Sichel 76
Sidorowicz 90, 162
Sigmund 280, 282, 289, 305, 307
Skoda 32, 199, 213, 225, 233ff., 241ff., 247ff., 253, 257, 258ff., 269ff., 287, 289, 304ff., 309
Spatzenegger 306
Spécz 178
Stampfer 178
Steidele 1, 13ff., 25
Sternberg Casp. 161, 193
Sterz 184, 282
Stifft 16, 54, 63, 73, 120, 127, 128, 131, 166, 167, 170, 188
Störck 25, 26, 54, 56, 57, 124, 130
Stoll 56, 169, 215, 269
Swieten van 79, 130, 215

Töltenyi 101, 182, 210, 211
Türck 126, 308
Türkheim 21, 208, 236

Unger 203

Veith 302
Vering 208
Vest 180
Vietz 57
Viszanik 299, 300
Vivenot 181, 192, 208

Wagner Joh. 80, 116, 117, 171, 227
Wagner Peter 101, 185
Wattmann 65, 66, 77, 87, 88, 182, 214, 237, 255, 279
Wawruch 66, 67, 79, 86, 182, 184, 185, 186, 190, 237
Wertheim 123
Wintersohn 59
Wirer 184, 185, 186
Wisgrill 67

Zang 51, 52, 65, 76, 77, 98, 100, 121, 122
Zehetmayer 211, 213
Zimmermann 100, 185
Zink 186

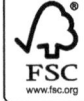

	MIX
	Papier aus verantwortungsvollen Quellen
FSC	Paper from responsible sources
www.fsc.org	FSC® C105338

If you have any concerns about our products,
you can contact us on
ProductSafety@springernature.com

In case Publisher is established outside the EU,
the EU authorized representative is:
**Springer Nature Customer Service Center GmbH
Europaplatz 3, 69115 Heidelberg, Germany**

Printed by Libri Plureos GmbH
in Hamburg, Germany